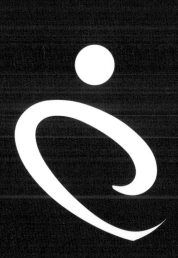

中国心血管健康与疾病报告 2019

ANNUAL REPORT ON CARDIOVASCULAR HEALTH AND DISEASES IN CHINA（2019）

国家心血管病中心

National Center for Cardiovascular Diseases，China

科学出版社

北京

内 容 简 介

本书由国家心血管病中心编写。共分六个部分：第一部分心血管健康影响因素，第二部分心血管疾病危险因素，第三部分心血管疾病社区防治，第四部分心血管疾病，第五部分心血管病康复，第六部分心血管基础与器械研发。收录了中国心血管健康与疾病方面的大样本横断面和队列人群流行病调查、随机对照临床研究、大样本注册登记研究和社区防治典型案例等有代表性的、已发表的、高质量的研究结果。内容全面、准确、完整具有代表性和权威性。

图书在版编目 (CIP) 数据

中国心血管健康与疾病报告 . 2019 / 国家心血管病中心编著 . —北京：科学出版社，2020.9
　ISBN 978-7-03-065813-5

Ⅰ . ①中… Ⅱ . ①国 Ⅲ . ①心脏血管疾病－诊疗－研究报告－中国－2019 Ⅳ . ① R54

中国版本图书馆 CIP 数据核字（2020）第 143234 号

责任编辑：路 弘 / 责任校对：郭瑞芝
责任印制：赵 博 / 封面设计：牛 君

科 学 出 版 社 出版
北京东黄城根北街 16 号
邮政编码：100717
http://www.sciencep.com

中国科学院印刷厂 印刷
科学出版社发行 各地新华书店经销

*

2020 年 9 月第 一 版 开本：889×1194 1/16
2020 年 9 月第一次印刷 印张：17
字数：380 000
定价：160.00 元
（如有印装质量问题，我社负责调换）

《中国心血管健康与疾病报告2019》编委会

主　编　胡盛寿

副主编

陈义汉　高润霖　葛均波　顾东风　韩雅玲　吴以岭　杨宝峰　张　运　郑　哲

专家咨询组（以姓氏笔画为序）

马冠生　王　利　王　薇　王　巍　王文志　王拥军　王建安　王继光　王增武
孔祥清　叶　平　田　野　冯颖青　朱　毅　朱大龙　朱晓东　朱鼎良　庄　建
刘力生　牟建军　纪立农　孙寒松　严　激　严晓伟　杨宝峰　杨艳敏　杨跃进
杨新春　李　卫　李　保　李　勇　李　静　李小鹰　李玉明　李立明　李光伟
李庆印　李守军　李南方　李惠君　肖瑞平　吴　明　吴以岭　吴良有　邹云增
张　运　张　健　张　浩　张　澍　张抒扬　陆菊明　陈　红　陈育德　陈晓平
陈敬洲　陈鲁原　陈韵岱　周玉杰　周胜华　郑　哲　赵　冬　赵　勇　赵文华
赵水平　胡大一　胡盛寿　柳志红　饶克勤　姜一农　祝之明　袁　洪　袁祖贻
顾东风　高平进　高润霖　郭晓蕙　唐熠达　陶　军　黄　岚　黄从新　黄德嘉
常继乐　葛均波　韩雅玲　舒　畅　曾春雨　谢良地　蔡　军　樊　静　潘长玉
潘湘斌

编写委员会（以姓氏笔画为序）

丁荣晶　于　欣　马　晶　马吉祥　马丽媛　王　玉　王　利　王文志　王拥军
王增武　左惠娟　兰　峰　冯　雪　冯芮华　巩秋红　刘　静　刘力生　刘芳超
刘克军　刘丽旭　刘爱玲　刘梅颜　齐　璐　米　杰　安　涛　孙洪强　芮　璐
杜雪平　杨进刚　杨晓辉　李　希　李　琳　李　静　李光伟　李建军[1]
李建军[2]　肖瑞平　吴　浩　吴　静　吴寸草　何建国　邹玉宝　宋　雷
宋海庆　张　运　张　剑　张　健　张　翼　张书敏　陈可冀　陈晓荣　陈琦玲
陈韵岱　欧阳晨曦　　罗明尧　罗新锦　周珊珊　周脉耕　赵　韧　赵文华
赵连成　胡大一　胡盛寿　施小明　姜　垣　姜荣环　袁　昕　顾东风　高　展
高浩昱　高润霖　郭远林　郭建军　唐　闽　唐熠达　黄薛冰　葛均波　韩雅玲
舒　畅　鲁向锋　曾正陪　蔡　军　熊长明　翟　屹　樊晓寒

责任编辑

樊　静

编辑助理

王增武　杨进刚　杨　阳　刘明波　马丽媛　何新叶

（1）中国医学科学院阜外医院　　（2）中国康复研究中心（北京博爱医院）

前　言

随着社会经济的发展，国民生活方式的变化，尤其是人口老龄化及城镇化进程的加速，居民不健康的生活方式日益突出，心血管病危险因素对居民健康的影响越加显著，心血管病的发病率仍持续增高。目前心血管病死亡占城乡居民总死亡原因的首位，农村为45.91%，城市为43.56%。心血管病给居民和社会带来的经济负担日渐加重，已成为重大的公共卫生问题，加强政府主导的心血管病防治工作刻不容缓。

2019年6月24日，国务院印发了《关于实施健康中国行动的意见》，从国家层面出台《健康中国行动（2019—2030年）》，提出在定位上，从以"疾病"为中心向以"健康"为中心转变；在策略上，从注重"治已病"向注重"治未病"转变；在主体上，从依靠卫生健康系统向社会整体联动转变；在文风上，努力从文件向社会倡议转变。这是推进健康中国建设的"路线图"和"施工图"。

为响应"健康中国行动"，贯彻"以基层为重点，以预防为主"的国家方针，真正实现使心血管病防治主战场由医院逐步向社区转移，国家心血管病中心将2005年以来每年组织全国相关领域的专家编撰的《中国心血管病报告》改版为《中国心血管健康与疾病报告》。内容方面增加了心血管健康行为、康复、心血管病基础研究等，倡导心血管全生命周期的健康管理。

为提高居民的心血管病风险意识，降低心血管病的发病率，我们更加注重改善医疗质量，加强对心血管病危险因素的控制。高血压、高脂血症和糖尿病是下游危险因素，不健康饮食和身体活动不足等则属于上游危险因素，如不从源头上预防，伴有危险因素的居民将会越来越多，不利于心血管病的防治。因此，大力开展普及健康知识行动，提高全民健康素养水平，强调每个人是自己健康的第一责任人，坚持健康的生活方式、饮食方式，意义十分重要。

《中国心血管健康与疾病报告2019》仍坚持入选的材料为大样本横断面和队列人群流行病学调查、随机对照临床研究、大样本注册登记研究和社区防治典型案例等有代表性的、已发表的、高质量的研究结果。经编委会专家的集体讨论，以求内容全面、准确和完整，充分体现代表性和权威性。

我们编写《中国心血管健康与疾病报告2019》可以为有关政府部门制定相关政策提供重要参考依据，不仅是国家心血管病防治和开展国际交流与合作的资讯平台，也是提升中国在心血管病防治研究领域国际地位和影响力的重要组成部分。在我们历年的编写过程中，得到了国家卫生健康委、国家心血管病中心、中国医学科学院阜外医院、年报编写编委会和学术委员会等专家学者的大力支持和帮助，在此谨向他们表示衷心感谢。

尽管在编写过程中力求精益求精，由于2019年年报改版，可能还会存在疏漏之处，恳请广大读者提出宝贵意见，以使今后的报告更加臻于完善。

国家心血管病中心

2020年8月

目　录

概　要

1　心血管健康行为

1.1　烟草使用

中国居民现在吸烟率已呈现下降趋势。根据2018年中国成年人烟草调查，中国≥15岁居民现在吸烟率为26.6%，平均吸烟量为16.0支/日。农村（28.9%）高于城市（25.1%）。45～64岁年龄组别现在吸烟率最高，达30.2%。大专及以上教育水平人群现在吸烟率最低，为20.5%。

根据全球青少年烟草调查（GYTS）2014中国项目，中国青少年总体烟草使用率为6.9%。初中学生的现在吸烟率男生（11.2%）高于女生（2.2%）；农村（7.8%）高于城市（4.8%）。学生尝试吸烟率18.8%，男生为28.9%，女生为7.7%。现在吸烟率居前三位的省份包括西藏（19.0%）、云南（16.1%）、贵州（14.9%）。

总体上我国非吸烟者的二手烟暴露情况有所改善，2010年为72.4%，2018年为68.1%。几乎每天都暴露于二手烟的比例为35.5%。44.9%的调查对象报告有人在自己家中吸烟。50.9%的室内工作者在工作场所看到有人吸烟。二手烟暴露最严重的室内公共场所为：网吧（89.3%）、酒吧和夜总会（87.5%）和餐馆（73.3%）。在咖啡店和茶馆、大学、政府大楼、医疗卫生机构、出租车、中小学、公共交通工具看到有人吸烟的比例依次为48.4%、33.3%、31.1%、24.4%、23.5%、23.4%、12.9%。

2018年，86.0%的人认为吸烟会引起严重疾病。对吸烟会引起具体疾病的知晓率从高到低依次为肺癌（82.8%）、心脏病（50.8%）、脑卒中（41.4%）和阳痿（26.0%）。同时知晓吸烟会引起以上四种疾病的比例为20.1%。71.4%的人认为二手烟会引起严重疾病。知晓率从高到低依次为儿童肺部疾病（66.7%）、成人肺癌（65.8%）、成人心脏病（39.7%）。同时知晓二手烟会引起以上3种疾病的比例为36.1%。

2015年，我国吸烟人群戒烟率为18.7%。2018年有所提高，上升到20.1%。其中男性（19.6%）低于女性（30.2%），城市（20.0%）与农村（20.3%）无显著差异。低年龄组人群戒烟率相对较低。

吸烟与二手烟暴露是中国成年人死亡的主要可预防的危险因素之一。中国人群吸烟相对死亡风险率（RR）为1.23（95% CI：1.18～1.27），人群归因死亡风险（PAR）为7.9%；男性RR＝1.18（95% CI：1.13～1.23），PAR为10.0%；女性RR＝1.27（95% CI：1.19～1.34），PAR为3.5%。

1.2　合理膳食

1982～2012年的30年间，中国居民的主要食物摄入量发生明显变化。其主要特点是精制谷物和全谷物摄入量均呈下降趋势，特别是杂粮明显减少；动物性食物、食用油明显增加；家庭烹调用盐和酱油减少，但家庭烹调用盐仍高达10.5克/（标准人·日）；新鲜蔬菜摄入量呈减少趋势，2012年水果摄入量虽然高于1982年，但与1992和2002年相比也呈下降趋势，人均水果摄入量每天不足50 g。

1982～2012年四次全国营养调查结果表明，我国膳食脂肪供能比呈上升趋势，2012年全国平均水平为32.9%，已超过膳食指南推荐的上线水平（膳食指南推荐范围：20%～30%）；而碳水化合物的供能比呈明显下降趋势，2012年全国平均水平为55%，已降至膳食指南推荐的低限（膳食指南推荐范围：55%～65%）。

对2010～2012年全国营养调查数据分析发现，在所有膳食因素中，与心血管代谢性疾病死亡数量有关的归因比例中，影响最大的是高钠摄入（>2 g/d，占17.3%），其他依次包括：低水果摄入（<300 g/d，占11.5%），低水产品ω-3脂肪酸摄入（<250 mg/d，占9.7%），低坚果摄入（<250 mg/d，占8.2%），低全谷物摄入（<125 g/d，占8.1%），低蔬菜摄入（<400 g/d，占7.3%）。

1982年、1992年、2002年和2010～2012年全国营养调查数据分析发现，膳食因素对中国成年人心血管代谢性疾病死亡率的归因比例有所下降，12个饮食因素所导致的对心血管代谢性疾病死亡率的整体人口归因比例从1982年的62.2%下降到2012年的51.0%。但随着总人口增加和人口老龄化，不健康饮食所导致的心血管代谢性疾病死亡人数仍逐渐增加，从1982年的107万人到2010～2012年的151万人。

2010～2012年，我国15岁及以上居民饮酒率（过去12个月有饮酒行为的人占总人群的比例）为34.3%，较2002年上升13.3%；饮酒者日均酒精摄入量为28.1 g，较2002年增加1.6 g；饮酒者中过量饮酒率（男性超过25 g/d，女性超过15 g/d）为30.4%。

中国慢性病前瞻性研究在2004～2007年纳入512 715名成年人，随访约10年，喝酒导致了约8%的脑梗死和16%的脑内出血。发现用基因型预测的平均酒精摄入量与脑卒中呈正相关，与脑出血的关系更强，与心肌梗死的关系不密切。一日饮酒两杯（100 g酒精/周）就能增加10%～15%的脑卒中风险，还有轻微升高血压的风险；而每日额外多饮4杯（280 g酒精/周），增加约35%的脑卒中风险。

2016全球疾病负担研究显示，2016年中国男性现在饮酒率为48%，平均每日纯酒精摄入量为33 g，因饮酒造成的死亡占总死亡人数的9.8%，因饮酒而死亡的人数达到了65万，因饮酒而造成的疾病负担高达2000万DALY（伤残调整生命年）。中国女性现在饮酒率平均为16%，平均每日纯酒精摄入量为2.4 g，因饮酒造成的死亡占总死亡人数的1.2%，占总DALY的1.6%，归因于饮酒的死亡人数达到5.9万，导致的疾病负担为170万DALY。

1.3 身体活动

2016年与2017年先后进行的中国学龄儿童青少年身体活动和体质健康研究采用多阶段整群抽样，均覆盖全国各省共计12万～13万余例中小学生。2017年34.1%中小学生身体活动达标，较2016年略有升高。

2016年中小学生平时各类屏幕时间（看电视、使用手机或电脑）≥2 h的比例分别为8.7%、11.5%、9.0%，而周末则分别升高至23.7%、27.7%、17.5%，男生高于女生。从各类屏幕时间及周末电视时间≥2 h的比例看，平时城市学生比例低于农村，周末则高于农村。

中国健康与营养调查（CHNS）显示，1991～2009年，中国成年人平均身体活动总量从385.9 MET·h/7d下降到了212.8 MET·h/7d。男性职业活动量从1991～2011年下降了31%，女性的趋势类似。中国成年人静态行为时间从1991年的平均每周15.1 h增加至2009年的每周20.0 h。该调查还预测，2020年和2030年将中国成年人平均身体活动总量将继续下降至200.1 MET·h/7d和188.5 MET·h/7d，而静态行为时间将分别增至每周22.7 h和25.2 h。

中国慢性病及危险因素监测结果显示，2013年中国18岁及以上成年人业余静态行为时间由2010年的平均2.7 h/d，升高到了2013年的3.3 h/d。城市升高幅度大于农村，男、女性相似。

国民体质监测显示，2014年中国居民经常锻炼率为33.9%。20岁及以上的人群为14.7%，其中，城市（19.5%）高于农村（10.4%），20～39岁人群最低，60～69岁人群最高。

CKB队列研究对48.7万余例基线无心血管病人群平均随访7.5年的结果显示，总身体活动量与心血管病死亡呈显著负关联，与活动量最低组（≤9.1 MET·h/d）相比，最高5分位组（≥33.8 MET·h/d）心血管病死亡风险降低41%（HR＝0.59，95% CI：0.55～0.64）。身体活动每增加4 MET·h/d，风险降低12%。较高的职业或非职业活动均与心血管病死亡风险较低有关。

全球疾病负担研究显示，2013年中国居民由于身体活动不足导致的医疗花费近48.6亿美元，占全球的10%，其中间接花费17.8亿美元，直接花费30.8亿美元。其中家庭支出33.90%，政府支出55.80%，第三方支出10.30%。

1.4　超重与肥胖

1985～2014年，全国共进行过6次中国学生体质与健康抽样调查，调查对象为7～18岁在校青少年，每次调查的样本量均超过20万，超重与肥胖判定标准采用《学龄儿童青少年超重与肥胖筛查》中超重与肥胖筛查的体重指数（BMI）界值进行判断。调查结果显示，青少年的超重、肥胖呈明显增加趋势，2014年，中国7～18岁学生的超重及肥胖总检查率为19.4%。2014年超重率和肥胖率分别是1985年的11倍和57倍。

《中国居民营养与健康状况监测2010～2013年综合报告》显示，2012年我国18岁及以上成年居民超重率达到30.1%，肥胖率达到11.9%。与2002年相比，我国成年人超重率和肥胖率增幅分别为32.0%和67.6%，其中农村增幅高于城市。

2012～2015年在全国31个省、市、自治区441 306例18岁及以上人群中开展的中国高血压调查显示，中国成年居民腹型肥胖（男性腰围≥90 cm，女性腰围≥85 cm）检出率为29.1%，男性28.6%，女性29.6%，估计全国有2.778亿人有腹型肥胖。

CKB研究发现，保持正常的BMI可预防5.8%的主要冠心病事件、7.8%的缺血性心脏病和4.5%的缺血性脑卒中，预防34.4%的2型糖尿病；相对于BMI＜24 kg/m² 的人群，36.0%的2型糖尿病归因于超重/肥胖。与正常人（男性腰围＜85.0 cm，女性＜80.0 cm）相比，腹型肥胖者（男性≥90 cm，女性≥85 cm）发生缺血性心脏病风险增加29%、急性冠心病事件风险增加30%和缺血性心脏病死亡风险增加32%。

2017年，全国归因于高BMI（20～24.9 kg/m²）的心血管病死亡人数为59.0万，归因于高BMI的心血管病年龄标化死亡率为31.5/10万，13.5%的心血管病死亡归因于高BMI。

2003年中国超重和肥胖所造成直接经济负担为211.1亿元，占高血压、冠心病、糖尿病和脑卒中4种慢性病直接经济负担的25.5%。2010年，超重和肥胖造成的直接经济负担增至907.68亿元人民币，占高血压、冠心病、糖尿病、脑血管病和癌症5种主要慢性病直接经济负担的42.9%，占2010年卫生总费用的4.5%。

1.5　健康心理

2014年中国5城市综合医院心内科门诊中，抑郁和焦虑现患病率为4.05%，抑郁或焦虑现患病率为14.27%，抑郁和焦虑终生总患病率（即为现患病人数和既往患者人数在总调查人数中的比例）为5.37%，抑郁或焦虑终生总患病率为16.91%。

INTERHEART研究共入选我国26个中心的3050例急性心肌梗死患者和3056例无心肌梗死的居民。急性心肌梗死患者抑郁患病率为21.66%，对照组抑郁患病率为10.36%。虽然两组人群抑郁患病率均低于全球其他51个国家和地区，但抑郁与发生急性心肌梗死的相关性高于其他国家（我国：OR＝2.27，95% CI：1.95～2.65；其他国家OR＝1.37，95% CI：1.28～1.47；两者比较 P＜0.001）。我国北方地区抑郁与急性心肌梗死的相关性高于南方（南方地区1.09 vs.北方地区2.70，P≤0.001）。

CKB研究分析了486 541例中国30～79岁居民的数据，发现重度抑郁症的整体患病率为0.61%，中位随访7.2年。发现有抑郁症的成年人与普通人群相比，发生冠心病风险增加（HR＝1.32，95%CI：

1.15 ～ 1.53）。主要是城镇居民的风险明显增加（HR ＝ 1.72，95%CI：1.39 ～ 2.14）。重度抑郁症是心脏病的独立危险因素之一。

2 心血管病危险因素

2.1 高血压

2012 ～ 2015 年进行的中国高血压调查发现，人群收缩压加权值为 126.1 mmHg，舒张压加权值为 76.0 mmHg。男性血压加权值为 128.0/77.8 mmHg，女性为 124.2/74.2mmHg；收缩压随年龄的增加而升高，舒张压随年龄的增加先升高后降低。

1991 ～ 2011 年，CHNS 在中国 9 个省（2011 年增至 12 个省）对 ≥18 岁成年人进行了 8 次横断面调查。发现血压正常高值年龄标化检出率从 1991 年的 23.9% 增加到 2011 年的 33.6%，2006 年前呈明显上升趋势，2006 ～ 2011 年变化无统计学差异[2]。CHS 研究中[3]，中国 ≥18 岁居民血压正常高值检出粗率为 39.1%（加权率为 41.3%）。

对 30 ～ 70 岁开滦集团在职及离退休职工 101 510 人研究发现，血压正常高值人群总心脑血管事件的风险增加 37%，脑梗死的风险增加 56%。2005 年，血压正常高值造成我国成年人 22 万因心血管疾病（CVD）死亡和 12 万因心血管病过早死亡。

在 1958 ～ 1959 年、1979 ～ 1980 年、1991 年、2002 年进行的全国范围内的高血压抽样调查，≥15 岁人群高血压的患病粗率分别为 5.1%、7.7%、13.6%、17.6%，总体呈上升趋势。2012 ～ 2015 年进行的中国高血压调查发现，中国 ≥18 岁成人高血压患病粗率为 27.9%（加权率为 23.2%）。青年人群（18 ～ 35 岁）高血压患病率为 5.2%（约 1912.9 万人），粗率为 5.0%。55 ～ 64 岁居民高血压患病粗率为 44.3%，65 ～ 74 岁居民高血压患病率为 56.0%，≥75 岁居民高血压患病率为 59.8%。

对比全国高血压抽样调查（1991 年）、CHNS（2002 年）、中国居民营养与慢性病状况调查（2012 年）和中国高血压调查（2015 年），高血压知晓率、治疗率和控制率有了明显的提高。但冠心病医疗结果评价和临床转化研究（ChinaPEACE）（2014 ～ 2017 年）采用方便抽样对 1 738 886 例 35 ～ 75 岁人群进行调查，标化年龄和性别后，高血压的知晓率、治疗率和控制率仅分别为 36.0%、22.9% 和 5.7%。

2012 ～ 2015 年中国高血压调查研究中，与男性相比，女性高血压知晓率（55.3% vs 47.6%）、治疗率（50.1% vs 41.2%）和控制率（18.2% vs 15.3%）均较高（P 均＜0.05）。城市居民高血压的知晓率（54.9% vs 48.6%）、治疗率（49.7% vs 42.2%）、控制率和治疗控制率（20.4% vs 13.6%）均高于农村居民。青年人群高血压知晓率、治疗率和控制率低于其他年龄段。

血压水平与心脑血管病发病和死亡风险之间存在密切的因果关系。2005 年，血压升高造成我国成年人 233 万心血管病死亡和 127 万因心血管病过早死亡，其中高血压造成 211 万心血管病死亡和 115 万因心血管病过早死亡。2013 年，中国有 250 万人死于高血压，占全部死因的 27.5%。2017 年，中国有 254 万人死于高收缩压，其中 95.7% 死于心血管疾病。

如果治疗所有高血压患者，每年将减少 80.3 万例心血管病事件（脑卒中减少 69.0 万例，心肌梗死减少 11.3 万例），获得 120 万健康生命年。研究估算，高血压社区规范化管理能降低高血压服药患者年均药物治疗费用和患者年人均住院费用约 26 元和 245 元，节约高血压患者年人均直接医疗费用约 210 元。我国高血压社区健康管理年人均投入 800 元均能产生正的净效益，即产出大于投入。

2010 ～ 2016 年，我国高血压规范管理人数翻两番，由 2010 年的 4215.9 万人增长至 2016 年的 9023 万人，高血压患者规范管理率达到 70.31%。以国家慢性病综合防控示范区武汉市硚口区为例，自实施示范区建设工作以来，该区高血压自报率、控制率分别由 2013 年的 16.88% 和 22.22% 分别上升到 2017 年的 23.71% 和 51.09%，实际患病率由 2013 年的 33.71% 变为 2017 年的 33.54%。

2010年全国学生体质调研（$n=19$万，7～17岁，汉族）显示，中国学龄儿童高血压患病率为14.5%，男生高于女生（16.1% vs 12.9%），随年龄逐渐上升（$P<0.001$）。

根据CHNS近20年内多次现况调查结果，监测地区学龄儿童高血压患病率从1993年的10.0%上升到2011年的12.9%，年均增加0.16个百分点。

肥胖是儿童青少年原发性高血压的第一位危险因素。对1995～2014年全国学生体质与健康调研（7～17岁）数据中的943 128名汉族儿童分析发现，在调整了年龄、身高、调研地区（省、城乡）等因素后，超重肥胖对高血压患病风险的独立贡献（归因危险度百分比，PAR%）从1995年的6.3%上升至2014年的19.4%，对收缩期高血压的PAR%从1995年的7.4%升至2014年的26.2%，其增幅是同期对舒张期高血压PAR%增幅的2倍。

2.2　血脂异常

2013～2014年第四次"中国慢性病与危险因素监测（CCDRFS）"在国内31个省298个监测点（农村177个，城市121个）共纳入我国≥18岁以上成年人163 641名；基于国家死亡监测系统的2015年"中国成人营养与慢性病监测（CANCDS）"项目，根据城市人口比例、总体人口规模、死亡率，对8个层次的302个监测点进行多阶段分层整群随机抽样，共纳入我国≥18岁成年人179 728例。与2001～2002年的CNHS（$n=49\ 233$）相比，我国居民的总胆固醇（TC）、甘油三酯（TG）和低密度脂蛋白胆固醇（LDL-C）明显升高，而高密度脂蛋白胆固醇（HDL-C）明显下降。城乡差异缩小。

2002年中国健康与营养调查（CHNS）、2010年中国慢性肾病工作组调查（CNSCKD）、2011年CHNS及2012年中国居民营养与慢性病状况调查显示，2002年、2010年、2011年和2012年中国≥18岁人群血脂异常总体患病率（定义为存在任一类型的血脂异常）分别为8.6%、34.0%、39.91%和40.4%。

2013～2014年第四次CCDRFS项目与2015年CANCDS项目数据均显示我国高胆固醇血症患病率较2010年显著升高2～4倍；如果按胆固醇边缘升高为切点（TC≥5.2 mmol/L、LDL-C≥3.4 mmol/L），则TC升高和LDL-C升高的患病率分别高达28.5%和26.3%，高于低HDL-C血症和高TG血症这两种类型，提示我国居民血脂异常主要类型正在向高胆固醇血症发展。

2012年一项对全国7个省/自治区93所中小学16 434名6～17岁儿童青少年血脂异常情况调查采用"儿童青少年血脂异常防治专家共识"中推荐的儿童血脂异常切点（即TC＞5.18 mmol/L、LDL-C≥3.37 mmol/L、HDL-C＜1.03 mmol/L和TG＞1.7 mmol/L），发现我国儿童青少年的高TC血症、高LDL-C血症、低HDL-C血症和高TG血症检出率分别为5.4%、3.0%、13.5%和15.7%；血脂异常总检出率达28.5%。含糖饮料每周≥1次、静坐时间＞10 h/d、超重和肥胖是儿童青少年血脂异常的主要危险因素。

现阶段我国成年人血脂异常知晓率、治疗率和控制率总体仍处于较低水平。动脉粥样硬化性心血管病（ASCVD）高危/极高危人群的降脂治疗率、达标现状堪忧。

在2013～2014年第四次CCDRFS研究中，按照《中国成人血脂异常防治指南》（2016修订版），在10年ASCVD高危人群中（15 382例，占9.4%），LDL-C治疗率仅5.5%、达标率仅25.5%（＜2.6 mmol/L）；10年ASCVD极高危人群中（2945例，占1.8%），LDL-C治疗率仅14.5%、达标率仅6.8%（＜1.8 mmol/L），农村高危/极高危居民的治疗率更低，分别仅4.6%和11.5%。

我国一项队列研究（$n=20\ 954$，年龄35～64岁）20年随访结果显示，LDL-C水平（从＜40 mg/dl到≥160 mg/dl）与ASCVD（包括冠心病与缺血性脑卒中）发病风险呈显著正相关，LDL-C水平越低，未来20年ASCVD风险越低，反之则越高。

一项研究纳入6个中国人群队列共267 500人，中位随访时间6～19年，发现TC、LDL-C、TG水平均与缺血性脑卒中呈显著正相关，HDL-C＜1.3 mmol/L（50 mg/dl）时缺血性脑卒中和出血性脑卒中发病风险均明显增加，但TC＜4.14 mmol/L（160 mg/dl）时出血性脑卒中风险增加。

2.3 糖尿病

2013年对国内31个省、市、自治区的170 287名≥18岁居民的调查显示，中国成人糖尿病标化患病率为10.9%（95% CI：10.4% ～ 11.5%），糖尿病前期的患病率是35.7%（95% CI：34.1% ～ 37.4%）。按照中国大陆约有10.9亿的成年人计算，有3.88亿成年人是糖尿病前期。知晓率为36.5%（95%CI：34.3% ～ 38.6%），治疗率32.2%（95%CI：30.1% ～ 34.2%）；治疗控制率49.2%（95%CI：46.9% ～ 51.5%）。

中国慢性病前瞻性研究入选512 869名中国10个地区的30 ～ 79岁成年人，显示，糖尿病明显增加了缺血性心脏病（RR = 2.40，95% CI：2.19 ～ 2.63）和脑卒中风险（RR = 1.98，95% CI：1.81 ～ 2.17），50岁前诊断为糖尿病的患者平均寿命估计缩短9年。

中国大庆糖尿病预防研究纳入了577例葡萄糖耐量试验诊断的糖耐量受损的成年人，随机分配到对照组或生活方式干预组（饮食、运动、饮食加运动中的一组），强化的生活方式干预从1986年持续到1992年。30年长期随访发现，与对照组相比，干预组使糖尿病发病中位推迟3.96年，平均预期寿命增加1.44岁。糖尿病发病风险持续下降39%，心血管事件下降26%，心血管病死亡率下降33%，证明对糖耐量受损人群进行生活方式干预可以降低并发症和糖尿病相关死亡率。

2.4 慢性肾脏病

2009年～ 2010年对国内13个省、市、自治区47 204名＞18岁的成年人的全国慢性肾脏病（CKD）患病率调查显示，CKD的总患病率为10.8%，以eGFR＜60ml/（min·1.73m^2）诊断的患病率为1.7%，以尿白蛋白与肌酐比值（ACR）＞30 mg/g诊断的CKD患病率为9.4%。以此推算中国约有1.2亿例CKD患者。

中国CKD监测数据系统——中国肾脏疾病数据网络（CK-NET）汇总来自全国医院质量监测系统（HQMS）登记的3级医院＞18岁的住院患者的病例数据。CKD诊断来自于病例首页的ICD编码。2014年度报告及2015年度报告显示，两年总入院患者中分别有4.5%和4.8%合并CKD。其中，糖尿病合并CKD患病率分别为14.5%和13.9%；高血压合并CKD的患病率分别为9.5%和11.3%；心血管疾病合并CKD的患病率分别为7.0%和7.7%。

2014年，合并CKD的住院患者平均花费为9500元，高于无CKD患者的7800元。2015年，合并CKD的住院患者人均费用14 965元，高于无CKD患者的11 219元。

2.5 代谢综合征

2010 ～ 2012年，中国居民营养与健康状况调查对98 042例≥18岁居民依据美国国家胆固醇教育计划成人治疗委员会第三次报告（NCEP-ATP Ⅲ）代谢综合征诊断标准，发现中国居民代谢综合征的标化率为24.2%。2014 ～ 2017年发表的28篇中国人群代谢综合征流行病学相关文献进行的荟萃分析结果显示，代谢综合征患病率为21.90%。

2.6 睡眠障碍

我国失眠患病率约为15%，平均患病年龄为43.7岁。青少年患病率为16%，青年人平均患病率为20.4%，老年人患病率为35.9%。

中国慢性病前瞻性研究对48.7万名30～79岁的中国成年人随访了10年，发现每周至少3天出现入睡困难或睡眠维持困难、早醒、白天困倦等失眠症状的患病率分别为11.3%、10.4%和2.2%。多因素校正后，有三种症状者发生心血管病的风险增加，HR（95%CI）分别为1.09（1.07～1.11）、1.07（1.05～1.09）和1.13（1.09～1.18）。入睡困难、睡眠维持困难与急性心肌梗死密切相关；女性当中早醒是急性心肌梗死的危险因素。

有研究系统回顾我国了2000～2017年抽样方法明确的14项阻塞性睡眠呼吸暂停低通气综合征（OSAHS）流行病学研究，发现OSAHS总患病率为3.93%。男性5.19%，女性2.17%。

2.7　空气污染

基于我国272个城市2013～2015年大气污染和死因逐日数据开展的系列研究发现，$PM_{2.5}$、O_3、SO_2、NO_2每升高10 μg/m³及CO每升高1 mg/m³，心血管疾病死亡风险分别增加0.27%、0.27%、0.7%、0.9%和1.12%。我国184个城市$PM_{2.5}$对心血管病住院的影响研究结果表明，$PM_{2.5}$当日暴露每升高10 μg/m³与心血管疾病入院增加0.26%相关，其中缺血性心脏病增加0.31%，心力衰竭增加0.27%，心律失常增加0.29%，缺血性脑卒中增加0.29%。

大型前瞻性队列随访证据表明，大气$PM_{2.5}$长期暴露与中国成年人高血压和糖尿病发病风险增加有关，$PM_{2.5}$浓度每升高10 μg/m³，高血压和糖尿病发病风险分别增加11%和16%。

针对1990年和2013年中国不同省市归因于室内空气污染的疾病负担研究结果显示，脑卒中和缺血性心脏病位于室内空气污染导致的超额死亡的第二和第三位，仅次于慢性阻塞性肺疾病。

在我国农村地区，使用固体燃料（煤炭、木柴等）做饭或取暖所产生的室内污染，会显著升高心血管死亡和全因死亡风险。与使用清洁燃料（燃气或电力）做饭者相比，使用固体燃料做饭者的心血管死亡和全因死亡风险分别增加20%和11%；使用固体燃料取暖者的心血管死亡和全因死亡风险分别增加29%和14%。

经过数十年的发展，我国空气污染相关政策与法规标准已日趋完善，空气质量显著改善。研究者评估了我国空气质量改善所获得的健康收益，2017年较2013年空气质量改善减少全国超额死亡47 240例，减少寿命损失710 020年。

3　心血管病社区防治

2010年，原卫生部启动国家慢性病综合防控示范区（以下简称"示范区"）建设工作，截至2019年12月，已完成第四批示范区建设和第五批示范区现场评审工作，在全国31个省、市、自治区共建成365个国家级示范区。

据估算，现患高血压患者中接受治疗的约为1.2亿人，在基层医疗卫生机构管理的患者约为8600万人。社区医疗机构针对高血压患病现状，大胆创新，形成了积极有效的高血压防控管理模式。如方庄社区卫生服务中心开展了智慧家庭医师优化协同的慢病管理模式（IFOC）；上海市"1＋1＋1"高血压管理模式，即1个家庭医师＋1个区级医疗机构＋1个市级医疗机构的家庭医师签约服务；厦门市开展了以"社区-医院一体化"为基础的"三师共管"的高血压管理模式，即三级医院专科医师和社区全科医师、健康管理师组成的医疗团队模式，共同管理签约患者。

国家心血管病中心2015年在全国发起"健康心脏、健康社区、健康中国"行动，与区域医疗机构合作，开始实施"基层心血管病综合风险管理项目"，目前已累计400多家机构单位，以不同的合作形式参与了平台的各项活动，有100个社区卫生服务中心或卫生室，作为远程血压监测站点进行针对高血压、血脂异常、糖尿病的"三高共管"监测。血压累计筛查7万余人。通过这种形式，为基层医疗机构提供技术支持，有效促进了"上下联动"。

"心血管病高危人群早期筛查与综合干预项目"（以下称"高危筛查项目"）自2014年被列入国家重大公共卫生服务项目。5年多来，在全国31个省、市、自治区选择了299个典型项目点，分步骤对社区35～75岁常住居民开展心血管病风险的初步筛查和深入调查，以及早发现高危对象和早期患者，进而开展针对性的干预管理和长期随访。截至2019年6月，高危筛查项目累计从248个区县筛查社区居民331.3万人，检出高危对象87.1万人，干预管理心血管病高危对象73.0万人，累计随访干预管理147.2万人次。

4　心血管病

4.1　流行趋势

中国心血管病患病率处于持续上升阶段。推算心血管病现患病人数达3.3亿人，其中脑卒中1300万、冠心病1100万、肺源性心脏病500万、心力衰竭890万、风湿性心脏病250万、先天性心脏病200万、下肢动脉疾病4530万、高血压2.45亿。

2017年心血管病死亡率仍居首位，高于肿瘤及其他疾病。农村心血管病死亡率从2009年起超过并持续高于城市水平。2017年农村心血管病死亡率为311.88/10万，其中心脏病死亡率为154.40/10万，脑血管病死亡率为157.48/10万；城市心血管病死亡率为268.19/10万，其中心脏病死亡率为141.61/10万，脑血管病死亡率为126.58/10万。

城乡居民疾病死亡构成比中，心血管病占首位。2017年农村和城市心血管病分别占死因的45.91%和43.56%。每5例死亡中就有2例死于心血管病。

4.2　冠心病

根据《中国卫生健康统计年鉴2018》，2017年中国城市居民冠心病死亡率为115.32/10万，农村居民冠心病死亡率为122.04/10万，农村地区高于城市地区。男性高于女性。2017年冠心病死亡率继续2012年以来的上升趋势。农村地区冠心病死亡率上升明显，至2016年已超过城市水平。

2002～2017年急性心肌梗死（以下简称心梗）死亡率总体呈上升态势，从2005年开始，心梗死亡率呈快速上升趋势，2013年农村地区心梗死亡率超过城市平均水平。

根据2013年中国第五次卫生服务调查：城市地区≥15岁居民冠心病的患病率为12.3‰，农村地区为8.1‰，城乡合计为10.2‰。与2008年全年龄段的第四次调查数据相比（城市15.9‰、农村4.8‰、合计7.7‰），城市有所下降，农村和城乡合计患病率升高。以此数据为基础，根据2010年第六次人口普查数据推算，2013年中国大陆≥15岁居民冠心病的患病人数约为1139.6万人，而以2008年第4次国家卫生服务调查的数据估算当时全年龄段的冠心病患病人数约为1031.6万人，增加了108.0万人。

China PEACE研究对全国31个省、市、自治区随机抽样确定了162家二、三级医院，入选13 815份研究病历，发现在2001～2011年的10年，在AMI住院的患者中，ST段抬高型心肌梗死（STEMI）占86%，因STEMI住院患者的人数增加了3倍。

对北京2007～2012年77 943例急性心梗住院情况分析发现，北京心梗住院率增加49.5%，年龄标化住院率增加31.2%，＜55岁组女性的急性心梗住院率增加最为明显，达到67.8%。STEMI年龄标化住院率略有下降，而NSTEMI住院率增加了3倍。5年间，STEMI与NSTEMI患者的数量比值从6.5：1降至1.3：1；而女性NSTEMI的比例超过了STEMI。

一项针对北京市18个区县4627名居民进行的问卷调查显示，75%的居民至少知晓任何一种心脏病发作症状，但超过70%居民不知道急性心梗的关键治疗手段（包括溶栓和急诊介入治疗）；＜50岁的人对心脏病发作的症状认知最差，仅有31.7%的居民表示自己在心脏病发作时选择急救车去医院就诊。

China PEACE前瞻性心肌梗死研究对53家医院2012年12月～2014年5月收治的3434例急性心梗患者分析发现，仅43%患者认为胸痛或胸部不适与心脏相关。27%的患者认为症状不严重未去急诊就诊，24%认为"等等症状就能缓解"。

在中国心肌梗死注册（CAMI）研究的14 854例患者中，共有2879例（19.4%）患者存在明确诱因。对于＜55岁急性心梗患者，20.8%的诱因为近期过度不良生活方式，14.6%为大量饮酒；对于≥75岁急性心梗患者，13.3%的诱因为天气或环境骤变，10.0%为疾病、手术或创伤。

China PEACE前瞻性心肌梗死研究显示，中国94%的心梗患者表现为胸痛或胸部不适，其他最常见症状为大汗（67.2%）、乏力（31%）、恶心（30.7%）、呼吸短促（29.1%）、肩颈部放射性疼痛（27.9%）、心悸（22.3%）及胃部不适或疼痛（12.8%）。0.2%的患者无急性症状。

CAMI研究对14 854例心肌梗死患者分析发现，持续性胸痛及大汗是中国心梗患者最典型临床表现，66.4%表现为持续性胸痛，63.7%伴大汗。男性和女性无症状心肌梗死分别占1.2%和1.7%。约1/4的STEMI患者就诊时无典型胸痛症状（定义为持续时间超过20 min，休息或含服硝酸甘油不能缓解）；无典型胸痛患者就诊时间晚，接受急诊冠状动脉介入治疗（PCI）的比例低，住院期间死亡率较高。

根据2001～2011年，10年全国16 100份急性心肌梗死病历分析，大多数出院患者未收到饮食、运动、控制体重、定期复查血脂及戒烟的五项建议，2011年，仍有超过50%患者未接受到任何建议，接受3～5条建议的比例为2.7%。饮食建议的比例不足40%；控制体重的建议率接近于零，在体重指数≥24 kg/m²的患者中控制体重的建议率仅为1.3%。

对全国不同地区53家医院3387例急性心梗发病24小时内患者的研究显示，30d内再入院率为6.3%，近50%发生于出院后5d内。其中77.7%因为心血管事件再入院，包括心绞痛（31.2%）、心力衰竭（16.7%）和急性心肌梗死（13.0%）等。

2001年以来，中国STEMI患者急诊PCI治疗率明显增加，溶栓治疗率下降，但总再灌注治疗率并没有提高。其他指南推荐药物的使用率增加，院内死亡率有下降趋势。

2018年，中国大陆地区（包括军队医院）冠心病介入总例数为915 256例。2018年全国平均百万人口病例数为651例，冠心病患者平均置入支架数为1.46个，冠状动脉介入手术死亡率为0.26%，急诊介入治疗占45.9%。

2004～2013年，中国城市教学医院的冠脉搭桥手术相关院内死亡率从2.8%降至1.6%，7d院内死亡率从1.5%降至0.8%。与2004年相比，2013年冠脉搭桥手术患者的院内死亡风险下降近40%。严重并发症发生率从7.8%降至3.8%。2004～2013年，术后住院时间从12d缩短至10d，总住院时间从22d缩短至20d。其中总住院时间超过30天的患者比例从24.8%降至17.4%。

一项多中心研究对中国4家心脏中心至少一支冠脉狭窄≥50%的5875例稳定型冠心病患者进行了评估，发现20%的冠脉介入治疗不适宜，有16.0%需要血运重建的患者接受了药物治疗。在3452例行介入治疗的患者中，20.9%指征选择不适宜，51.1%可能适宜，28.0%适宜。而在376例行心脏搭桥术的患者中，仅3.5%指征选择不适宜，证实心脏搭桥术比较规范。

根据2010～2014年，全国基本医疗保险参保住院患者抽样数据库，推算急性心梗年住院率为44.2/10万。中国城镇急性心肌梗死患者的中位住院费用为3.1万元，住院时间为9d。接受冠状动脉介入治疗患者的中位住院费用为5.2万元，明显高于接受溶栓治疗（2.0万元）和非手术治疗（1.3万元）的患者。

北京2007～2012年，急性心梗患者每次住院费用和总住院费用呈稳步上升趋势。在校正通货膨胀后，每次住院费用增加3.2%。2012年北京心梗患者的总住院费用达6.9亿元，校正通货膨胀后，较2007年增加56.8%。

4.3 脑血管病

2017年，中国居民脑血管病死亡率为147.04/10万，占总死亡人数的22.35%，位列恶性肿瘤（158.06/10万）和心脏病（150.08/10万）之后，为死因顺位的第3位。根据第六次人口普查数据估算，2017年中国有152.5万人死于脑血管病。根据《中国卫生健康统计年鉴2018》，2017年中国城市居民脑血管病死亡率为126.58/10万，农村为157.48/10万，分别位居死因顺位的城市第3位和农村第1位。脑血管病死亡率男性高于女性，农村高于城市。

2003～2017年，农村地区脑血管病死亡率总体高于城市。与2006年相比，2009年脑血管病死亡率城市上升1.41倍，农村地区上升1.44倍。

2013年，对中国31个省、市、自治区的155个城市及农村480 687名≥20岁居民的全国脑卒中流行病学调查（NESS-China）发现，脑卒中发病率为345.1/10万，平均发病年龄为（66.4±12.0）岁。采用2010年第六次全国人口普查数据进行年龄标化后，脑卒中发病率为246.8/10万，男性（266.4/10万）高于女性（226.9/10万）；农村（298.2/10万）显著高于城市（203.6/10万）。中国脑卒中患病率为1596.0/10万。采用2010年第六次全国人口普查数据进行年龄标化后，脑卒中患病率为1114.8/10万，男性（1222.2/10万）高于女性（1005.7/10万）。脑卒中的流行呈现地域性，东北地区脑卒中发病率最高（365.2/10万），华南地区最低（154.6/10万）。

2013年，全国短暂性脑缺血发作（TIA）流行病学调查采用复杂多阶段抽样，对分布于155个疾病监测点的178 059户家庭进行面对面调查。人群TIA加权发病率为23.9/10万，其中男性为21.3/10万，女性为26.6/10万。估计全国每年新发TIA为31万人。

2013年，中国脑卒中预防项目（CSPP）在中国31个省、市、自治区的76个社区对207 323例≥40岁的社区居民进行了脑卒中患病情况及危险因素流行情况调查，发现年龄标化脑卒中患病率为2.08%，男性为2.38%，女性为1.82%，城市为1.90%，农村为2.29%。

根据2013年全国TIA流行病学调查，TIA加权患病率为103.3/10万，其中男性为92.4/10万，女性为114.7/10万。据估计，全国共有135万TIA患者。

根据全球疾病负担（GBD）数据，中国脑卒中的过早死亡寿命损失年（YLL）从1990年的第3位上升到2017年的第1位。1990年和2017年脑卒中YLL分别为1198/10万和2633/10万，2017年比1990年上升了14.6%，年龄标化后，YLL下降了38.8%。1990年和2017年脑卒中死亡率分别为106/10万和149/10万，2017年比1990年死亡粗率上升了41%，年龄标化后，死亡率下降了33.5%。脑卒中是导致2017年DALY的第一位原因。

根据《中国卫生健康统计年鉴2018》，中国2017年脑出血出院人数为523 488人，平均住院日为14.5天，人均医药费为18 524.6元；脑梗死出院人数为3 122 289人，平均住院日为10.7天，人均医药费为9607.0元。

根据2017年全国质控医院监测数据，脑梗死患者平均住院日为11天，病死率约4‰。中位住院总费用9942元（6511～15 335元），药物费用4230元（2415～7199元）。三级医院在住院病死率、住院总费用、药物费用方面略高于二级医院。

4.4 心律失常

2015年中国高血压调查发现，中国≥35岁居民的心房颤动（房颤）患病率为0.7%，农村居民（0.75%）高于城市居民（0.63%）。其中34%的患者为新发现的房颤，自己并不知晓。房颤患病率随年龄增长而增加。高龄、甲状腺功能亢进、冠心病和风湿性心脏病是中国房颤患者的独立危险因素。

中国房颤患者脑卒中总体发生比例为17.5%。其中，瓣膜性房颤患者26.9%发生脑卒中，非瓣膜性房颤患者24.2%发生脑卒中。在非瓣膜性房颤患者中，年龄＞75岁、高血压、糖尿病和左心房血栓是发生脑卒中的独立危险因素。

中国房颤注册（CAFR）研究对2011～2014年32家医院7977例非瓣膜性房颤患者分析发现，中国房颤患者应用口服抗凝药物比例有很大提升。CHA2DS2-VASc评分≥分2和1分的患者中接受口服抗凝药物治疗的比例分别为36.5%和28.5%，0分的患者也有21.4%使用抗凝药。不同医院抗凝治疗差异较大，三甲医院9.6%～68.4%，非三甲医院4.0%～28.2%。

根据全国房颤注册研究网络平台数据，房颤导管消融手术比例逐年增加，2016年、2017年和2018年房颤导管消融占总消融手术的比例分别为23.1%、27.3%和31.9%。目前导管射频消融仍以环肺静脉电隔离为主，占总体消融量的65.1%，围术期缺血性脑卒中发生率为0.4%，出血性脑卒中发生率为0.1%。

2005年7月至2006年6月对678 718例人群随访1年，发现心脏性猝死（SCD）284例（9.5%），SCD发生率为41.8/10万，男性高于女性（44.6/10万 vs 39.0/10万），估测中国每年发生SCD 54.4万例。

一项前瞻性观察性研究对1018例心肌梗死合并心力衰竭的患者平均随访2.8年发现，心脏性猝死发生率为5%（年发生率1.8%），全因死亡率为7.4%。心脏性猝死的独立预测因素包括年龄、LVEF≤25%和非血运重建治疗。

根据国家卫健委网上注册系统的资料统计（不包含军队医院），2018年置入起搏器比2017年增长7.9%。其中病态窦房结综合征的比例占48.3%，房室传导阻滞的比例占42.2%，非心动过缓适应证起搏器置入患者在9.5%左右；双腔起搏器占比近74.8%，较2017年增加了1.9%。

射频消融（RFCA）已在中国600余家医院广泛应用。国家卫健委网上注册系统资料显示，自2010年起导管射频消融手术量持续迅猛增长，年增长率13.2%～17.5%。2018年导管射频消融手术量达15.16万例。阵发性室上速射频消融比例约占43.0%，房颤占31.9%，房扑占3.5%，室性期前收缩和室性心动过速占17.4%，房性期前收缩和房速占4.2%。

根据国家卫健委网上注册系统的资料，2018年共置入4491例心律转复除颤器（ICD），单腔ICD占38.7%，双腔ICD占61.3%；ICD用于二级预防占52.4%，一级预防占47.6%。在适应证方面，2013～2015年国内20家中心440例ICD置入患者研究结果显示，符合Ⅰ类适应证者约占75%，说明国内对于ICD适应证的把握程度较适中。

1999年中国开始使用双心室起搏治疗心力衰竭，根据国家卫健委网上注册资料（军队医院除外）统计，2018年4432例患者接受了心脏再同步化治疗（CRT），较2017年和2016年分别增长7.1%和24.5%。

4.5　瓣膜性心脏病

2016年对国内30个省、市、自治区的8929例老年瓣膜性心脏病患者的调查显示，我国老年人最常见的瓣膜病类型为联合瓣膜病（33.6%），其次分别为单纯二尖瓣反流（26.9%）、单纯主动脉瓣反流（10.6%）、单纯主动脉瓣狭窄（5.1%）、单纯二尖瓣狭窄（3.1%）、混合型单纯主动脉瓣病变（2.3%）和混合型单纯二尖瓣病变（1.3%），单纯右心瓣膜病为17.1%。退行性变是联合瓣膜病（31.1%）、单纯主动脉瓣狭窄（65.6%）、单纯主动脉瓣反流（56.7%）和单纯二尖瓣反流（29.7%）的第一位病因，风湿性疾病仍是二尖瓣狭窄的主要病因（83.6%）。

中国生物医学工程学会体外循环学组统计，全国每年瓣膜手术约8万例。中国心外科注册登记（CCSR）数据显示，2014～2018年中国瓣膜手术量总体呈下降趋势，其中2014～2017年下降幅度为23.62%，2018年较2017年略有回升。

中国经导管主动脉瓣置入术/置换术（TAVI/TAVI）起步较晚，目前能开展这项技术的中心仍然较少；2019年全国心脏内外科医师共完成2000例左右。2017年经股动脉途径TAVI瓣膜Venus A和经心尖途径TAVI瓣膜J Valve上市，2019年中国国产的第3个TAVI瓣膜Vita Flow瓣膜正式上市。Venus-A Valve系统是目前中国最常用的瓣膜，也是最早经中国食品药品监督管理总局批准上市的产品。批准上市的依据是一项纳入101例患者的观察性临床研究：采用Venus-A Valve系统进行TAVI，成功率为84.2%；术后30d、2年全因死亡率分别为5.3%和10.8%；30d心肌梗死、脑卒中、血管源性并发症、起搏器置入发生率分别为2.5%、1.3%、6.2%和18.8%。

一项多中心前瞻性研究评价了107例高危主动脉瓣疾病患者应用J Valve瓣膜系统经心尖导管TAVI手术的近期结果和术后1年疗效，技术成功率为91.6%，术后1年死亡率为5.0%，脑卒中发生率为2.0%，置入永久起搏器发生率为5.0%。

4.6　先天性心脏病

先天性心脏病（简称先心病）在全国多地均位居新生儿出生缺陷的首位。既往调查的先心病检出率结果存在地区差异，多在2.4‰～10.4‰。

根据《中国卫生健康统计年鉴2018》，2017年中国城市居民先天性心脏病死亡率为0.92/10万，农村地区高于城市地区。无论是农村地区还是城市地区，男性先天性心脏病死亡率均高于女性。2018年，全国各大心脏外科中心先心病手术仍居心血管外科治疗病种首位。中国医学科学院阜外医院先天性心脏病手术例数为4434台，死亡率仅为0.3%。

综合国家卫健委先天性心脏病介入治疗网络直报系统和军队先心病介入治疗网络直报系统的资料，2018年中国先天性心脏病介入治疗总量为36 705例。地方医院2018年先心病介入治疗量为32 961例，较2017年有所增加；治疗成功率为98.4%，严重并发症发生率为0.12%，死亡率为0.01%。房间隔缺损、动脉导管未闭和室间隔缺损封堵占先天性心脏病介入手术治疗前三位。

4.7　心肌病和心力衰竭

4.7.1　心肌病

2001年10月至2002年2月我国9个省市（区）8080例居民的分层整群抽样调查显示，我国人群肥厚型心肌病患病粗率为0.16%，男性患病率（0.22%）高于女性（0.10%），经年龄、性别校正后的患病率为80/10万，估计我国成年人肥厚型心肌病患者超过100万。

2011年7～12月，中国北方非克山病地区扩张型心肌病患病率调查分析7个省120村共49 751人，共检出扩张型心肌病6例，估计患病率为1.2/万。

中华医学会心血管病学分会对国内42家医院1980年、1990年、2000年3个全年段10 714例心力衰竭患者进行分析，3个时间段扩张型心肌病比例分别为6.4%、7.4%和7.6%。中国心力衰竭注册登记研究（China-HF）入选2012～2015年132家医院的13 687例出院心力衰竭患者，16%的患者为扩张型心肌病。

国内一项研究对529例肥厚型心肌病患者进行基因检测发现，43.9%的患者可检测到明确致病突变，其中占比最多的是MYH7和MYBPC3基因。致心律失常性心肌病主要由编码桥粒蛋白基因突变导致，国内研究显示63.3%的患者可检测到致病基因突变，其中占比最多的为PKP2。最近研究发现，纯合的DSG2基因的founder变异p.Phe531Cys是中国致心律失常性心肌病的患病因素，占比高达8%，且外显率高。扩张型心肌病的遗传检出率相对较低，国内早期研究显示家族性扩张型心肌病发生率为8.8%。

中国医学科学院阜外医院通过分析心脏移植的致心律失常性心肌病患者心肌组织病理、遗传、影像学，以及其他临床特征，在国际上首次对该疾病进行了精准分型，被当期杂志述评命名为"阜外分型"。

4.7.2 心力衰竭

一项包括中国20个城市和农村15 518人参与的调查显示，2000年我国35～74岁人群中慢性心力衰竭（心衰）患病率为0.9%，女性高于男性（1.0% vs 0.7%，$P < 0.05$），北方地区高于南方地区（1.4% vs 0.5%，$P < 0.01$），城市人群高于农村人群（1.1% vs 0.8%，$P = 0.054$），据此保守估计我国约有400万慢性心衰患者。

中国高血压调查分析了2012～2015年入选的22 158名参与者，发现在≥35岁的成年人中，心力衰竭的患病率为1.3%，较2000年增加了44%。射血分数保留心力衰竭、射血分数中间值心力衰竭和射血分数降低的心力衰竭患病率分别为0.3%、0.3%和0.7%。左心室收缩功能障碍患病率（LVEF < 50%）为1.4%，中/重度舒张功能障碍患病率为2.7%。

China-HF研究显示，我国心力衰竭的主要合并症构成发生明显变化，瓣膜病所占比例逐年下降，高血压（50.9%）、冠心病（49.6%）及房颤（24.4%）是目前中国心衰患者的主要合并症。感染仍是心力衰竭发作的首要原因，其次为心肌缺血及劳累。

国内42家医院登记的10 714例心衰患者中，1980年、1990年和2000年住院死亡率分别为15.4%、12.3%和6.2%；China-HF研究入选的2012年1月至2015年9月全国132家医院13 687例心力衰竭患者中，住院心衰患者的病死率为4.1%。

对中国1980年、1990年、2000年和2012～2015年住院心衰患者的治疗情况分析显示，利尿剂的使用率变化不明显，血管紧张素Ⅱ受体拮抗剂、醛固酮受体拮抗剂及β受体阻滞剂的使用率明显上升。

目前在中国境内，国家食品药品监督管理局仅批准了2项关于人工心脏治疗终末期心脏衰竭安全性和有效性评价的注册登记临床试验研究，两项均为阜外医院牵头。第1项重庆永仁心生产的EVAHEART Ⅰ临床试验，2018年1月至2019年12月共完成15例，1例术后156天接受心脏移植，余14例患者长期携带人工心脏生存350～728d；第二项是苏州同心生产的CH-VAD临床试验研究。2019年1～12月，3家中心共完成23例，围术期死亡1例，余22例术后1个月心功恢复至NYHA Ⅰ～Ⅱ级，截至随访均携带装置长期生存60～356d。同国际机械循环支持协会发布的同期数据比较，境内单位独立完成37例人工心脏置入术的围术期30d死亡率为0，术后1年生存率为92%，达到国际水准。

全国35家（不包括港澳台）心脏移植中心，全面实施脑死亡心脏捐献以来，2015～2018年共完成心脏移植1583例，其中2015年279例，2017年368例，2018年446例和2019年490例。我国心脏移植受者院内存活率为92.3%，与国际心肺移植协会2009～2016年心脏移植术后30天的存活率（92.6%）相近。

4.8 肺血管和静脉血栓栓塞性疾病

1997～2008年，中国60多家三甲医院16 972 182例住院患者中有18 206确诊为肺栓塞，肺栓塞的年发病率为0.1%。

对2007年1月至2016年12月中国90家医院105 723例静脉血栓栓塞症（VTE）患者分析表明，43 589例为肺栓塞合并深静脉血栓（DVT），62 134例为单纯DVT，年龄及性别校正后的住院率由2007年的3.2/10万增加至2016年17.5/10万，住院死亡率由2007年4.7%降至2016年2.1%，住院时间从14d降至11d。表明中国VTE的发病率升高，而诊断意识和治疗水平也得到明显提高。

DissolVE-2研究从2016年3～9月在中国60家三甲医院入选因内科或外科急症住院时间≥72h的患者共13 609例，外科住院患者的VTE主要危险因素是开放手术（52.6%），内科住院患者的VTE主要危险因素是急性感染（42.2%）。

4.9 主动脉和外周动脉疾病

4.9.1 主动脉疾病

根据2011年中国健康保险数据，中国急性主动脉夹层年发病率约为2.8/10万，患者平均发病年龄为58.9岁，低于西方国家急性主动脉夹层国际注册研究显示的63.1岁。

根据国家卫生健康委员会医院质量监测系统（HQMS）数据，中国大陆接受胸主动脉腔内修复术（TEVAR）的患者平均年龄为56岁，其中75%诊断为Stanford B型主动脉夹层。中国一项主动脉夹层注册研究（Sino-RAD）显示，患者平均年龄约为51.8岁，较欧美国家年轻10岁左右，高血压控制率低可能是其主要原因。

对中国中部地区3个城市以及2个农村社区共5402位≥40岁具有相关危险因素的人群筛查发现，腹主动脉瘤患病率为0.33%，年龄在55～75岁的人群腹主动脉瘤患病率高于其他年龄段。

4.9.2 外周动脉疾病

中国高血压调查分析发现，中国≥35岁的自然人群下肢动脉疾病患病率为6.6%，据此推测中国下肢动脉疾病患者约为4530万。中国下肢动脉疾病的主要危险因素有吸烟、高血压、高胆固醇血症和2型糖尿病，吸烟的致病性最强。

2018年，中国卒中预防项目（CSPP）分析了106 918名≥40岁城乡社区居民的颈动脉超声检查结果，发现中国≥40岁居民颈动脉≥50%狭窄的患病率为0.5%。

一项全国多中心登记研究分析了2015年6月至2016年5月9346例缺血性脑卒中住院患者资料，发现颈总动脉狭窄≥50%患病率为0.9%，颅外段颈内动脉≥50%狭窄患病率为6.9%，颅内段颈内动脉≥50%狭窄患病率为1.1%。

肾动脉狭窄（RAS）是中老年动脉粥样硬化常见的外周血管表现，一项单中心研究对18年来收治的2905例RAS患者分析发现，肾动脉粥样硬化引起的RAS从1999～2000年的50%逐渐增加到2015～2016年的85%；多发性大动脉炎在整体病因的占比逐步降低，从31%降低到10%；纤维肌性发育不良占比为2.9%～6.5%。

臂间收缩压差≥15 mmHg是预测锁骨下动脉狭窄＞50%的一个强有力指标。上海3133例平均年龄69岁的老年社区人群研究发现，臂间收缩压差≥15 mmHg的人数占1.8%。一项单中心研究分析了1999～2017年1793例锁骨下动脉狭窄住院患者，发现在年龄＞40岁的患者中，95.9%为动脉粥样硬化所致，而年龄≤40岁患者中，90.5%为大动脉炎（90.5%）。

5 心血管病康复

5.1 心脏康复

2016年一项针对991家医院（870家三级医院、107家二级医院、14家社区医院）的调查发现，23%的医院开展了心脏康复服务，其中22%的三级医院和30%的二级医院开展了心脏康复服务；13.32%的医院开展了院内I期康复，17.26%开展了II期康复。开展康复的医院主要分布在城市，郊区和农村非常少。估计1亿人口中仅13.2家医院能开展心脏康复。

5.2　脑卒中康复

2009～2018年，中国脑卒中康复医院数量和康复床位数均有显著增长。2009年，国内康复医师1.6万、治疗师1.4万和护士1.2万，2018年康复医师增加至3.8万，护士增加至1.5万。

国家卒中登记Ⅱ对219家医院2012～2013年收治的19 294例急性缺血性脑卒中住院患者进行了分析，发现仅59.4%的患者接受了康复评估。在接受评估的患者中，50.3%的患者由康复治疗师提供康复服务，34.3%的患者由护士或医师提供康复服务。

6　心血管病基础研究与器械研发

中国的高水平心血管基础研究从2005年后开始起步，而有影响力的论文主要发表在 *Circulation* 和 *Circulation Research* 两大期刊。早期建立的研究团队以海外回国的科学家为主，年均论文发表量逐步增加；2015年后，国内团队的研究论文数量迅速增加，并且在2018年双双突破两位数。

国家药品监督管理局在2018年1月1日至2019年8月31日共批准77项医疗器械进入创新医疗器械审评通道，其中35项为心血管类产品，说明心血管领域的创新在中国医疗器械创新领域占主导地位，占比达到45.5%；而且国产原创产品有27项，占到77.1%。

第一部分 心血管健康影响因素

1.1 烟草使用

吸烟有害健康是被无可辩驳的科学证据证实的，使用烟草制品或是长期暴露于二手烟环境中会造成疾病、残疾，甚至死亡。烟草使用的控制是全球预防疾病发生、提高生命质量的主要原因之一。

1.1.1 中国人群吸烟状况

1.1.1.1 15岁及以上人群烟草使用状况[1,2,3]

（1）调查数据

2010年、2015年和2018年15岁以上人群烟草使用状况调查数据显示：中国15岁及以上人群现在吸烟率呈现下降趋势（图1-1-1）。

2018年，中国15岁及以上人群现在吸烟率农村（28.9%）高于城市（25.1%）。在不同年龄组人群中，45～64岁年龄组现在吸烟率最高，达30.2%。在不同教育水平人群中，大专及以上教育水平人群现在吸烟率最低，为20.5%。

2018年，我国15岁及以上现在吸烟者的日平均吸烟量为16.0支，其男性16.2支，女性11.3支，农村16.6支，城市15.6支。与2015年相比，现在吸烟者的日平均吸烟量从15.2支增加到16.0支，其差异无统计学意义。

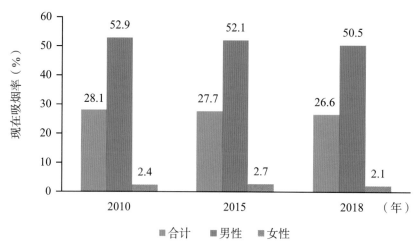

图1-1-1 15岁及以上人群现在吸烟率

（2）电子烟使用

电子烟是电子尼古丁提供系统，通过电池驱动，为使用者提供含有尼古丁、芳香气味和一些其他化学成分的气雾剂。

2015年中国成年人烟草使用调查显示，使用电子烟的人仅有0.5%，且绝大部分人是偶尔使用者。1.2%的学生在过去30d内使用过电子烟，男生的比例（1.8%）高于女生（0.5%）。年轻人使用比例相对较高，15～24岁年龄组最高（1.5%），不同年龄组15岁及以上人群电子烟的使用比例情况，见图1-1-2。

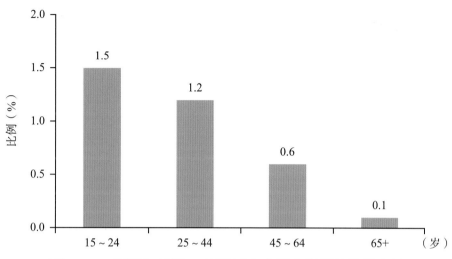

图1-1-2　不同年龄组15岁及以上人群电子烟的使用比例

2018年，中国5.0%的成年人曾经使用过电子烟，2.2%的成年人在过去12个月使用过电子烟，现在使用电子烟的比例为0.9%。据此推算，我国15岁及以上人群使用电子烟的人数为1035万，男性（1.6%）高于女性（0.1%）。教育水平越高，使用电子烟的比例越高，大专及以上教育水平最高（2.2%），见图1-1-3。

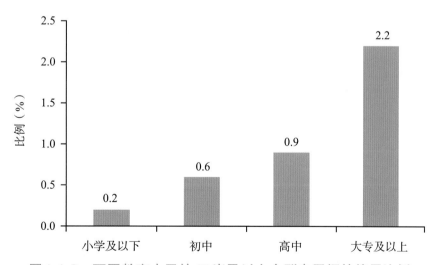

图1-1-3　不同教育水平的15岁及以上人群电子烟的使用比例

1.1.1.2　青少年烟草使用状况

全球青少年烟草调查（GYTS）2014中国项目覆盖我国31个省、市、自治区所辖的336个县、市、区（包括新疆生产建设兵团），共1020所学校参加，155 117例13～15岁学生完成调查。调查结果显示：中国青少年的总体烟草使用率为6.9%。初中学生的现在吸烟率男生（11.2%）高于女生（2.2%）；农村（7.8%）高于城市

（4.8%）。现在吸烟率居前三位的省、自治区为西藏自治区（19.0%）、云南省（16.1%）、贵州省（14.9%）。

学生尝试吸烟率18.8%，男生为28.9%，女生为7.7%。尝试吸烟比例随着年级增高而增加。城乡比较，男生尝试吸烟比例农村（31.5%）高于城市（22.3%）；女生城（8.0%）乡（7.5%）之间没有显著差异。尝试吸烟者中13岁以前尝试吸烟的比例为82.3%。现在吸烟者中尝试过戒烟的比例为71.8%[4]。

1.1.1.3 二手烟暴露状况 [1,2,3]

二手烟暴露，是指不吸烟者在家中或工作场所暴露于他人吸烟时的烟雾。

2018年，非吸烟者的二手烟暴露率为68.1%，其中几乎每天都暴露于二手烟的比例为35.5%。有44.9%的调查对象报告有人在自己家中吸烟，有50.9%的室内工作者在工作场所看到有人吸烟。总体上，我国的二手烟暴露情况有所改善，与2010年二手烟暴露情况相比（72.4%）有所下降。

二手烟暴露最严重的室内公共场所为：网吧（89.3%）、酒吧和夜总会（87.5%），餐厅（73.3%）。在咖啡店和茶馆、大学、政府大楼、医疗卫生机构、出租车、中小学和公共交通工具看到有人吸烟的比例依次为48.4%，33.3%，31.1%，24.4%，23.5%，23.4%和12.9%。与既往调查结果相比，二手烟暴露情况整体有所改善（图1-1-4，图1-1-5）。

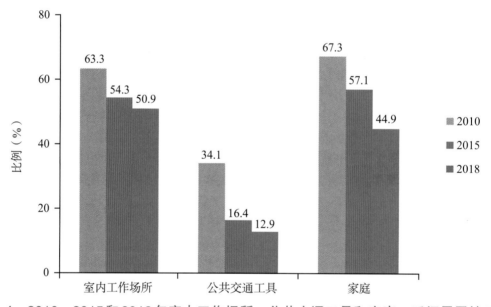

图1-1-4　2010、2015和2018年室内工作场所、公共交通工具和家庭二手烟暴露情况对比

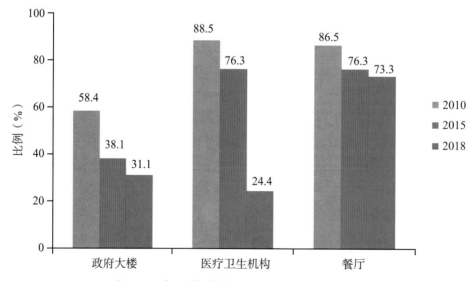

图1-1-5　2010、2015和2018年政府大楼、医疗卫生机构和餐厅二手烟暴露情况对比

1.1.2 吸烟/二手烟暴露与心血管健康

心脑血管疾病是全球首位的致死和致残原因，吸烟和二手烟暴露是国人心脑血管疾病最主要的可预防因素。

1.1.2.1 吸烟与心血管相关死亡

（1）吸烟与二手烟暴露是中国成年人死亡的主要可预防的危险因素之一，中国人群的吸烟死亡相对风险比（RR）是1.23（95% CI：1.18～1.27），死亡人群归因风险（PAR）为7.9%；男性RR 1.18（1.13～1.23），PAR为10.0%；女性RR 1.27（1.19～1.34），PAR为3.5%[5]。

（2）吸烟人群中，吸烟量与死亡呈剂量反应关系，与不吸烟人群相比，男性吸烟＜16.1包/年、16.1～30.3包/年、≥30.3包/年者的死亡相对风险比（RR）分别为1.10（1.03～1.17）、1.18（1.12～1.23）和1.26（1.20～1.33），女性分别为1.22（1.13～1.33）、1.29（1.17～1.42）和1.38（1.25～1.53）[6]。

（3）吸烟人群中，烟雾吸入程度致冠心病的患病风险不同，口腔浅吸者和深吸入肺者的风险分别是不吸烟者的1.42倍和4.06倍；以冠状动脉病变支数、部位、狭窄程度及范围综合计算的冠心病变指数与吸烟支/年呈正剂量反应关系，即每日吸烟量愈大、吸烟年限愈长，冠脉病变程度愈严重[7]。

（4）利用相隔15年的中国前瞻性数据［研究人群包括1991年49～79岁男性22万人（第一项研究）和2006年35～74岁的21万男性和30万女性（第二项研究）］，比较第一项研究（中间年份为1995）和第二项研究（中间年份为2010年）的死亡相对风险比，结果发现吸烟男性的超额风险15年间约增加1倍（第一项研究：RR 1.17，1.14～1.21；第二项研究：RR 1.33，1.28～1.39）。在第二项研究中，城市吸烟男性的缺血性脑卒中和缺血性心脏病的超额死亡增加2倍（联合RR 2.03，1.66～2.47）。40～70岁女性中，吸烟者的死亡风险是非吸烟者的1.51（1.40～1.63）倍[8]（图1-1-6）。两项研究均表明：男性20岁之前开始规律吸烟者的总死亡风险明显高于20岁以后开始规律吸烟者。

（5）一项全球疾病负担研究显示，2017年中国归因烟草死亡达到250万[9]。

（6）我国169 871例40岁以上人群平均8.3年随访结果显示：吸烟使男性冠心病死亡风险升高21%（95% CI：3%，42%），女性升高41%（95% CI：15%，71%）；男性12.9%、女性7.3%的冠心病死亡可归因于吸烟[6]（表1-1-1）。

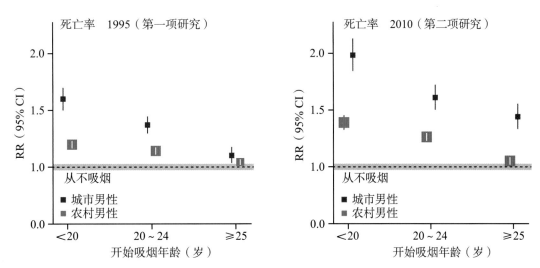

图1-1-6　在两个队列研究中，不同年龄开始规律吸烟的中国城乡男性吸烟者与从不吸烟者死亡相对风险比

表1-1-1 吸烟是中国人群心脑血管疾病发病的独立风险因素

队列研究	样本列数	年龄（岁）	随访时间（年）	研究结果
上海队列研究[10]	9351	35～64	16	与从未吸烟的人群相比，吸烟者冠心病死亡的RR为1.8（95% CI，1.0～3.2），其风险和吸烟量之间呈正剂量反应效应（P_{trend}＝0.04）
中美队列研究[10]	近10 000		15	男性吸烟者缺血性心血管病的发病风险增加1倍（RR＝2.04），女性增加59%（RR＝1.59）
中国多省市心血管危险因素队列研究[12]	30 000	35～64	10	吸烟者的急性冠心病事件、急性缺血性脑卒中事件和急性出血性脑卒中事件的发病风险分别是不吸烟者的1.75倍、1.37倍和1.21倍
40岁以上人群前瞻性队列研究[13]	169 871	＞40	8.3	吸烟使男性冠心病死亡风险升高21%（95% CI：3%，42%），女性升高41%（95% CI：15%，71%）；男性12.9%，女性7.3%的冠心病死亡可归因于吸烟
40岁以上人群多中心前瞻队列性研究[16]	26 607	＞40	9.5	吸烟者脑卒中发病和死亡的相对风险比（95% CI）在男性为1.28（1.19～1.37）和1.13（1.03～1.25）；在女性为1.25（1.13～1.37）和1.19（1.04～1.36），且呈剂量反应关系。男性14.2%的脑卒中发病和7.1%脑卒中死亡可归因于吸烟；女性分别为3.1%和2.4%。中国男性现在吸烟者发生各型脑卒中的总HR为1.39（1.15～1.67），且主要归因于缺血性卒中，HR为1.49（1.17～1.90）
中国慢性病前瞻性研究（CKB）[14]	500 000	30～79	8.9	与非吸烟者相比，吸烟能增加各类CVD结局的发病风险，HR值（95% CI）由大到小依次为急性冠心病事件1.54（1.43～1.66）、缺血性心脏病1.28（1.24～1.32）、脑梗死1.18（1.14～1.22）、脑内出血1.07（1.00～1.15）。女性吸烟者发生急性冠心病事件的风险比远高于男性

1.1.2.2 二手烟暴露对心血管健康的影响

已有大量国内外研究证实，二手烟暴露可增加心血管疾病（CVD）发病与死亡的风险。

（1）在家中被动吸烟的女性脑卒中患病率增加[15]

1997～2000年对60 377例40～70岁女性的调查显示，在家中被动吸烟的女性患脑卒中的风险性随丈夫每天吸烟量加大而增高。丈夫每天吸烟量为1～9支、10～19支和≥20支，则妻子脑卒中患病风险分别为28%、32%和62%（表1-1-2）。

表1-1-2 根据丈夫吸烟确定的不吸烟女性患脑卒中比值比（OR）

丈夫吸烟情况	研究例数	患病例数	年龄调整OR	95% CI	多因素OR*	95% CI
从不吸烟（对照）	22 982	213	1.00		1.00	
既往吸烟	5108	74	1.03	0.79，1.35	0.94	0.71，1.24
现在吸烟	32 287	239	1.47	1.22，1.78	1.41	1.16，1.72

注：*经年龄、教育水平、职业、家庭收入、饮酒、运动、BMI、绝经情况、激素治疗、口服避孕药、高血压和糖尿病病史、服用降压药和阿司匹林调整

（2）不吸烟女性暴露于丈夫二手烟烟雾对死亡的影响[16,17]

上海前瞻性队列研究发现：丈夫吸烟可增加不吸烟女性全病因死亡风险15%［HR 1.15，（95% CI：

1.01～1.31）］，其中因心血管疾病死亡的风险增加37%［HR 1.37，（95% CI：1.06～1.78）］，死于脑卒中风险增加52%［HR 1.52，（95% CI：1.08～2.15）］；幼年接触二手烟可使心血管病死亡风险增加26%［HR 1.26，（95% CI：0.94～1.69）］，见图1-1-7。

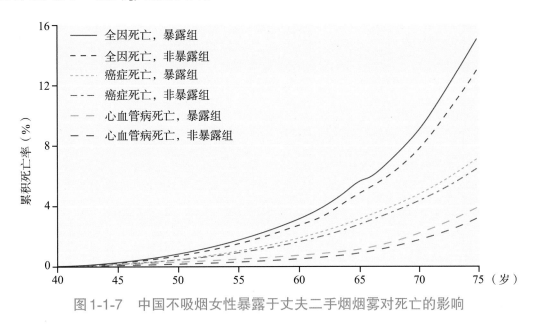

图1-1-7　中国不吸烟女性暴露于丈夫二手烟烟雾对死亡的影响

（3）二手烟暴露与脑卒中死亡[18]

中国人群二手烟暴露与脑卒中（尤其是出血性卒中）关系的人群病例对照研究，共纳入1986～1988年全国28个省市16 205例30岁以上的脑卒中死亡病例（平均年龄66.7岁）和16 205例与性别、年龄相匹配的非脑卒中死亡对照病例。将配偶吸烟作为评定二手烟暴露情况的指标。病例组和对照组的本人吸烟率分别为47.3%和46.5%；两组的配偶吸烟率分别为30.8%和29.1%。校正相关变量后，二手烟暴露可使脑卒中的死亡风险增加10%（OR 1.10；95% CI：1.05～1.16），其中出血性脑卒中风险增加10%（OR 1.10；95% CI：1.04～1.16），缺血性脑卒中风险增加12%（OR 1.12；95% CI：1.03～1.23）。且风险还会随着接触二手烟年限和配偶日吸烟量的增加而显著增加。

（4）20～49岁中国育龄女性二手烟暴露者高血压患病率增加[19]

一项研究纳入2014年覆盖我国31个省、市、自治区的国家免费产前检查项目的502.7万例20～49岁的育龄女性调查显示：与丈夫从不吸烟的女性相比，仅丈夫吸烟，或仅妻子本人吸烟，或夫妻均吸烟的三组女性高血压患病率的多因素调整OR值分别为1.28（1.27～1.30）、1.53（1.30～1.79）和1.50（1.36～1.67）。此外，女性高血压患病率与丈夫吸烟量和妻子累积暴露于丈夫吸烟所致的烟草烟雾暴露量有关，随暴露量增加，妻子高血压患病率增加。

（5）二手烟暴露增加冠心病、肺心病及COPD死亡风险[20]

我国西安队列随访17年的研究提供了二手烟暴露与多种主要烟草相关死亡之间的前瞻性证据。暴露于二手烟的人群中冠心病、脑卒中、肺心病及慢性阻塞性肺疾病（COPD）死亡RR值分别为2.15（95% CI：1.00～4.61）、2.88（95% CI：1.10～7.55）和2.30（95% CI：1.06～5.00）。其风险随研究对象在家中和工作中累积的二手烟暴露量的增大而升高（$P_{trend} < 0.05$）。

1.1.2.3　戒烟减少心脏病发生与死亡

与持续吸烟者相比，戒烟可迅速降低心血管疾病的发生风险；任何年龄戒烟都会获益，且越早戒烟越好。

（1）利用相隔15年的中国前瞻性数据［包括1991年49～79岁男性22万人（第一项研究）和2006年35～74岁的21万男性和30万女性（第二项研究）］，比较第一项研究（中间年份为1995）和第二项研究

（中间年份为2010年）的死亡风险比，结果发现自发戒烟者戒烟10年后的吸烟归因风险接近不吸烟者水平[8]（图1-1-8）。

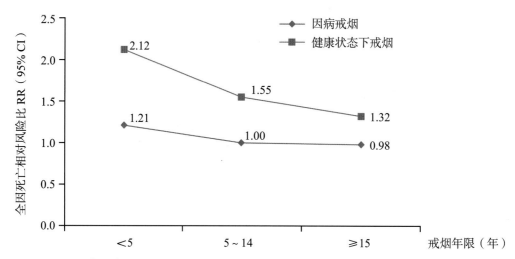

图 1-1-8　不同戒烟年限和戒烟原因的曾吸烟男性与从不吸烟男性全因死亡相对风险比

（2）戒烟与CVD的死亡风险[21]

中国西安队列35年随访研究评估了继续吸烟和戒烟的死亡风险。与继续吸烟者比较，戒烟2～7年和戒烟8年以上的两组戒烟者，所有吸烟相关死亡的RR值分别为0.68（95% CI：0.46，0.99）和0.56（95% CI：0.37，0.85）；两组戒烟人群4种疾病的RR值分别是，肺癌0.69和0.45、冠心病0.78和0.51、缺血性卒中0.76和0.84、COPD 0.89和0.61。说明即使中老年（50岁以后）戒烟仍然可显著减少CVD及相关死亡的风险，任何年龄开始戒烟都不晚。

1.1.3　中国控烟现状

1.1.3.1　中国戒烟状况[1]

（1）2018年我国15岁及以上人群戒烟率为20.1%，男性（19.6%）低于女性（30.2%），城市（20.0%）与农村（20.3%）无显著差异。15岁及以上人群每日吸烟者的戒烟率为15.6%，男性（15.3%）低于女性（23.0%），城市（15.2%）与农村（16.2%）无显著差异。低年龄组人群戒烟率和戒烟比（指每日吸烟者中戒烟者在所有曾经和现在每日吸烟者中的比例）均相对较低（图1-1-9）。

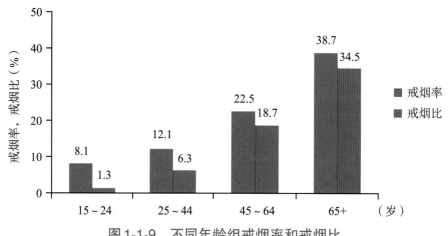

图 1-1-9　不同年龄组戒烟率和戒烟比

（2）2015～2018年，我国吸烟人群戒烟率有所升高，从18.7%上升至20.1%；每日吸烟者戒烟的比例从14.4%上升至15.6%，但差异均无统计学意义。

（3）16.1%的现在吸烟者打算在未来12个月内戒烟，5.6%打算在1个月内戒烟。在过去12个月吸烟的人群中，19.8%尝试过戒烟。城市和农村无差异，均为19.8%。教育水平越高，尝试戒烟率越高，大专及以上教育水平最高（27.5%）。

（4）在过去12个月内戒过烟的人中，超过50%的人戒烟的主要原因与自身健康有关。前三位戒烟原因分别是担心继续吸烟影响今后的健康（38.7%）、已经患病（26.6%）和家人反对吸烟（14.9%）。

（5）过去12个月内尝试过戒烟的人群中，戒烟时未使用任何方法的比例占90.1%。使用药物及咨询戒烟的比例均很低，分别为4.6%和3.2%。在过去12个月看过病的吸烟者中，58.3%的人被医务人员询问过是否吸烟，与2015年（58.2%）相比没有变化。46.4%的吸烟者得到医务人员的戒烟建议，与2015年（64.9%）相比吸烟者有所下降。戒烟主要原因见图1-1-10。

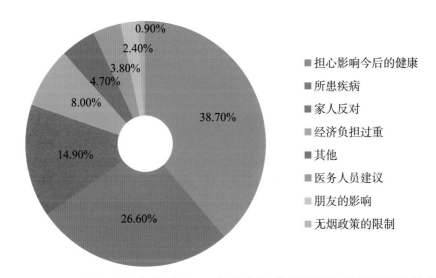

图1-1-10　15岁及以上人群过去12个月内尝试戒烟最主要原因百分比构成

1.1.3.2　公众对吸烟危害的认知[1]

（1）2015～2018年，公众对于吸烟危害的认知有所增强，但对于二手烟危害的认知未见明显变化。

（2）中国居民有关吸烟危害知识知晓率低，过去8年提高不大，最新监测结果显示，对吸烟引起肺癌、脑卒中和阳痿的认知分别为82.8%、41.4%和26.0%，但与2010年监测结果79.7%、31.0%和19.7%相比，有所提高（图1-1-11，图1-1-12）。

（3）86.0%的人认为吸烟会引起严重疾病。对吸烟会引起具体疾病的知晓率从高到低依次为肺癌（82.8%）、心脏病（50.8%）、脑卒中（41.4%）和阳痿（26.0%）。同时知晓吸烟会引起以上4种疾病的比例很低，仅为20.1%。城市人群对吸烟引起具体疾病的知晓率显著高于农村人群。教育水平越高知晓率越高（图1-1-13）。

（4）71.4%的人认为二手烟会引起严重疾病。对二手烟会引起具体疾病的知晓率从高到低依次为儿童肺部疾病（66.7%）、成人肺癌（65.8%）、成人心脏病（39.7%）。同时知晓二手烟会引起以上3种疾病的比例很低，仅为36.1%。城市人群对二手烟引起具体疾病的知晓率显著高于农村人群。教育水平越高知晓率越高（图1-1-14）。

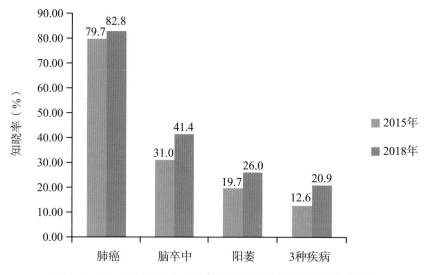

图 1-1-11　2015和2018年公众对于吸烟危害知晓率

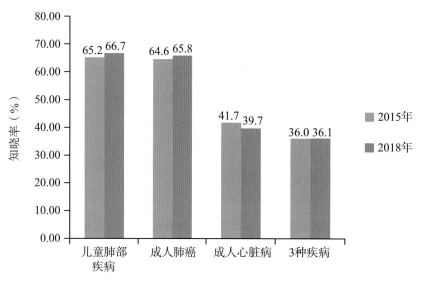

图 1-1-12　2015和2018年公众对于二手烟危害的知晓率

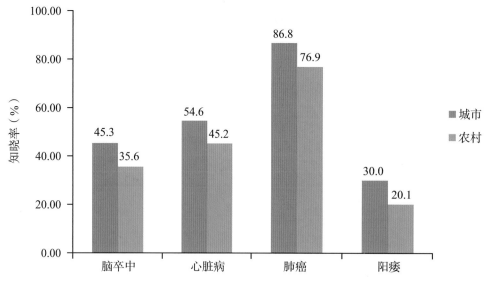

图 1-1-13　城市和农村居民对吸烟危害知识的知晓率

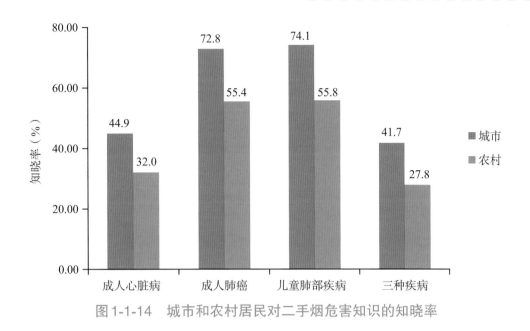

图1-1-14 城市和农村居民对二手烟危害知识的知晓率

1.1.3.3 买烟的花费[1]

（1）50%的吸烟者购买1盒卷烟的花费不超过9.9元。城市为10.0元，农村为8.4元。据此推算，吸烟者购买100盒卷烟的花费中位数占同年人均国内生产总值的1.5%。

（2）从2015年至2018年，吸烟者购买1盒卷烟花费的中位数没有发生变化，但购买100盒卷烟花费的中位数占当年人均国内生产总值的比例从2.0%降至1.5%。

1.1.3.4 控烟法规

2006年WHO《烟草控制框架公约》（以下简称《公约》）在中国生效。2018年在新一轮的国务院机构改革中，《公约》履约领导小组的职能被重新划归，履约领导小组组长由健康维护方国家卫生健康委员会担任。为了有效地推进控烟履约工作，加强健康中国建设，应坚持预防为主，践行大卫生大健康理念，将控烟履约深度融入健康中国建设。新的履约协调机制由原来的8部委增加到现在的卫生健康委员会、外交部、工业和信息化部、中央文明办、教育部、财政部、海关总署、市场监管总局、广电总局、体育总局、烟草局、全国妇联共12家单位。

2009年5月，国家卫生部（后改名为卫生健康委员会）、国家中医药管理局、总后勤部卫生部等联合发布《关于2011年起全国医疗卫生系统全面禁烟的决定》，要求2011年底医疗卫生系统全面禁烟，并积极展开创建活动。2010年6月，教育部办公厅、卫生部办公厅联合发布《关于进一步加强学校控烟工作的意见》[22]，要求中等职业学校、中小学校、托幼机构室内及校园应全面禁烟；高等学校教学区、办公区、图书馆等场所室内应全面禁烟。

2011年3月，《中华人民共和国国民经济和社会发展第12个5年规划纲要》，明确提出"全面推行公共场所禁烟"。

2011年，中央文明委发布《全国文明城市测评体系（2011年版）》，规定所有室内公共场所和工作场所全面控烟，并有明显的禁烟标识。

2013年12月，中共中央办公厅和国务院办公厅共同下发《关于领导干部带头在公共场所禁烟有关事项的通知》，要求各级领导干部要充分认识带头在公共场所禁烟的重要意义，模范遵守公共场所禁烟规定，自觉维护党政机关和领导干部形象。

2016年，《国民经济和社会发展第13个5年规划纲要》提出"大力推进公共场所禁烟"，《健康中国

《2030规划纲要》明确提出要全面推进我国控烟履约进程，至2030年15岁及以上人群吸烟率降低至20%[23]。

截至2020年1月1日，全国有北京、上海、杭州、广州等24个城市实施了地方性无烟环境立法，覆盖全国近10%的人口。其中北京、深圳、青岛等城市规定了室内公共场所、室内工作场所及公共交通工具全面禁烟，已基本达到《公约》要求。

1.1.4 中国与全球状况的比较

WHO数据显示，全球15岁及以上人群吸烟率从2007年的23.5%下降至2015年的20.7%，8年下降了2.8个百分点。WHO发布的2019年《全球烟草流行报告》指出：目前全球仍有59个国家没有任何一项控烟措施达到最高实施水平，其中就包括中国。

2017年全球有55个国家有全面的无烟法律，覆盖了全球20%也就是15亿人口。戒烟服务能够大幅度提高戒烟成功率，且符合成本效益。在MPOWER政策中，与其他控烟政策相比戒烟服务是个短板，目前全球有26个国家的24亿人口可享受到恰当的戒烟服务。22个国家有全国统一号码的免费的戒烟热线。中国11项基本公共卫生服务中并不包含简短戒烟服务。医务人员提供戒烟服务意愿不强，能力有限。尽管中央补助地方项目支持全国各省、市、自治区的12320卫生热线开展过戒烟热线服务，但2015年监测数据显示只有3%吸烟者使用过戒烟热线。

吸烟者了解烟草使用危害后会产生戒烟的动机，烟盒上图形方式的健康警语是传播吸烟危害的很好的途径。至2018年有118个国家和地区覆盖了35亿人口（全球47%的人口）在烟盒包装上使用了图形方式的健康警示。研究显示，中国吸烟者和非吸烟者普遍认为这些警示在促进吸烟者戒烟和劝说青少年不吸烟方面的有效性远低于国外的图形警示效果。

通过提高卷烟税率提高烟草价格是最有效的控烟措施，能够促进吸烟者戒烟。WHO建议卷烟消费税应该占到零售价格的75%。目前烟税达到这个水平的有10个国家，总计7.6亿人口。我国于2009年和2015年两次提高卷烟消费税。2018年监测结果发现，50%的吸烟者购买一盒机制卷烟（20支）的花费不超过9.9元，与2015年相比，买烟反而更容易了。应进一步调整卷烟税率，并拿出一部分烟草税费用于开展控烟工作。且烟税应该经常上涨，超过居民消费价格指数（consumer price index，CPI），让烟草的可负担性增加[1]。

1.1.5 加大控烟力度实现健康中国

为了实现健康中国2030的目标，呼吁国家立即采取行动，实施全面的烟草管制政策，包括提高烟草税、实施无烟区法律、禁止烟草广告、要求烟草产品贴警告标签，以及提供戒烟帮助。

参 考 文 献

［1］中国疾病预防控制中心. 2018中国成人烟草调查［R］. http：//www.chinacdc.cn/jkzt/sthd_3844/slhd_4156/201908/t20190814_204616.html.
［2］杨功焕. 2010年全球成人烟草调查中国报告［M］. 北京：中国三峡出版社，2011.
［3］梁晓峰. 2015中国成人烟草调查报告［M］. 北京：人民卫生出版社，2015.
［4］中国疾病预防控制中心控制办公室. 中国青少年烟草调查报告2014［R］. 中国疾病预防控制中心，2014.
［5］HE J, GU D, WU X, et al. Major causes of death among men and women in China［J］. N Eng J Med, 2005, 353（11）：1124-1134.
［6］GU D, KELLY TN, WU X, et al. Mortality attributable to smoking in China［J］. N Engl J Med, 2009, 360（2）：150-159.
［7］何耀，李良寿，李兰荪，等. 冠心病与吸烟关系的病例对照研究［J］. 中华医学杂志，1988，68（5）：263-265.
［8］CHEN Z, RICHARD P, ZHOU M, et al. Contrasting male and female trends in tobacco-attributed mortality in China：evidence from successive nationwide prospective cohort studies［J］. Lancet, 2015, 386（10002）：1447-1456.

[9] MAIGENG Z, WANG H, ZENG X, et al. Mortality, morbidity, and risk factors in China and its provinces, 1990—2017: a systematic analysis for the Global Burden of Disease Study 2017 [J]. Lancet, 2019, 6 (10204): 1-14.

[10] CHEN Z, XU Z, COLLINS R, et al. Early health effects of the emerging tobacco epidemic in China. A 16-year prospective study [J]. JAMA, 1997, 278 (18): 1500-1504.

[11] 周北凡. 中国人群心血管病危险因素作用特点的前瞻性研究 [J]. 中华流行病学杂志, 2005, 26 (1): 58-61.

[12] 王薇, 赵冬, 孙佳艺. 中国11省市队列研究人群危险因素与不同类型心血管病发病危险的比较 [J]. 中华心血管病杂志, 2006, 34 (12): 1133-1137.

[13] KELLY TN, GU D, CHEN J, et al. Cigarette smoking and risk of stroke in the Chinese adult population [J]. Stroke, 2008, 39 (6): 1688-1693.

[14] 申倩, 祝楠波, 郭彧, 等. 中国成年人吸烟与心血管疾病发病风险的关联及其性别差异分析 [J]. 中华流行病学杂志, 2018, 39 (1): 8-15.

[15] ZHANG XL, SHU X, JIANG Y, et al. Association of passive smoking by husband with prevalence of stroke among Chinese women nonsmokers [J]. Am J Epidemiol, 2005, 16 (3): 213-218.

[16] KAUR S, COHEN A, DOLOR R, et al. The impact of environmental tobacco smoke on women's risk of dying from heart disease: a meta-analysis [J]. J Womens Health (Larchmt), 2004, 13 (8): 888-897.

[17] WEN W, SHU XO, GAO YT, et al. Environmental tobacco smoke and mortality in Chinese women who have never smoked: prospective cohort study [J]. BMJ, 2006, 333 (7564): 376-379.

[18] HOU L, HAN W, JIANG J, et al. Passive smoking and stroke in men and women: a national population-based case-control study in China [J]. Sci Rep, 2017, 7: 45542.

[19] YANG Y, LIU F, WANG L, et al. Association of husband smoking with wife's hypertension status in over 5 million Chinese Females Aged 20 to 49 Years [J]. J Am Heart Assoc, 2017, 6 (3): e004924.

[20] HE Y, JIANG B, LIL S, et al. Secondhand smoke exposure predicted COPD and other tobacco-related mortality in a 17-year cohort study in China [J]. Chest, 2012, 142 (4): 909-918.

[21] HE Y, JIANG B, LI L S, et al. Changes in smoking behavior and subsequent mortality risk during a 35-year follow-up of a cohort in Xi'an, China [J]. Am J Epidemiol, 2014, 179 (9): 1060-1070.

[22] 教育部办公厅 卫生部办公厅关于进一步加强学校控烟工作的意见 [EB/OL]. [2020-3-11]. http://old.moe.gov.cn//publicfiles/business/htmlfiles/moe/s4667/201007/92850.html.

[23] 中共中央 国务院印发《"健康中国2030"规划纲要》[EB/OL]. (2016-10-25)[2020-3-11]. http://www.gov.cn/zhengce/2016-10/25/content_5124174.htm.

1.2　合理膳食

合理膳食是保证健康的基础。近年来，我国居民营养健康状况明显改善，但仍面临营养不足与过剩并存、营养相关疾病多发等问题，这与我国居民膳食结构不合理、高盐油摄入等不健康饮食存在密切关系。

1.2.1　膳食营养的现状及变化趋势

中国居民膳食营养状况总体改善，2010～2012年中国居民营养与健康状况监测数据显示：2010～2012年中国居民能量供给充足，三大营养素（碳水化合物、蛋白质和脂肪）供能充足；城乡居民维生素A、维生素B$_1$、维生素B$_2$、维生素C存在摄入不足风险的比例均较高，分别为77.0%、77.8%、90.2%和67.7%；人群存在钙、镁、锌、硒摄入不足的风险的比例分别是96.6%、60.6%、35.6%、70.8%；钠摄入量高于预防非传染性慢性病的建议摄入量（PI，为2300mg/d）的比例为88.3%；城乡之间能量和营养素摄入存在差异[1]（表1-2-1）。

表 1-2-1　2010 ～ 2012 年中国城乡居民能量及主要营养素摄入量（标准人·日）

名称	全国	城市	农村
能量（kcal）	2172.1	2052.6	2286.4
蛋白质（g）	64.5	65.4	63.6
脂肪（g）	79.9	83.8	76.2
碳水化合物（g）	300.8	261.1	338.8
膳食纤维（g）	10.8	10.8	10.9
视黄醇当量（μg）	443.5	514.5	375.4
维生素 B_1（mg）	0.9	0.9	1.0
维生素 B_2（mg）	0.8	0.8	0.7
维生素 C（mg）	80.4	85.3	75.7
维生素 E（mg）	35.9	37.5	34.3
钾（mg）	1616.9	1660.7	1574.3
钠（mg）	5702.7	5858.8	5554.6
钙（mg）	366.1	412.4	321.4
镁（mg）	284.9	281.1	288.5
铁（mg）	21.5	21.9	21.2
锌（mg）	10.7	10.6	10.8
铜（mg）	1.9	1.8	2.0
硒（μg）	44.6	47.0	42.2

　　1982 ～ 2012 年，中国居民膳食结构发生了很大变化。四次全国营养调查结果表明，在三大供能的营养素中，蛋白质摄入量变化不大，而脂肪摄入量增加，碳水化合物摄入量减少，总能量摄入也呈下降趋势。此外，维生素 C、钙、钾的摄入量也呈下降趋势，膳食钠的摄入量下降，但 2012 年膳食钠的摄入量［5702mg/（标准人·日）］仍然很高，折合成食盐的量为 14.5g，高于推荐的摄入量（中国：＜6g/d，世界卫生组织：＜5g/d）1 倍以上（表 1-2-2）[2,3]。

表 1-2-2　1982 ～ 2012 年中国居民能量及主要营养素摄入量（标准人·日）

	1982 年	1992 年	2002 年	2012 年
能量（kcal）	2491	2328	2251	2172
蛋白质（g）	66.7	68.0	65.9	64.5
脂肪（g）	48.1	58.3	76.3	79.9
碳水化合物（g）	444	378	321	301
膳食纤维（g）	8.1	13.3	12.0	10.8
维生素 C（g）	129	100	88.4	80.4
钙（mg）	695	405	389	366
钾（mg）	—	1871	1700	1617
钠（mg）	—	7116	6268	5702
食盐（g）*	—	18.1	15.9	14.5

注：* 根据膳食钠折算为食盐量（1g 食盐 ＝ 393mg 钠）

1992～2012年中国居民膳食脂肪供能比呈上升趋势，2012年全国平均水平为32.9%，已超过膳食指南推荐的上线水平（膳食指南推荐范围：20%～30%）；而碳水化合物的供能比呈明显下降趋势，2012年全国平均水平为55%，已降至膳食指南推荐的低限（膳食指南推荐范围：55%～65%），结果见图1-2-1。城市居民能量来源不平衡的状况要严重于农村居民[2,3]，见图1-2-2。

中国健康与营养调查（CHNS）项目对中国多省市人群的营养与健康状况进行了长期监测，分析结果表明，我国15个省、市、自治区18～64岁成年居民2015年膳食脂肪摄入量为82.9g/d、膳食脂肪供能比为35.8%、膳食脂肪供能比超过30%的人群比例为67.9%[4]；1991～2015年不同年龄组女性人群平均脂肪供能比呈显著增加趋势，平均碳水化合物供能比呈减少趋势。脂肪供能比≥30%的女性人群比例自1991年的31.8%上升至2015年66.9%，碳水化合物供能比＜50%的比例自1991年的14.1%上升至2015年的45.5%[5]，说明中国居民膳食结构不合理的趋势仍在延续。

2010～2012年中国居民营养与健康状况监测显示，中国居民粮谷类食物摄入充足，约80%人达到膳食指南推荐量；杂粮和薯类、新鲜蔬菜、水果、奶类、水产品、大豆类、坚果等食物摄入量偏低，杂粮和薯类达到推荐量的比例为30%～50%、蔬菜15%、水果约4%、蛋类约20%、乳及乳制品＜1%、水产品约17%、大豆约20%、坚果约35%；食用油、食用盐平均摄入量远高于推荐量，仅约40%和17%的居民达到

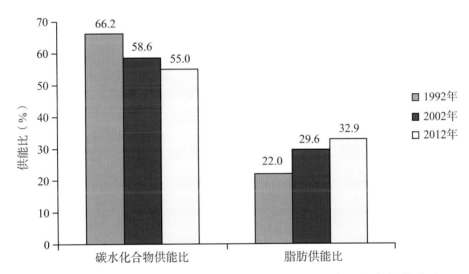

图1-2-1 1992～2012年中国居民平均脂肪、碳水化合物供能比

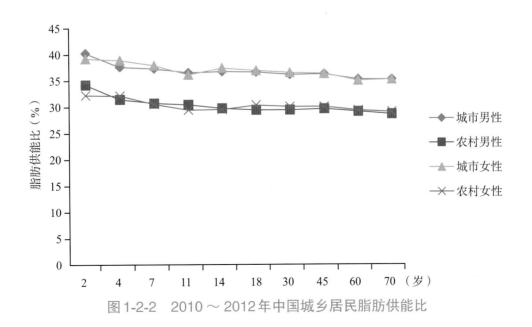

图1-2-2 2010～2012年中国城乡居民脂肪供能比

食用油和食用盐的推荐量（图1-2-3至图1-2-7）。城市居民粮谷类、薯类、杂豆类、食用盐、饮料摄入量低于农村居民，其他食物摄入量均高于农村居民（表1-2-3）[1,6]。

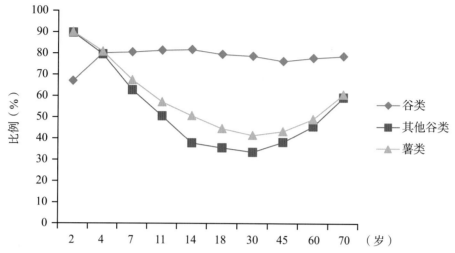

图1-2-3　中国居民谷类、其他谷类和薯类达到膳食推荐量的比例

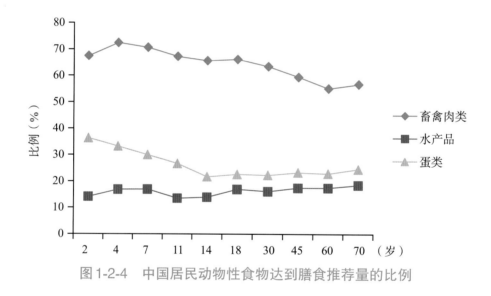

图1-2-4　中国居民动物性食物达到膳食推荐量的比例

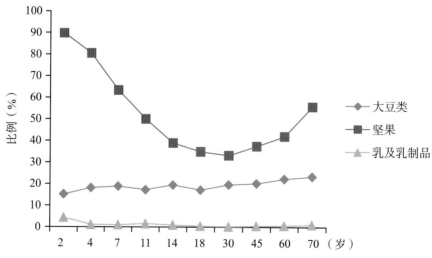

图1-2-5　中国居民大豆类、坚果和乳类达到膳食推荐量的比例

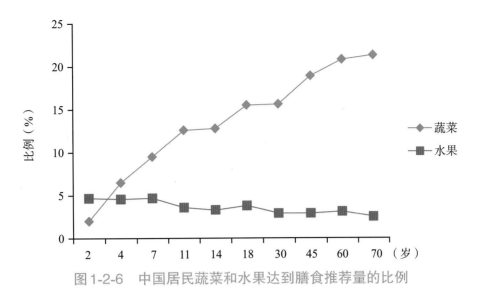

图 1-2-6 中国居民蔬菜和水果达到膳食推荐量的比例

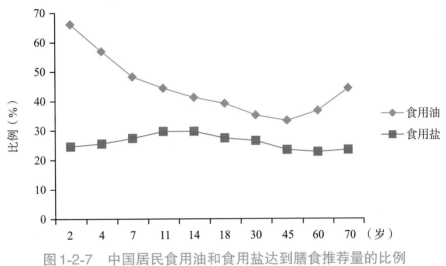

图 1-2-7 中国居民食用油和食用盐达到膳食推荐量的比例

表 1-2-3 2010 ～ 2012 年中国居民食物摄入量 ［克/（标准人·日）］

名称	全国	城市	农村
粮谷类	337.3	281.4	390.7
薯类	35.8	28.4	42.8
杂豆类	3.3	2.9	3.7
大豆及制品	10.9	12.4	9.4
新鲜蔬菜	269.4	283.3	256.1
水果	40.7	48.8	32.9
坚果	3.8	4.7	2.8
禽畜肉	89.7	98.5	81.2
奶类	24.7	37.8	12.1
蛋类	24.3	29.5	19.4
水产类	23.7	32.4	15.4
食用油	42.1	43.1	41.0
食用盐	10.5	10.3	10.7
饮料	14.4	11.2	17.3

中国健康与营养调查（CHNS）显示，2015年中国15个省、市、自治区的18～59岁人群谷薯类摄入量为410.0g/d[7]，肉类摄入量为94.0g/d[8]，大豆及豆制品摄入量11.3g/d，达到推荐摄入量（25g/d）的人群比例仅为14.3%[9]；水产品摄入量为28.6g/d，未达到推荐摄入量的人群比例为77.3%[10]。18～59岁居民水果摄入量为95.3g/d。60岁以上居民蔬菜、水果摄入量分别为242.3g/d、64.8g/d，深色蔬菜占总蔬菜比例超过50%人群的比例为16.9%[11]。

全国营养调查资料表明，1982～2012年的30年，中国居民的主要食物摄入量发生明显变化（表1-2-4）[1,2]。

其主要特点是谷薯类特别是杂粮明显减少，动物性食物、食用油明显增加，家庭烹调用盐和酱油减少，但家庭烹调用盐仍高达10.5克/（标准人·日）。新鲜蔬菜摄入量呈减少趋势，2012年水果摄入量虽然高于1982年，但与1992年和2002年相比也呈下降趋势，人均水果摄入量每天不足50g（表1-2-4）。中国20岁及以上居民精制谷物和全谷物摄入量均呈下降趋势（表1-2-5）[12]。

表1-2-4　1982～2012年中国居民主要食物摄入量［克/（标准人·日）］

	1982	1992	2002	2012
谷薯类	690	527	452	370
大米、面粉	406	405	379	309
薯类	180	87	49	36
其他谷类（玉米、小米等杂粮）	104	35	24	25
豆类及其制品	13.4	11.2	16.0	14.2
动物性食物	60.7	117.3	158.5	162.4
畜禽类	34.2	58.9	78.6	89.7
鱼虾类	11.1	27.5	29.6	23.7
蛋类	7.3	16.0	23.7	24.3
奶类及制品	8.1	14.9	26.6	24.7
植物油	12.9	22.4	32.9	37.3
动物油	5.3	7.1	8.7	4.8
新鲜蔬菜	316	310	276	269
水果	37.4	49.2	45.0	40.7
烹调盐	12.7	13.9	12.0	10.5
酱油	14.2	12.6	8.9	7.9

表1-2-5　1982～2012年我国20岁及以上人群精制谷物和全谷物消费变化趋势［g/d（%）］

	1982年	1992年	2002年	2012年
精制谷物	407（81.7）	388（94.0）	323（93.8）	304（95.4）
全谷物	91（18.3）	24.6（6.0）	21.4（6.2）	14.6（4.6）
合计	498（100）	412.6（100）	344.4（100）	318.6（100）

对CHNS资料分析表明，1991～2011年9个省、市的18～44岁人群蔬菜摄入量同样呈减少趋势，2011年平均每天蔬菜摄入量仅为322g，而水果的摄入量虽然呈明显增加趋势，但2011年平均每天摄入量仍不足100g（图1-2-8）[13]。

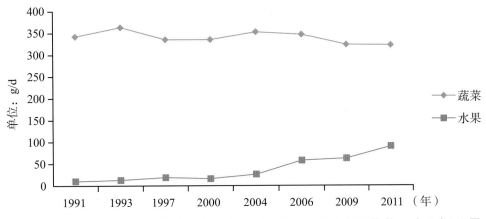

图 1-2-8　1991 ～ 2011 年中国 9 个省、市 18 ～ 44 岁人群蔬菜、水果摄入量

一些不健康的饮食行为越来越普遍。2010 ～ 2012 年，我国 15 岁及以上居民饮酒率（过去 12 个月有饮酒行为的人占总人群的比例）为 34.3%，较 2002 年上升 13.3%；饮酒者日均酒精摄入量为 28.1g，较 2002 年增加 1.6g；饮酒者中过量饮酒率（男性超过 25g/d，女性超过 15g/d）为 30.4%。城乡居民每周至少喝 1 次饮料的比例为 59.2%，较 2002 年的 14.2% 有明显提高，其中 6 ～ 17 岁儿童少年喝饮料较普遍，达到每天至少 1 次的比例为 18.3%[1]。

2016 全球疾病负担系统综述显示，中国男性现在饮酒率为 48%（95%CI：44% ～ 53%），平均每日纯酒精摄入量为 33g（纯酒精计，95%CI：29 ～ 37g），因饮酒造成的死亡占总死亡人数的 9.8%（95%CI：8.4% ～ 11%），占总 DALY 的 11%；因饮酒而死亡的人数达到了 65 万（54 万 ～ 76 万），因饮酒而造成的疾病负担高达 2000 万（1700 万 ～ 2300 万）DALY。2016 年中国女性现在饮酒率平均为 16%（95%CI：13% ～ 19%），平均每日纯酒精摄入量为 2.4g（95%CI：2 ～ 3g），因饮酒造成的死亡占总死亡人数的 1.2%（95%CI：0.9% ～ 1.5%），占总伤残调整生命年（DALY）的 1.6%（95%CI：1% ～ 2.2%），归因于饮酒的死亡人数达到 59 000（39 000 ～ 81 000），导致的疾病负担达到 170 万（130 万 ～ 220 万）DALY[14]。

1.2.2　膳食营养与心血管病及其风险因素的关系

对 2010 ～ 2012 年全国营养调查数据分析发现，在所有膳食因素中，与心血管代谢性疾病死亡数量有关的归因比例中，影响最大的是高钠摄入（＞ 2g/d，占 17.3%），其他依次包括：低水果摄入（＜ 300g/d，占 11.5%），低水产品 ω-3 脂肪酸摄入（＜ 250mg/d，占 9.7%），低坚果摄入（＜ 250mg/d，占 8.2%），低全谷物摄入（＜ 125g/d，占 8.1%），低蔬菜摄入（＜ 400g/d，占 7.3%）。1982 年、1992 年、2002 年和 2010 ～ 2012 年全国营养调查数据分析发现，膳食因素对中国成年人心血管代谢性疾病死亡率的归因比例有所下降，12 个饮食因素所导致的对心血管代谢性疾病死亡率的整体人口归因比例从 1982 年的 62.2% 下降至 2012 年的 51.0%。然而，伴随着总人口的增加和人口的老龄化，不健康饮食所导致的心血管代谢性疾病死亡人数还在逐渐增加的，从 1982 年的 107 万人到 2010 ～ 2012 年的 151 万人[15]。

中国慢性病前瞻性研究在 2004 ～ 2007 年纳入 512 715 名成年人，追踪约 10 年，其遗传流行病分析显示，适度饮酒对心血管疾病没有保护作用。适度饮酒对脑卒中的明显保护作用在很大程度上是非因果性的，随着酒精消耗均匀地增加，血压升高及脑卒中风险不断增加[15]。

来自上海男性健康研究（2002 ～ 2014 年）的 59 746 名男性（平均随访时间 10.3 年）和来自上海女性健康研究（1997 ～ 2014 年）的 74 734 名女性（平均随访时间 16.2 年）的数据显示，膳食维生素 B$_6$ 与心血管疾病死亡率呈负相关。从膳食中摄入维生素 B$_6$ 最多的人群与摄入最少的人群相比，死亡风险降低[16]（表 1-2-6）。

表1-2-6 维生素B₆与心血管疾病死亡的关系

项目	膳食维生素B₆分位数					趋势检验 P
	Q1	Q2	Q3	Q4	Q5	
摄入量中值（mg/d）	1.31	1.53	1.69	1.87	2.2	
CVD						
死亡人数	502	449	471	430	435	
调整HR	1.00	0.86（0.76～0.98）	0.74（0.64～0.85）	0.75（0.65～0.87）	0.73（0.63～0.85）	＜0.001
Stroke						
死亡人数	268	226	167	154	140	＜0.001
调整HR	1.00	0.82（0.69～0.99）	0.69（0.57～0.84）	0.70（0.57～0.86）	0.71（0.58～0.88）	
CHD						
死亡人数	110	105	71	78	58	
调整HR	1.00	0.93（0.71～1.22）	0.71（0.52～0.96）	0.81（0.60～1.09）	0.66（0.47～0.91）	0.006

注：Cox回归调整了教育、收入、职业、吸烟、饮酒、体重指数、腰臀比、身体活动、糖尿病史、高血压、冠心病和脑卒中，以及维生素B补充剂。CVD.心血管病；Stroke.脑卒中；CHD.心脏病

1.2.3 合理膳食政策和行动

为引导居民合理膳食，国家颁布和实施了一系列政策：中共中央、国务院于2016年10月25日印发并实施的《"健康中国2030"规划纲要》中提出引导合理膳食；2017年6月30日国务院办公厅印发了《国民营养计划（2017～2030年）》（国办发〔2017〕60号），明确了今后一段时期内国民营养工作的指导思想、基本原则、实施策略和重大行动。同时，实施了一系列国家行动和项目：健康中国行动（2019～2030年）中将"合理膳食行动"列为十五大行动之一，提出了居民营养健康知识知晓率等预期性目标，以及食用盐、食用油、添加糖、蔬菜和水果摄入量、食物多样等倡导性目标；全民健康生活方式行动将减盐、减油、减糖作为行动重点。

参 考 文 献

［1］常继乐，王宇. 中国居民营养与健康状况监测2010—2013年综合报告［M］. 北京：北京大学医学出版社，2016.

［2］翟凤英，杨晓光. 2002年中国居民营养与健康状况调查报告之二：膳食与营养素摄入情况［M］. 北京：人民卫生出版社，2006.

［3］国家卫生计生委疾病控制局. 中国居民营养与慢性病状况报告2015［M］. 北京：人民卫生出版社，2016.

［4］苏畅，张兵，王惠君，等. 2015年中国十五省（区、市）18～64岁居民膳食脂肪摄入状况分析［J］. 营养学报，2019，41（02）：118-121.

［5］ZHAO J，SU C，WANG H，et al. Secular trends in energy and macronutrient intakes and distribution among adult females（1991—2015）：Results from the China Health and Nutrition Survey［J］. Nutrients，2018，10（2）：115.

［6］赵丽云，何宇纳. 中国居民营养与健康状况监测报告2010—2013之一膳食与营养素摄入状况.［M］北京：人民卫生出版社，2018.

［7］张伋，姜红如，黄绯绯，等. 2015年中国十五省（区、市）18～59岁居民谷薯类食物摄入量. 营养学报，2018，40（2）：115-121.

［8］王志宏，张兵，王惠君，等. 2015年中国15省（自治区、直辖市）18～59岁居民肉类消费模式现状［J］. 卫生研究，

2019，48（1）：1-8.

［9］杜文雯，贾小芳，姜红如，等. 2015年中国十五省（区、市）18～59岁居民大豆类及其制品摄入状况调查分析［J］. 营养学报，2018，40（1）：17-22.

［10］苏畅，王志宏，贾小芳，等. 2015年中国十五省（区、市）18～59岁居民水产品类食物摄入状况分析［J］. 营养学报，2018，40（01）：23-26.

［11］陈洋，张继国，贾小芳，等. 2015年中国15省（自治区、直辖市）18～65岁居民水果摄入状况［J］. 卫生研究，2018，47（2）：188-193.

［12］HE Y，LI Y，YANG X，et al. The dietary transition and its association with cardiometabolic mortality among Chinese adults，1982—2012: a cross-sectional population-based study［J］. The Lancet Diabetes & Endocrinology，2019，7（7）：540-548.

［13］肖应婷，苏畅，欧阳一非，等. 中国9省（自治区）1991—2011年18～44岁人群蔬菜水果摄入状况及变化趋势［J］. 中华流行病学杂志，2015，36（3）：232-236.

［14］GBD 2016 Alcohol Collaborator. Alcohol use and burden for 195 countries and territories，1990—2016: a systematic analysis for the Global Burden of Disease Study 2016［J］. Lancet，2018，392：1015-1035.

［15］MILLWOOD I Y，WALTERS R G，MEI X W，et al. Conventional and genetic evidence on alcohol and vascular disease aetiology: a prospective study of 500 000 men and women in China［J］. The Lancet，2019，393（10183）：1831-1842.

［16］ZHAO L，SHU X，LI H，et al. Prospective cohort studies of dietary vitamin B_6 intake and risk of cause-specific mortality［J］. Clinical Nutrition，2019，38（3）：1180-1187.

1.3 身体活动

缺乏身体活动已成为心血管疾病的主要风险因素之一。充足的身体活动不仅可以降低过早死亡率，同时也能改善相关风险因素（如高血压和高血脂）并降低心血管疾病风险，包括冠心病、脑卒中等。目前世界卫生组织推荐所有个体均应根据个体情况、逐渐达到推荐的身体活动水平。目前中国居民普遍表现为身体活动不足的特征和趋势。

身体活动（physical activity，PA）是指由于骨骼肌收缩产生的机体能量消耗增加的所有活动[1]，包含频率、强度、类型和时间4个基本要素。其中，强度<3.0 MET的身体活动为低强度，3.0～5.9MET的为中等强度，6.0MET及以上的为高强度。并将清醒状态下、处于坐位或倚靠体位下，强度≤1.5 MET的身体活动定义为静态行为。身体活动量一般以活动强度（代谢当量，MET）与时间（min或h）的乘积表达。每周的活动量一般表达为MET·h/7d或MET·min/7d。

人群水平的身体活动测量通常是以在个体基础上，通过问卷调查的主观方法或运动传感器（如计步器、加速度计等）的客观方法，达到评估群体水平的目的。世界卫生组织推荐成年人应每周达到150min中等强度身体活动，或者75min高强度身体活动，或二者的组合。中国人群锻炼率的常用指标是经常参加锻炼率，即每周参加至少3次、每次至少30min中高强度锻炼者的比例。中小学生身体活动达标率为每天至少进行1h中高强度锻炼者的比例。

1.3.1 流行现况与趋势

1.3.1.1 青少年

2016年与2017年先后进行的中国学龄儿童青少年身体活动和体质健康研究（youth study）采用多阶段整群抽样[2,3]，均覆盖全国各省共计12万～13万余例中小学生。数据显示，2017年34.1%中小学生身体活动达标，较2016年略有升高。小学生和初中生的达标率均有所升高，高中生达标率没有明显改变，见图1-3-1。

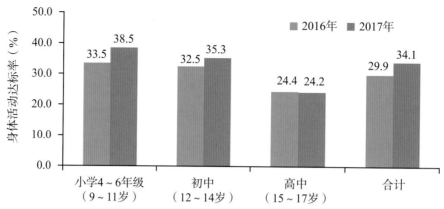

图1-3-1 2016年与2017年中国中小学生身体活动达标率

注：身体活动达标指每天至少进行1h中高强度锻炼

2016年，85.2%中小学生每周参加 ≥2节体育课（按照30～45min体育课算作1节课，60～90min体育课算作2节课），初中生＞小学生＞高中生。其中，各年级均为女生高于男生，城市高于农村，见图1-3-2。同时，31.5%的中小学生每周参加≥5次课外体育训练[4]，城市低于农村，男生略高于女生，见图1-3-3。

2016年，中小学生平时各类屏幕时间（看电视、使用手机或电脑）≥2h的比例分别为8.7%、11.5%、9.0%，而周末则分别升高至23.7%、27.7%、17.5%，男生高于女生。从各类屏幕时间及周末电视时间≥2h的比例看，平时城市学生比例低于农村，周末则高于农村，见图1-3-4。

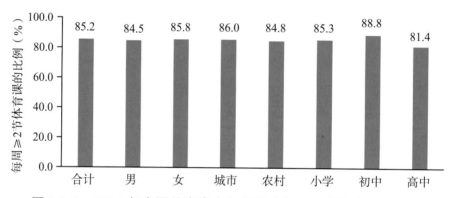

图1-3-2 2016年中国儿童青少年每周参加≥2节体育课的比例

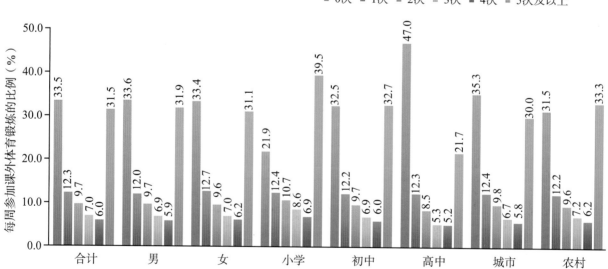

图1-3-3 2016年中国儿童青少年学生每周参加课外体育训练的比例

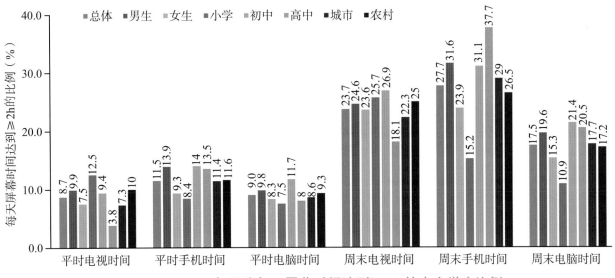

图1-3-4　2016年平均每天屏幕时间达到≥2h的中小学生比例

1.3.1.2　成年人

中国健康与营养调查（CHNS）显示[5]，1991～2009年，中国成年人平均身体活动总量从385.9 MET·h/7d下降到了212.8 MET·h/7d。并预测2020年、2030年将继续下降至200.1 MET·h/7d、188.5 MET·h/7d。并且，男性职业活动量从1991～2011年下降了31%，女性的趋势类似[6]，见图1-3-5。

国民体质监测显示[7]，2014年中国居民经常锻炼率为33.9%。20岁及以上的人群为14.7%，其中，城市（19.5%）高于农村（10.4%），20～39岁人群最低，60～69岁人群最高，见图1-3-6。

CHNS研究显示[5]，中国成年人静态行为时间从1991年的平均每周15.1 h增加至2009年的每周20.0 h，预测2020年、2030年将分别增至每周22.7 h、25.2 h。中国慢性病及危险因素监测结果显示[8]，2013年中国18岁及以上成年人业余静态行为时间由2010年的平均2.7h/d，升高到了2013年的3.3 h/d。城市升高幅度大于农村，男、女性相似，见图1-3-7。

国民体质监测显示[9]，2014年中国20～59岁男性平均肺活量为2857.7～3733.1 ml，女性为2001.0～2471.9 ml。各年龄组均为男性高于女性，男女差值随年龄增长逐渐缩小，见图1-3-8。与2010年相比，2014年＜30岁男性肺活量升高，≥30岁者降低（变化范围－53.0～19.1ml）。女性，除45～49岁

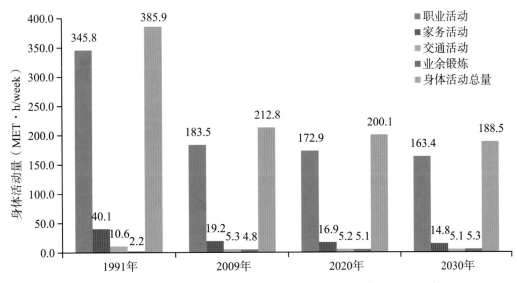

图1-3-5　1991～2030年中国成年人身体活动量变化趋势

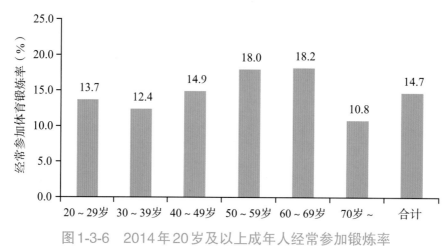

图 1-3-6　2014 年 20 岁及以上成年人经常参加锻炼率

注：经常参加体育锻炼指每周进行不少于 3 次、每次至少 30min 的中高强度锻炼

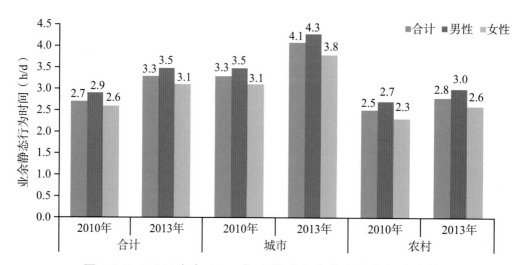

图 1-3-7　2010 年与 2013 年中国成年人业余静态行为比较

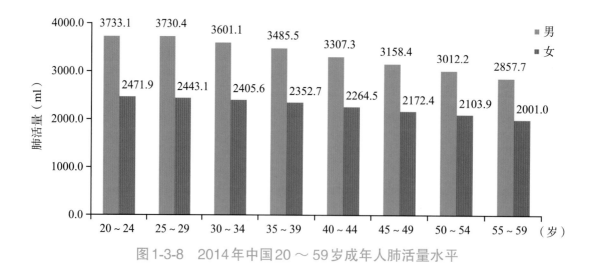

图 1-3-8　2014 年中国 20 ～ 59 岁成年人肺活量水平

年龄组外，各年龄组 2014 年平均肺活量均有所升高（变化范围 -3.0 ～ 50.1ml）。

　　2014 年中国 20 ～ 39 岁男性俯卧撑为 21.1 ～ 27.2 次，女性 1min 仰卧起坐为 17.1 ～ 21.0 次 / 分，见图 1-3-9。同时，与 2010 年相比，2014 年各年龄组男性的平均俯卧撑次数升高（范围为 0.7 ～ 1.0 个），< 30 岁女性的平均 1min 仰卧起坐数减少，≥ 30 岁组升高。

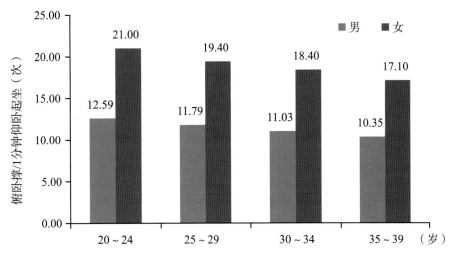

图1-3-9 2014年中国20～39岁成年人俯卧撑/1分钟仰卧起坐

1.3.2 身体活动与心血管健康及死亡风险

1.3.2.1 身体活动对心血管健康的影响

2007～2008年，我国4个省的农村地区建立的中国代谢综合征社区干预研究和中国家庭健康研究（CIMIC）队列中，基线时18岁以上未罹患心血管病和高血压的4.1万余人于2012～2015年的随访结果显示[10]，基线总身体活动量与高血压发病风险呈显著负关联（趋势检验P＜0.001），与活动量最小者（第1个四分位组）相比，第2、3、4分位组身体活动量者的高血压风险分别下降8%、28%和30%，见表1-3-1。

表1-3-1 农村地区人群总身体活动水平与高血压发病的关系

项别	身体活动水平			
	第1分位组	第2分位组	第3分位组	第4分位组
发病例数	1813	1748	1591	1628
随访时间（人年）	58 102	59 116	62 601	61 962
年发病率（%）	3.12	2.96	2.54	2.63
HR（95% CI）	1.00	0.92（0.86～0.99）	0.72（0.67～0.77）	0.70（0.65～0.75）

注：Cox回归分析时调整基线年龄、性别、体重指数、南北方、受教育水平、饮酒、吸烟、空腹血糖、总胆固醇和基线收缩压，以身体活动第1个四分位组为参照组

1996年，建立的台湾地区医学体检队列研究共纳入57万余人，44 828例20～80岁基线空腹血糖受损（血糖5.6～6.9mmol/L）人群2014年随访结果显示[11]，基线的休闲活动与空腹血糖受损者的糖尿病风险显著负关联（趋势检验P＜0.001），与休闲活动量＜3.75 MET·h/7d相比，活动量≥15.0 MET·h/7d者的糖尿病发病风险降低了25%，见表1-3-2。

对两个前瞻性队列（ChinaMUCA研究和中国心血管健康研究）中6348例35～74岁基线无糖尿病成年人平均随访7.9年的分析显示[12]，较高的身体活动水平（PAL）显著降低糖尿病风险。与久坐少动组（PAL 1.00～1.39）相比，活动较少（PAL 1.40～1.59）、活跃（PAL 1.60～1.89）及非常活跃组（PAL＞1.89）糖尿病风险分别降低18%、37%和53%。

表 1-3-2　台湾地区空腹血糖受损者休闲身体活动水平与糖尿病发病的关系

糖尿病发病	休闲身体活动水平			
	极低（$n = 24\,469$）	低（$n = 8450$）	中（$n = 5328$）	高（$n = 6581$）
发病例数	2535	731	542	612
发病率（%）	10.4	8.7	10.2	9.3
HR（95% CI）	1.00	0.88（0.80 ～ 0.98）	0.80（0.71 ～ 0.90）	0.75（0.67 ～ 0.83）

注：Cox回归分析时调整基线年龄、性别、婚姻状态、受教育水平、工作时身体活动量、饮酒、吸烟、睡眠时间、蔬菜摄入量、收缩压、心率和血清总胆固醇水平，以极低休闲身体活动者为参照组；休闲身体活动水平分组切点值分别为 3.75 MET·h/7d、7.5 MET·h/7d 和 15.0 MET·h/7d

2004 ～ 2008 年，在中国10个地区建立的CKB研究队列中，46万余人的基线数据显示[13]，身体活动平均每增加一个标准差（14MET·h/d），与BMI减少0.15kg/m^2、腰围减少0.58cm、体脂百分比减少0.48相关；业余静态行为时间每增加一个标准差（1.5h/d），与BMI增加0.19kg/m^2、腰围增加0.57cm、体脂百分比增加0.44相关。并且，身体活动、业余静态行为与肥胖（BMI ≥ 28 kg/m^2）的相关性存在协同效应。

1.3.2.2　身体活动与死亡风险

CKB队列研究中，48.7万余例基线无心血管病人群平均随访7.5年的结果显示[14]，总身体活动量与心血管病死亡呈显著负关联，与活动量最低组（≤9.1 MET·h/d）相比，最高5分位组（≥33.8 MET·h/d）心血管病死亡风险降低41%（HR = 0.59，95% CI: 0.55 ～ 0.64）。身体活动每增加4 MET·h/d，风险降低12%。增加职业或非职业活动均可降低心血管病死亡风险，见表1-3-3。

表 1-3-3　职业、非职业和总身体活动量与心血管病死亡的关系

基线身体活动量 （MET·h/d）	死亡人数（例）	死亡率 [1/（1000人·年）]	HR （95% CI）
总身体活动量			
≤9.1	3611	3.12	1.00（0.96 ～ 1.04）
9.2 ～ 14.7	1830	2.10	0.75（0.72 ～ 0.79）
14.8 ～ 22.4	1206	1.84	0.67（0.63 ～ 0.71）
22.5 ～ 33.7	1061	1.63	0.60（0.56 ～ 0.64）
≥33.8	729	1.69	0.59（0.55 ～ 0.64）
职业活动量			
0	4164	3.13	1.00（0.95 ～ 1.05）
0.1 ～ 5.9	1276	1.91	0.75（0.70 ～ 0.80）
6.0 ～ 13.8	1260	1.73	0.66（0.62 ～ 0.69）
13.9 ～ 25.7	1054	1.79	0.61（0.58 ～ 0.66）
≥25.8	683	2.20	0.59（0.55 ～ 0.65）
非职业活动量			
0 ～ 3.9	2047	3.30	1.00（0.95 ～ 1.05）
4.0 ～ 6.5	1685	2.39	0.89（0.85 ～ 0.93）

续表

基线身体活动量 （MET·h/d）	死亡人数（例）	死亡率 [1/（1000人·年）]	HR （95% CI）
6.6～8.4	1795	2.28	0.85（0.81～0.89）
8.5～11.6	1485	2.03	0.78（0.74～0.82）
≥11.7	1425	1.92	0.71（0.67～0.75）

注：死亡率为人年率 [1/（1000人·年）]，并调整年龄、性别和地区；Cox分析时按年龄、性别和地区分层，并调整基线经济收入、受教育水平、体重指数、饮酒、吸烟、收缩压、新鲜水果摄入量、久坐不动时间和自我健康状态评价；分析职业或非职业身体活动时，同时调整非职业或职业力身体活动量

　　对其中15万余例基线高血压患者平均随访7.1年的分析显示[2]，与身体活动量最低的四分位组患者相比，最高四分位组患者的缺血性心脏病和脑血管病死亡风险分别下降33%（HR = 0.67，95% CI：0.55～0.83）和35%（HR = 0.65，95% CI：0.57～0.74），见表1-3-4。

表1-3-4　高血压患者总身体活动量与心血管病及总死亡的关系

总身体活动量四分位分组	死亡人数（例）	死亡率 [1/（1000人·年）]	HR（95% CI）
总死亡			
第1分位	3993	15.33	1.00（参照组）
第2分位	2369	8.87	0.80（0.76～0.84）
第3分位	1913	7.06	0.69（0.65～0.73）
第4分位	1431	5.28	0.67（0.62～0.72）
趋势检验P值			＜0.001
缺血性心脏病死亡			
第1分位	694	2.66	1.00（参照组）
第2分位	369	1.38	0.78（0.68～0.88）
第3分位	222	0.82	0.68（0.57～0.80）
第4分位	149	0.55	0.67（0.55～0.83）
趋势检验P值			＜0.001
脑血管病死亡			
第1分位	1152	4.42	1.00（参照组）
第2分位	656	2.46	0.76（0.69～0.84）
第3分位	545	2.01	0.64（0.58～0.72）
第4分位	405	1.49	0.65（0.57～0.74）
趋势检验P值			＜0.001

注：Cox分析时调整年龄、性别、受教育水平、婚姻状态、饮酒、吸烟、红肉、水果、蔬菜的摄入量、体重指数、收缩压、糖尿病、是否绝经（女性）及平均每天静坐时间；分析缺血性心脏病或脑血管病死亡时还分别调整心脏病或脑卒中家族史

　　台湾地区医学体检队列研究中，416 175例≥20岁成年人平均随访8.05年的结果显示[15]，相对于从不锻炼者，每周锻炼92 min或15 min/d者的全因死亡可降低14%，延长期望寿命平均3年。并且在此基础上，每增加锻炼15 min/d，全因死亡可进一步降低4%，见图1-3-10。

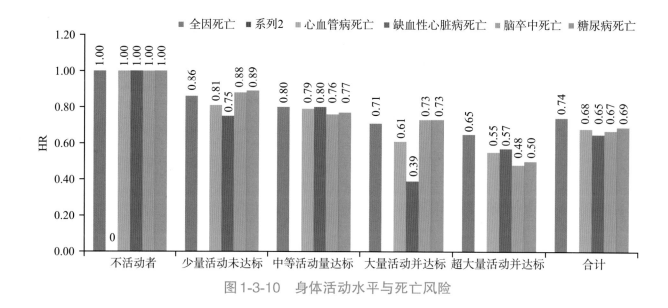

图 1-3-10　身体活动水平与死亡风险

对上海男、女性健康研究12万余例基线年龄为40～74岁成年人的随访（男性平均随访9.2年，女性平均14.7年）资料显示[16]，与不参加休闲活动者相比，参加中等强度休闲活动者的（如太极拳、跳舞、健身步行等）心血管病死亡风险下降14%（HR 0.86, 95% CI: 0.80～0.93）。即使未达到最小推荐量者（每周约7.5 MET·h）心血管病死亡风险也有明显下降，且存在剂量反应关系，见表1-3-5。

表 1-3-5　中等强度休闲身体活动量与心血管病死亡的关系

身体活动量（MET·h/7d）	死亡人数（例）	HR（95% CI）
无	1216	1.00（参照组）
0.1～7.4	249	0.75（0.65～0.86）
7.5～	287	0.85（0.75～0.97）
15.0～	145	0.71（0.60～0.85）
22.5～	134	0.68（0.57～0.82）
≥37.5	99	0.79（0.64～0.97）
趋势检验 P 值	—	＜0.001

注：Cox分析时剔除基线已罹患冠心病、脑卒中、癌症和随访时间＜3年的研究对象，并调整基线年龄、性别、受教育水平、家庭收入、婚姻状态、饮酒、吸烟、糖尿病、高血压、呼吸系统疾病、慢性肝炎和非休闲身体活动量

1.3.3　经济负担

全球疾病负担研究显示[17]，2013年中国居民由于身体活动不足导致的医疗花费近48.6亿美元，占全球的10%，其中间接花费17.8亿美元，直接花费30.8亿美元。其中家庭支出33.90%，政府支出55.80%，第三方支出10.30%。

中国慢性病及危险因素监测（2007）及中国卫生服务调查（2003）的数据综合分析显示[18]，2007年中国居民患冠心病、脑卒中、高血压、癌症和2型糖尿病的直接归因于身体活动不足（未达到WHO推荐）的比例分别为12.3%、15.7%、8.5%、11.3%和13.5%。同时，缺乏身体活动造成的超重或肥胖还可进一步重这种风险。缺乏身体活动造成2007年的经济负担为67亿美元，占当年主要慢性病全部经济支出的15.2%，直接医疗经济负担支出占年度中国主要非传染性疾病总直接经济负担超过了15%，见表1-3-6。

表 1-3-6 2007年中国主要慢性病的直接和间接经济负担[18]（×10亿美元）

疾病	疾病总经济负担			缺乏身体活动造成的经济负担		
	直接经济负担	间接经济负担	合计	直接经济负担	间接经济负担	合计
冠心病	4.0	4.4	8.4	0.6	0.6	1.2
脑卒中	5.7	4.8	10.6	1.1	0.9	2.0
高血压	5.6	3.5	9.1	0.8	0.5	1.3
癌症	4.2	8.5	12.7	0.5	1.0	1.6
2型糖尿病	2.6	0.9	3.5	0.5	0.2	0.7
小计	22.1	22.1	44.2	3.5	3.3	6.7
所有慢性病	70.8	54.5	125.3			
所有疾病	96.2	79.1	175.3			

注：2007年1美元＝0.13元。2003年和2007年间的累积通货膨胀系数为12.4%（依据世界银行的消费价格指数报告）

1.3.4 预防身体活动不足的政策与策略

中国首部《体育法》于1995年获得通过，同年国务院颁布了《全民健身计划纲要》，此后中国政府相继出台了一系列体育法规和规章。2007年中国发起了"全民健康生活方式行动"，倡导"健康一二一"即每日一万步，吃动两平衡，健康一辈子。2017年中国政府提出了"健康中国"的国家发展战略，制定印发了《健康中国行动（2019～2030年）》。另外，我国政府于1951年发出的《关于推行广播体操活动的通知》，使广播体操成为普及国民体育的一个重要步骤。中小学校实行9年制义务教育，并明确要求开设体育课、校内课外活动，保障中小学生校内体育活动每天至少1h。健康中国行动的"中小学健康促进行动"进一步明确和细化了要求。

目前，常规开展的全国性身体活动相关监测主要包括国民体质监测、中国学生体质与健康调研、中国居民营养及健康状况监测、中国成人慢性病及危险因素监测等。国家体育总局主导开展的国民体质监测始于2000年，监测内容包括锻炼、健身等身体活动参与情况及身体形态、素质、功能相关指标，以5年为一周期，相继于2000年、2005年、2010年、2014在全国31个省、市、自治区完成了监测任务。由教育部门主导开展的中国学生体质与健康调研，最早起源于20世纪初，每5年1次，监测指标包括学生身体活动体育课和锻炼等的参与情况及身体形态、素质、功能相关指标。卫生系统主导开展的中国居民营养及健康状况调查和中国成年人慢性病及危险因素监测，分别始于1959年和2004年，每3～5年开展1次调查，身体活动的监测信息主要包括身体活动的参与情况。国家卫生健康委员会以近年来具有良好代表性的全国调查和监测数据为主，综合发布了《中国居民营养与慢性病状况报告（2015年）》，其中中国20～69岁居民经常锻炼率是根据2013年国民体质监测的20～69岁人群体育健身活动和体质状况抽样调查结果。

参 考 文 献

［1］CASPERSON C J，POWELL K E，CHRISTENSON GM. Physical activity，exercise，and physical fitness：definitions and distinctions for health-related research［J］. Public health reports，1985，100（2）：126-131.

［2］FAN X，CAO Z B. Physical activity among Chinese school-aged children：National prevalence estimates from the 2016 Physical Activity and Fitness in China-The Youth Study［J］. Journal of sport and health science，2017，6（4）：388-394.

［3］ZHU Z，TANG Y，ZHUANG J，et al. Physical activity，screen viewing time，and overweight/obesity among Chinese children and adolescents：an update from the 2017 physical activity and fitness in China-the youth study［J］. BMC public health，2019，19（1）：197.

［4］陈佩杰. 中国儿童青少年体育健身发展报告（2016）［M］. 北京：科学出版社，2016.

［5］NG S W，POPKIN B M. Time use and physical activity：a shift away from movement across the globe. Obesity reviews：an official journal of the International Association for the Study of Obesity［J］. Obesity Reviews，2012，13（8）：659-680.

［6］NG S W，HOWARD A G，WANG H J，et al. The physical activity transition among adults in China：1991—2011. Obesity reviews：an official journal of the International Association for the Study of Obesity. Obesity Reviews，2014，15 Suppl 1：27-36.

［7］国家体育总局. 2014年全民健身活动状况调查公报2015［EB/OL］［2020-2-1］. http：//www.sport.gov.cn.

［8］中国疾病预防控制中心，中国疾病预防控制中心慢性非传染性疾病预防控制中心. 中国慢性病及其危险因素监测报告2013［M］. 北京：军事医学出版社，2016.

［9］国家体育总局. 2014年国民体质监测报告［M］. 北京：人民体育出版社，2017.

［10］巩欣媛，杨学礼，黄建萍，等. 中国农村地区成年人体力活动与高血压发病的关系［J］. 中华预防医学杂志，2018，52（6）：615-621.

［11］LAO X Q，DENG H B，LIU X，et al. Increased leisure-time physical activity associated with lower onset of diabetes in 44 828 adults with impaired fasting glucose：a population-based prospective cohort study［J］. British journal of sports medicine，2019，53（14）：895-900.

［12］FAN S，CHEN J，HUNG J，et al. Physical activity level and incident type 2 diabetes among Chinese adults［J］. Medicine and science in sports and exercise，2015，47（4）：751-756.

［13］DU H，BENNETT D，LI L，et al. Physical activity and sedentary leisure time and their associations with BMI，waist circumference，and percentage body fat in 0.5 million adults：the China Kadoorie Biobank study［J］. The American journal of clinical nutrition，2013，97（3）：487-496.

［14］BENNET D A，DU H，CLARKE R，et al. Association of physical activity with risk of major cardiovascular diseases in chinese men and women［J］. JAMA cardiology，2017，2（12）：1349-1358.

［15］WEN C P，WAI J P，TASI M K，et al. Minimum amount of physical activity for reduced mortality and extended life expectancy：a prospective cohort study［J］. Lancet，2011，378（9798）：1244-1253.

［16］LIU Y，WEN W，Gao Y T，et al. Level of moderate-intensity leisure-time physical activity and reduced mortality in middle-aged and elderly Chinese［J］. Journal of epidemiology and community health，2018，72（1）：13-20.

［17］DING D，LAWSON K D，KOLBE-ALEXANDER T L，et al. The economic burden of physical inactivity：a global analysis of major non-communicable diseases［J］. Lancet，2016，388（10051）：1311-1324.

［18］ZHANG J，CHAABAN J. The economic cost of physical inactivity in China［J］. Preventive medicine，2013，56（1）：75-78.

1.4　超重与肥胖

1.4.1　超重与肥胖判定标准

超重与肥胖是由多因素引起的慢性代谢性疾病。通常采用 Z 评分、体重指数（BMI）和腰围来判定。

1.4.1.1　Z 评分

根据 0～5 岁儿童的月龄、性别、身高（长）和体重数据，5 岁以下儿童采用 2006 年 WHO 的生长发育标准，2＜身高别体重 Z 评分（WHZ）≤3 为超重，WHZ＞3 为肥胖。5 岁儿童采用 2007 年 WHO 的生长发育参考值，1＜BMI Z 评分≤2 为超重，BMI Z 评分＞2 为肥胖。

1.4.1.2　体质指数

6～17 岁不同年龄、不同性别的学龄儿童青少年超重与肥胖判定标准采用《学龄儿童青少年超重与肥胖筛查》中超重与肥胖筛查的 BMI 界值进行判断[1]。

18岁及以上成年人超重肥胖判定标准采用中华人民共和国卫生行业标准《成人体重判定》[2]，24 kg/m² ≤ BMI < 28 kg/m²为超重，BMI ≥ 28 kg/m²为肥胖[2]。

1.4.1.3　腰围

腰围（WC）是反映腹部脂肪或内脏脂肪的指标，常用来判定向心性肥胖。《7～18岁儿童青少年高腰围筛查标准》中以不同性别儿童青少年年龄别腰围第75百分位数和第90百分位数作为儿童青少年正常腰围高值和高腰围界值点[1]，P_{75} ≤ WC < P_{90}为正常腰围高值，≥ P_{90}为高腰围。中国18岁及以上成年人向心性肥胖判定标准采用中华人民共和国卫生行业标准《成人体重判定》，向心性肥胖前期：85cm ≤ 男性腰围 < 90cm，80cm ≤ 女性腰围 < 85cm；向心性肥胖：男性腰围 ≥ 90cm，女性腰围 ≥ 85cm[2]。

1.4.2　超重与肥胖流行特征

1.4.2.1　儿童超重与肥胖流行特征

2010～2013年中国居民营养与健康状况监测显示，2013年中国6岁以下儿童（32 861人）超重率和肥胖率分别为8.4%和3.1%。城市儿童肥胖率高于农村，男童超重率、肥胖率均高于女童。与2002年相比，中国6岁以下儿童超重率和肥胖率分别增加了1.9%和0.4%[3]，见图1-4-1。

1985～2014年全国共进行过6次中国学生体质与健康抽样调查，调查对象为7～18岁在校青少年，每次调查的样本量均超过20万。调查结果显示，2014年中国7～18岁学生的超重及肥胖总检出率为19.4%。不同性别、城乡及不同年龄段之间均存在明显差异（图1-4-2），其中肥胖检出率高发区主要集中在华北、华东、东北，而肥胖检出率相对较低的集中在青藏高原、西南、华南地区。青少年的超重、肥胖也呈明显增加趋势，2014年超重率和肥胖率分别是1985年的11倍和57倍[4,5]，见图1-4-3。

据2010～2012年中国居民营养与健康状况监测显示，我国6～17岁儿童青少年超重和肥胖率分别为9.6%和6.4%，不同性别、城乡和年龄段儿童青少年超重肥胖率存在差异（图1-4-4）。与2002年相比，中国7～17岁儿童青少年超重率和肥胖率分别上升5.1和4.1个百分点，其中农村超重率和肥胖率的增幅均高于城市[3]（图1-4-5，图1-4-6）。

2013年为修订《国家学生体质健康标准》，采用分层随机整群抽样调查了12万余例7～18岁的学生，结果表明中国儿童青少年超重率为12.2%，肥胖率为7.1%，不同性别、城乡和民族儿童青少年超重肥胖流行情况存在差异，不同地区间也存在明显差异（表1-4-1）[6]。

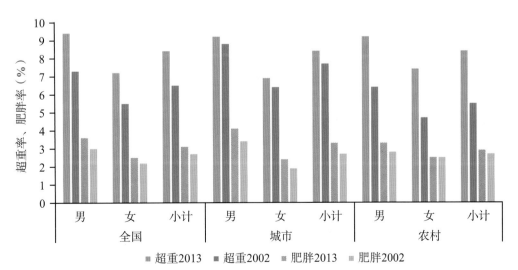

图1-4-1　2013年和2002年中国城乡6岁以下儿童超重率、肥胖率情况

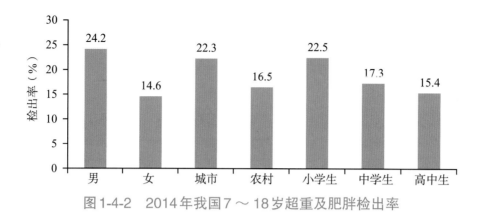

图1-4-2　2014年我国7～18岁超重及肥胖检出率

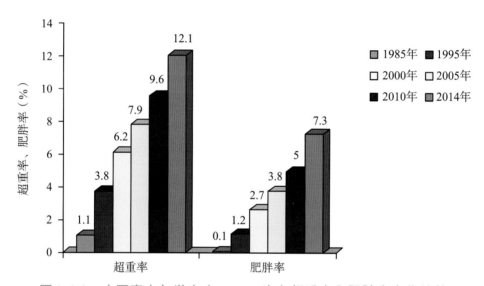

图1-4-3　中国青少年学生（7～18岁）超重率和肥胖率变化趋势

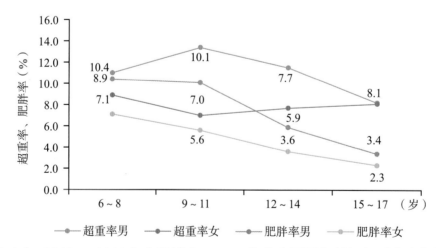

图1-4-4　2010～2012年中国城乡6～17岁儿童不同年龄组超重率和肥胖率

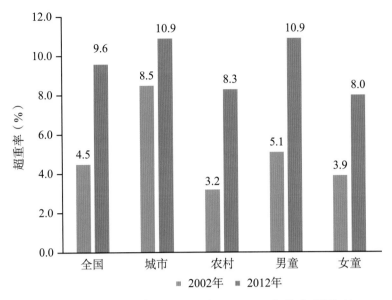

图 1-4-5　2002 年和 2012 年 7～17 岁儿童超重率

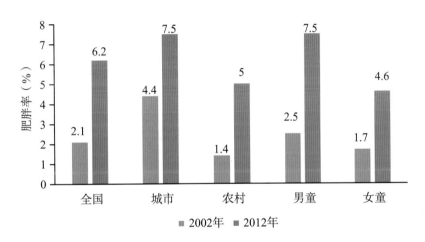

图 1-4-6　2002 年和 2012 年 7～17 岁儿童肥胖率

表 1-4-1　2013 年中国儿童青少年超重率和肥胖率（%）

分项	超重率	肥胖率
性别		
男性	14.6	9.1
女性	9.8	5.2
城乡		
城镇	14.5	9.4
乡村	9.6	4.6
民族		
汉族	12.7	7.5
少数民族	9.5	5.2
总计	12.3	7.1

1.4.2.2　18岁及以上居民超重与肥胖流行特征

《中国居民营养与健康状况监测（2010～2013）年综合报告》显示，2012年我国18岁及以上成年居民超重率达到30.1%，肥胖率达到11.9%。不同性别、城乡和年龄段成年居民超重肥胖流行情况存在差异。与2002年比，我国成年人超重率和肥胖率增幅分别为32.0%和67.6%，其中农村增幅高于城市（图1-4-7，图1-4-8）[7]。

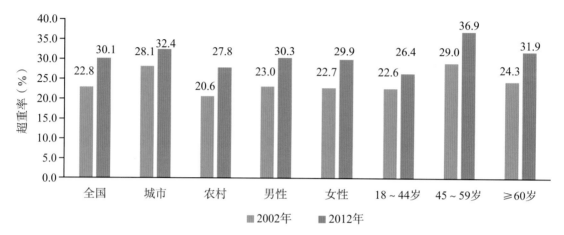

图1-4-7　2002年和2012年中国18岁及以上居民超重率

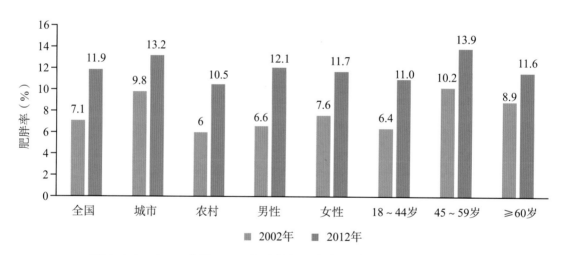

图1-4-8　2002年和2012年中国18岁及以上居民肥胖率（%）

中国健康与营养调查（CNHS）显示，1991～2011年的20年，肥胖增长速度在不同人群呈不同趋势，年轻人、农村居民、西北省份，以及低社会经济水平的居民肥胖的增长速度更快[8]。

2012～2015年，全国31个省、市、自治区441 306例18岁及以上人群中开展的中国高血压抽样调查显示，中国成年居民腹型肥胖（男性腰围≥90 cm，女性腰围≥85 cm）患病率为29.1%，男性为28.6%，女性为29.6%，估计全国有2.778亿人群有向心性肥胖。向心性肥胖患病率存在地区差异，北方高于南方，西部高于东部；不同人群也存在差异[9]。

1.4.3　超重肥胖知晓率和采取控制措施情况

2010年中国慢性病及其危险因素监测描述了我国18岁及以上成年人体重知晓情况，有31.0%的人自报体重与实测体重一致。其中城乡、不同地区、不同性别及年龄人群均存在差异[6]（表1-4-2）[10]。

表 1-4-2　中国 18 岁及以上成年人自报体重与实测体重一致性分布情况

分项	自报体重知晓率（%）	准确体重知晓率 *（%）
性别		
男	49.3	31.0
女	46.1	31.1
年龄（岁）		
18 ～ 34	55.7	37.9
35 ～ 44	49.7	32.5
45 ～ 59	44.9	28.3
≥ 60	32.2	18.9
文化程度		
小学及以下	31.0	19.0
初中	51.0	32.9
高中	63.8	43.1
大学及以上	73.2	51.6
城乡		
城市	61.4	39.5
农村	41.5	27.3
地区		
东部城市	70.3	44.9
东部农村	49.7	32.1
中部城市	57.9	37.6
中部农村	41.2	27.4
西部城市	46.1	30.1
西部农村	32.2	21.4

注：* 自报体重和实测体重差值绝对值＜ 2kg 者所占比例

　　2013 年，中国慢性病及其危险因素监测数据显示，我国 18 岁及以上超重肥胖患者体重知晓率、准确知晓率分别为 60.8% 和 38.2%，均为男性高于女性，汉族高于其他民族[11]。（表 1-4-3）。有 74.7%（95% CI：73.3% ～ 76.1%）超重肥胖成年人低估自我体重水平，其中轻度低估率为 60.7%（59.6% ～ 61.7%），严重低估率为 14.0%（13.1% ～ 14.9%）。较高年龄、低文化程度、低收入水平、农村地区和肥胖是低估和严重低估体重水平的影响因素[12]。

表 1-4-3　2013 年我国 18 岁及以上超重肥胖患者体重知晓情况

分项	自报体重知晓率（%）	准确体重知晓率（%）
性别		
男	65.3	45.6
女	55.9	14.7
年龄（岁）		
18 ～	64.8	40.9
45 ～	60.2	37.7
60 ～	49.4	30.5

分项	自报体重知晓率（%）	准确体重知晓率（%）
文化程度		
小学及以下	46.9	28.8
初中	64.5	39.9
高中	71.3	46.0
大学及以上	81.3	53.9
城乡		
城市	68.3	44.3
农村	53.8	32.5
地区		
东部	64.8	41.8
中部	60.4	36.6
西部	54.0	33.7
民族		
汉族	61.9	39.1
其他	47.6	26.5
BMI分组		
超重	60.6	39.3
肥胖	61.1	35.7

注：轻度低估是指低估到下一级，即超重者自评体重水平为正常；肥胖者自评体重水平为超重。严重低估是指低估到下两级或三级，即超重者自评体重为偏瘦；肥胖者自评体重为正常或偏瘦

2013年，对87 545例中国18岁及以上超重肥胖患者采取体重控制措施情况及影响因素分析显示（表1-4-4），采取体重控制措施率为16.3%，男性高于女性，汉族高于其他民族，城市高于农村。采取体重控制措施率随年龄降低、文化程度升高、收入水平增加而升高[13]。

表1-4-4　2013年我国18岁及以上超重肥胖患者采取体重控制措施的情况

分项	采取体重控制措施率（%）	采取各种控制措施的构成比（%）			
		饮食	运动	药物	饮食＋运动
合计	16.3	40.9	22.8	1.3	31.5
性别					
男	17.1	38.0	26.2	0.8	32.3
女	15.3	44.4	18.7	2.0	30.4
年龄（岁）					
18～	20.0	42.3	22.2	1.5	30.0
45～	13.4	38.6	23.5	1.2	34.1
60～	9.7	37.3	24.5	0.7	34.6
民族					
汉族	16.7	40.3	23.1	1.3	31.8
其他	11.4	51.2	16.5	1.6	24.7
文化程度					

续表

分项	采取体重控制措施率（%）	采取各种控制措施的构成比（%）			
		饮食	运动	药物	饮食＋运动
小学及以下	7.5	49.0	21.6	1.7	23.4
初中	15.3	44.4	21.6	1.9	28.3
高中	24.1	36.8	21.6	1.0	37.4
大学及以上	39.9	36.3	26.7	0.6	35.8
城乡					
城市	22.5	50.0	23.7	1.0	35.7
农村	10.4	39.2	21.1	2.0	22.9
BMI分组					
超重	13.6	43.2	25.5	1.0	31.0
肥胖	22.5	35.7	19.1	2.0	32.2

1.4.4　超重肥胖的心血管病风险

2006～2007年，94 294例在职及离退休职工参加开滦健康体检的回顾性队列研究表明，与非超重组（＜24kg/m²）相比，BMI超重组（24 kg/m² ≤ BMI ＜ 28 kg/m²）和肥胖组（≥28 kg/m²）发生心脑血管事件的HR值（95% CI）分别为1.19（1.12～1.28）、1.36（1.26～1.47）；随着BMI增加，心肌梗死、脑卒中、缺血性脑卒中、出血性脑卒中的发生风险也呈增加趋势[14]（表1-4-5）。

表1-4-5　不同BMI分组对心脑血管事件影响的Cox比例风险模型

BMI （kg/m²）	例数	HR（95% CI）				
		心脑血管事件	心肌梗死	脑卒中	缺血性脑卒中	出血性脑卒中
＜24	37 463	1.00	1.00	1.00	1.00	1.00
24～＜28	39 413	1.19（1.12～1.28）	1.13（0.99～1.30）	1.22（1.13～1.32）	1.32（1.21～1.43）	0.91（0.77～1.08）
≥28	17 418	1.36（1.26～1.47）	1.44（1.21～1.64）	1.33（1.21～1.45）	1.38（1.25～1.53）	1.14（0.94～1.38）

注：Cox比例风险模型分别以心脑血管事件、心肌梗死、脑卒中、缺血性脑卒中、出血性脑卒中作为因变量，不同BMI分组为自变量，以BMI＜24 kg/m²为对照组，校正年龄、性别、吸烟、饮酒、体育锻炼、教育、总胆固醇、腰臀比、心率、糖尿病、高血压、服用降脂药

中国目前最大规模的自然人群队列，对2004～2008年纳入的461 211例30～79岁成年人开展BMI与心血管病和糖尿病等的前瞻性队列研究，随访至2013年12月31日。研究结果表明，BMI与主要冠心病事件（缺血性心脏病死亡和非致死性心肌梗死）、缺血性心脏病发病和缺血性脑卒中均有关联；低体重（＜18.5 kg/m²）增加了主要冠心病事件和缺血性心脏病的风险，超重（24 kg/m² ≤ BMI ＜ 28.0 kg/m²）和肥胖（≥28.0 kg/m²）增加了缺血性心脏病和缺血性脑卒中的风险。保持正常的BMI（18.5 kg/m² ≤ BMI ＜ 24.0 kg/m²）可预防5.8%（95% CI：2.1～9.4）的主要冠心病事件、7.8%（95% CI：6.2～9.3）的缺血性心脏病和4.5%（95% CI：2.8～6.1）的缺血性脑卒中（表1-4-6）[15]。正常BMI是2型糖尿病低风险的独立影响因素，保持正常的BMI可预防34.4%（95% CI：31.9～36.8）的2型糖尿病；相对于BMI＜24 kg/m²的人群，36.0%（95% CI：33.5～38.4）的2型糖尿病归因于超重/肥胖（表1-4-7）[16]。

表1-4-6　461 211例研究对象中主要冠状动脉事件、缺血性心脏病、缺血性脑卒中发病病例BMI的HR（95% CI）

BMI（kg/m²）	例数	例数/PY（/1000）	HR（95% CI）	P_{trend}
主要冠状动脉事件（3331例）				
＜18.5	284	2.0	1.43（1.26～1.64）	＜0.001
18.5～	1642	0.9	1.00	
24.0～	1039	1.0	1.00（0.92～1.09）	
28.0～	366	1.1	1.03（0.91～1.18）	
缺血性心脏病（21 857例）				
＜18.5	1203	8.5	1.16（1.09～1.23）	＜0.001
18.5～	10 010	5.7	1.00	
24.0～	7547	7.2	1.10（1.06～1.14）	
28.0～	3097	9.8	1.28（1.22～1.34）	
缺血性脑卒中（19 348例）				
＜18.5	786	5.5	0.94（0.88～1.02）	＜0.001
18.5～	8756	5.0	1.00	
24.0～	7136	6.7	1.09（1.05～1.13）	
28.0～	2670	8.4	1.14（1.09～1.20）	

注：Cox比例风险模型以主要冠心病事件/缺血性心脏病/缺血性脑卒中为因变量，不同BMI分组为自变量，以18.5 kg/m²≤BMI＜24 kg/m²为对照组。主要冠心病事件/缺血性心脏病校正了年龄、性别、教育程度、婚姻状况、糖尿病家族史、基线高血压患病、吸烟、饮酒、身体活动、饮食习惯和腰臀比。缺血性脑卒中校正了年龄、性别、教育程度、婚姻状况、脑卒中家族史、基线高血压患病、吸烟、饮酒、身体活动、饮食习惯和腰臀比

表1-4-7　461 211例研究对象中8784例2型糖尿病发病病例BMI的HR（95% CI）

BMI（kg/m²）	例数	PY（%）	HR（95% CI）	P_{trend}
＜18.5	230	4.4	0.96（0.84～1.10）	＜0.001
18.5～	2872	53.6	1.00	
24.0～	3748	32.4	1.79（1.70～1.89）	
28.0～	1934	9.7	3.04（2.84～3.25）	

注：Cox比例风险模型以糖尿病为因变量，不同BMI分组为自变量，以18.5kg/m²≤BMI＜24 kg/m²为对照组，校正年龄、性别、教育程度、婚姻状况、糖尿病家族史、吸烟、饮酒、身体活动、蔬菜水果摄入、红肉和谷物摄入、腰臀比

在中国慢性病前瞻性研究（CKB）项目中，对2004～2008年纳入的研究人群（512 891人）平均随访9.1年的结果显示，调整了多种混杂因素和BMI后，与非向心性肥胖者（男性＜85.0 cm，女性＜80.0 cm）相比，向心性肥胖前期者（男性85.0～89.9 cm，女性80.0～84.9 cm）发生缺血性心脏病、急性冠心病事件和死于缺血性心脏病的风险增加，向心性肥胖者（男性≥90 cm，女性≥85 cm）对应的风险效应值（HR）更高（表1-4-8）[17]。

表 1-4-8　CKB人群向心性肥胖与心脏病发病和死亡风险关联分析（ $n=428\,595$ ）

类别	非向心性肥胖	向心性肥胖前期	向心性肥胖	线性趋势每增加1s（9.5cm）
发生缺血性心脏病				
随访人年数	2 302 888	666 746	834 003	3 803 637
发生人数	12 798	5074	9028	26 900
粗发病率（1/1000）	5.56	7.61	10.82	7.07
HR	1.00	1.13（1.09～1.17）	1.29（1.24～1.34）	1.16（1.14～1.19）
发生急性冠心病事件				
随访人年数	2 345 601	683 430	864 064	3 893 095
发生人数	2230	771	1319	4320
粗发病率（1/1000）	0.95	1.13	1.53	1.11
HR	1.00	1.15（1.05～1.26）	1.30（1.17～1.44）	1.21（1.15～1.29）
死于缺血性心脏病				
随访人年数	2 347 811	684 334	865 627	3 897 772
发生人数	1495	467	825	2787
粗发病率	0.64	0.68	0.95	0.72
HR	1.00	1.11（0.98～1.24）	1.32（1.16～1.51）	1.26（1.17～1.35）

注：表中各模型后报告的为HR值（95% CI）；调整年龄（岁）、性别（男、女）、文化程度［未正规上过小学、小学、初中、高中（包括中专/技校）、大专、大学（包括研究生）］、婚姻状态（已婚、分居/离婚、丧偶、从未结婚）、吸烟（从不、偶尔吸烟者、曾经吸烟者、当前吸烟者及因病戒烟者：吸烟量为1～、15～、＞25支/日）、饮酒（非每周饮酒者、曾经每周饮酒者、非每日饮酒者、每日饮酒者：酒精量＜15、15～、30～、≥60 g/d）、肉类及其制品、新鲜蔬菜和水果的摄入频率（每天都吃、每周吃4～6d、每周吃1～3 d、每月吃数次、不吃、极少吃）、体力活动（MET·h/d），以及IHD家族史（有、无）、BMI（kg/m²），线性趋势均具有统计学意义（均 $P<0.01$ ）

1.4.5　疾病负担

全球疾病负担（Global Burden of Disease）2017研究结果指出，2017年全国归因于高BMI（20～24.9 kg/m²）的心血管病死亡人数为59.0万，归因于高BMI的心血管病年龄标化死亡率为31.5/10万，13.5%的心血管病死亡归因于高BMI[18]。

1.4.6　费用

中国健康与养老追踪调查（china health and retirement longitudinal study，CHARLS）研究显示，超重者和肥胖者的自付费用（2613.60元/年和2768.49元/年）高于正常体重者（1804.45元/年）；超重者和肥胖者分别比正常体重者多21.35%和49.43%的可能产生自付医疗费用；已产生的自付医疗费用中，超重者和肥胖者分别比正常体重者高10.34%和13.37%；2013年，中老年人归因于超重和肥胖自付医疗费用的比例分别为6.13%和5.18%[19,20]（表1-4-9）。

表 1-4-9　不同BMI人群年总直接医疗支出、住院支出、门诊支出及自付支出（元）

BMI（kg/m²）	年总直接医疗支出	年住院支出	年门诊支出	年自付支出
＜18.5	1849.16（1846.86，1851.46）	745.18（743.25，746.95）	265.46（264.59，266.41）	838.52（837.58，839.38）
18.5～	1886.00（1884.67，1887.38）	835.92（834.84，837.09）	302.41（301.94，302.87）	747.67（747.34，748.04）

续表

BMI（kg/m²）	年总直接医疗支出	年住院支出	年门诊支出	年自付支出
24.0 ~	2246.43 （2244.39，2248.48）	944.65 （943.07，946.18）	273.03 （272.51，273.52）	1028.75 （1028.22，1029.32）
28.0 ~	2050.68 （2048.83，2052.64）	587.68 （586.65，588.73）	302.70 （301.50，303.91）	1160.31 （1159.58，1160.98）

　　利用2010年中国慢性病及其危险因素监测报告和2008年国家第四次卫生服务调查报告的数据分析显示，2010年我国超重和肥胖造成的直接经济负担为907.68亿元人民币，占5种主要慢性病直接经济负担的42.9%，占2010年卫生总费用的4.5%[21]。远远高于2003年中国超重和肥胖所造成直接经济负担（利用2002年中国居民营养与健康状况调查数据分析）[22]，见表1-4-10。

表1-4-10　2003年和2010年我国归因于超重和肥胖主要慢性病的经济负担（亿元人民币）

疾病	2003年			2010年		
	超重	肥胖	合计	超重	肥胖	合计
高血压	45.4	44.3	89.7（37.4）	243.71	280.44	524.15（62.8）
糖尿病	15.2	10.3	25.5（34.2）	73.23	65.54	138.77（55.9）
冠心病	13.3	9.3	22.6（11.3）	26.99	24.06	51.05（17.4）
脑卒中	56.5	16.8	73.3（23.3）	—	—	—
脑血管病	—	—	—	113.57	49.69	163.25（34.5）
癌症	—	—	—	15.36	15.10	30.47（11.5）
合计	130.4	80.7	211.1（25.5）	472.87	438.81	907.68（42.9）

注：括号内数据归因于超重和肥胖的经济负担所占比例（%）

1.4.7　遗传和家族史

　　遗传因素是肥胖的主要原因之一，可占肥胖影响因素的40% ~ 70%，有研究表明遗传因素可解释21%的BMI变异程度。由单基因突变引起的极重度肥胖在人群中比例极低，而占绝大比例的单纯性肥胖则为多基因作用模式。随着全基因组关联研究的应用和发展，包括FTO基因在内的多个肥胖相关基因位点被识别。

　　一项研究中发现，rs9939609这个位点的风险等位基因A在中国人群中和BMI强相关，其中AA型、AT型导致肥胖的风险是TT型的2.60倍和1.32倍。rs9939609位点上的风险等位基因A每增加一个，BMI增加0.37kg/m²。rs9939609-A在中国人群中的携带频率低于欧洲人群[23]。

　　中国农村汉族人群肥胖遗传易感性与PYY基因rs2880412和rs2880416位点基因多态性存在关联，肥胖的发病危险随着位点和等位基因突变个数的增加呈增加趋势（P均<0.05），且突变数量分别为3和4时能够增加肥胖易感风险，OR（95% CI）分别为2.01（1.03 ~ 3.94）和4.00（1.44 ~ 11.08），对应等位基因C、G可能是肥胖发生的易感等位基因[24]。

　　研究显示，基因与环境因素对肥胖的影响存在交互作用。在一项对中国学龄儿童的研究中，不常吃蛋白类食物、不经常吃果蔬、经常静态生活方式和不经常参加业余体育活动均可增加FTO或MC4R基因与肥胖的关系。这提示，对于肥胖遗传易感性的高危人群，更应保持良好的生活行为习惯[25]。

　　肥胖基因的分布存在种族和民族等差异。一项基于中国在20世纪60年代初出生人群的肥胖基因的研究表明，其肥胖基因位点不存在性别差异；rs11030104（$\chi^2 = 16.185$，$P < 0.001$）和rs6265（$\chi^2 = 12.962$，

P < 0.001）在少数民族中的频率均高于汉族；不同种族间的风险等位基因频率存在差异[26]。

参 考 文 献

［1］中华人民共和国国家卫生和计划生育委员会. 学龄儿童青少年超重与肥胖筛查. WS/T 586—2018［S］. 北京：中国标准出版社，2018.

［2］中华人民共和国国家卫生部. 成人体重判定：WS/T 428—2013［S］. 北京：中国标准出版社，2013.

［3］国家卫生计生委疾病预防控制局. 中国居民营养与健康状况报告2015年［M］. 北京：人民卫生出版社，2016.

［4］马军，蔡赐河，王海俊，等. 1985—2010年中国学生超重与肥胖流行趋势［J］. 中华预防医学杂志，2012，46（9）：776-780.

［5］王烁，董彦会，王政和，等. 1985—2014年中国7～18岁学生超重与肥胖流行趋势［J］. 中华预防医学杂志，2017，51（4）：300-305.

［6］陈贻珊，张一民，孔振兴，等. 我国儿童青少年超重、肥胖流行现状调查［J］. 中华疾病控制杂志，2017，21（9）：866-869，878.

［7］常继乐，王宇. 中国居民营养与健康状况监测（2010—2013年）综合报告［M］. 北京：北京大学医学出版社，2016.

［8］NIE P，DING L，SOUSA-POZA A，et al. Obesity inequality and the changing shape of the bodyweight distribution in China［J］. China economic review，2019，101348.

［9］ZHANG L，WANG Z，WANG X，et al. prevalence of abdominal obesity in China：results from a cross-sectional study of nearly half a million participants［J］. Obesity，2019，27（11）：1898-1905.

［10］姜勇，张梅，李镒冲，等. 2010年我国成人体重自测及体重知晓情况分析［J］. 中国健康教育，2013，29（6）：485-488.

［11］夏云婷，徐婷玲，王丽敏，等. 2013年中国18岁及以上超重肥胖患者体重知晓情况分析［J］. 中国健康教育，2019，35（1）：485-488.

［12］夏云婷，吴延莉，王丽敏，等. 2013年中国超重肥胖成人体重水平低估情况［J］. 中华疾病控制杂志，2019，23（8）：938-944.

［13］夏云婷，闫慧敏，王丽敏，等. 2013年中国18岁及以上超重肥胖患者采取体重控制措施情况及影响因素分析［J］. 中华流行病学杂志，2019，40（6）：621-626.

［14］陈泽凯，黄剑焕，袁金环，等. 体质量指数联合血压对心脑血管事件的影响［J］. 中华高血压杂志，2019，27（03）：242-250.

［15］LV J，YU C，GUO Y，et al. Adherence to healthy lifestyle and cardiovascular diseases in the Chinese Population［J］. J Am Coll Cardiol，2017，69（9）：1116-1125.

［16］LV J，YU C，GUO Y，et al. Adherence to a healthy lifestyle and the risk of type 2 diabetes in Chinese adults［J］. Int J Epidemiol，2017，46（5）：1410-1420.

［17］田园，杨淞淳，余灿清，等. 中国成年人中心性肥胖与缺血性心脏病发病风险的前瞻性研究［J］. 中华流行病学杂志，2018，29（9）：1172-1178.

［18］ZHOU M，WANG H，ZENG X，et al. Mortality，morbidity，and risk factors in China and its provinces，1990—2017：a systematic analysis for the Global Burden of Disease Study 2017［J］. Lancet，2019，394（10204）：1145-1158.

［19］闫晓芳，史静琤，程文炜，等. 中老年人因超重和肥胖导致的自付医疗费用研究［J］. 中国卫生统计，2019，36（01）：22-27.

［20］SHI J，WANG Y，CHENG W，et al. Direct health care costs associated with obesity in Chinese population in 2011［J］. J Diabetes Complicat，2017，31（3）：523-528.

［21］张娟，施小明，梁晓峰. 2010年中国城乡居民超重和肥胖的直接经济负担分析［J］. 中华流行病学杂志，2013，34（6）：598-600.

［22］赵文华，翟屹，胡建平，等. 中国超重和肥胖造成相关慢性疾病的经济负担研究［J］. 中华流行病学杂志，2006，27（7）：555-559.

［23］CHANG Y C，LIU P H，LEE W J，et al. Common variation in the fat mass and obesity-associated（FTO）gene confers risk of obesity and modulates BMI in the chinese population［J］. Diabetes，2008，57（8）：2245-2252.

［24］刘卫刚，刘志军，张龙玉，等. 中国农村地区汉族人群rs2880412、rs2880416和rs1047214基因多态性与肥胖的相关性研究［J］. 现代预防医学，2019（17）：3082-3086＋3115.

[25] 席波，张美仙，沈明，等. 体脂和肥胖相关基因多态性与生活行为因素交互作用对学龄儿童肥胖的影响 [J]. 中华流行病学杂志，2010，31（7）：737-741.

[26] 李卉，宋超，马彦宁，等. 中国20世纪60年代初期出生人群肥胖相关基因多态性的分布 [J]. 中国公共卫生，2020，36（5）：726-729.

1.5 健康心理

心血管疾病患者合并存在精神心理问题较为常见，包括心境恶劣、焦虑和（或）抑郁、惊恐发作和谵妄等，尤以焦虑抑郁常见。心血管疾病与精神心理问题相互影响、互为因果，一方面，心理问题是心血管病的危险因素，也是影响其治疗疗效与预后的重要因素，如抑郁为心血管疾病的独立危险因素；另一方面，心血管疾病增加心理疾病的发生风险，因此两者易形成恶性循环。重视心理健康对于心血管疾病的预防有重要作用，客观评估心血管患者的心理状态对其治疗和预后也具有重要意义。

1.5.1 心血管疾病合并焦虑抑郁的流行病学特点

据我国2014年发布的5城市综合医院心内科门诊患者抑郁焦虑患病率调查显示，抑郁和焦虑现患病率为4.05%，抑郁或焦虑现患病率为14.27%，抑郁和焦虑终生总患病率（即为现患病人数和既往患者人数在总调查人数中的比例）为5.37%，抑郁或焦虑终生总患病率为16.91%[1]。2015年对连续就诊的3260例患者进行的一项调查显示，应用广泛性焦虑量表（GAD-7）和（抑郁量表PHQ-9）患者健康问卷诊断的焦虑发生率为42.5%，抑郁发生率为7.1%。冠心病和高血压患者中，抑郁发生率分别为9.2%和4.9%，焦虑发生率分别为45.8%和47.2%[2]。

我国对冠心病患者精神心理问题的关注始于20世纪90年代。1995年Leung对80例冠心病住院患者研究发现，冠心病合并焦虑患病率为94%，抑郁患病率为34%，4%存在重症抑郁[3]。2005年1～2月在北京10家二、三级医院的心血管内科门诊，对连续就诊的3260例患者进行调查显示，焦虑发生率为42.5%，抑郁发生率为7.1%；其中在冠心病和高血压人群中，抑郁发生率分别为9.2%和4.9%，焦虑发生率分别为45.8%和47.2%。2009年刘梅颜等[4]报道，急性冠状动脉综合征患者抑郁和焦虑症状患病率分别为65.6%和78.9%，稳定型冠心病患者抑郁和焦虑症状患病率分别为18.5%和26.9%。INTERHEART研究[5]是2009年发表的一项病例对照研究，共入选我国（包括中国香港）26个中心的3050例急性心肌梗死患者和3056例无心肌梗死的居民。急性心肌梗死患者抑郁患病率为21.66%，低于其他国家（图1-5-1）。对照组抑郁患病率为10.36%，也低于其他51个国家和地区。对我国不同地区进行分析发现，我国南方地区的抑郁患病率高于北方（17.3% vs 8.1%，$P < 0.001$）。2010年邓必勇等[6]调查1083例经冠状动脉造影诊断为冠心病的住院患者，发现抑郁症状患病率达7.9%，焦虑症状患病率达28.3%，共病患病率达14.3%。2014年中国5所城市的综合医院心内科门诊共2123例患者抑郁和焦虑障碍患病率调查显示，冠心病患者的焦虑抑郁发病率明显高于普通人群，且抑郁症患者发生冠心病的风险是非抑郁症患者的1.6倍。冠心病患者伴发抑郁、焦虑、抑郁合并焦虑的患病率分别为19.8%、16.7%、13.6%；急性冠脉综合征住院患者抑郁时点现患率47.3%，焦虑时点现患率56.0%，且焦虑抑郁共病现患率36.8%[7]。

高血压与精神心理因素亦密切相关。精神压力相关性高血压即M（mental）型高血压，即指患者血压升高与其所应对的精神压力有明确关系。高血压与精神压力关系的相关文献进行Meta分析显示：精神压力使高血压患病风险增加2.40倍，高血压患者有精神压力的风险是血压正常人的2.69倍[8]。

心力衰竭是各种心脏病的终末阶段，心力衰竭患者承受身体和心理的双重压力，易伴发焦虑抑郁。2016年ESC急慢性心力衰竭诊治指南中指出，心力衰竭患者常伴有抑郁、焦虑等精神疾病；其中约20%的患者伴有抑郁，40%的患者伴有焦虑[9]。国内的数据中：温雪梅等的一篇Meta分析纳入36篇国内关于心力衰竭与焦虑抑郁相关的论文，结果显示心力衰竭患者焦虑抑郁发病率约为40.1%[10]。

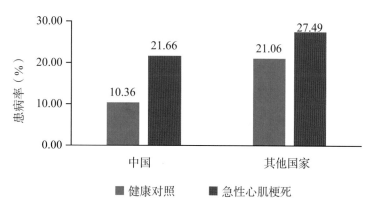

图 1-5-1　INTERHEART 研究急性心肌梗死患者和对照组抑郁患病率[5]

此外，心血管疾病患者在进行心脏相关手术的术前、术后，均容易伴发焦虑、抑郁状态，如冠状动脉介入术、冠状动脉旁路移植术、心脏起搏器和 ICD 置入术、心脏射频消融术等，对患者的生活质量、康复、参与康复和远期死亡率有影响[11,12]。患者由于对手术的不了解及对术中可能风险的担忧，术前容易伴发焦虑抑郁状态。在手术后，由于切口的不适感、机体对手术的不适应感，以及对术后恢复及复发的担忧，有研究显示心脏病手术患者术前焦虑的发病率为 54.7%，术后早期为 34%，术后 3 个月为 32%[13]。2014 年中国 5 所城市综合医院心内科门诊共 2123 例患者抑郁和焦虑障碍患病率调查显示，急性心肌梗死和冠状动脉旁路移植术后重型抑郁发病率为 15%[7]。

1.5.2　对心血管病的影响

大量实证研究表明，精神心理问题会增加心血管疾病的发生风险，甚至成为独立的预测因素。在中国健康与退休纵向研究[14]中，共有 6810 例无心血管病的研究对象参与第 1 阶段（2011～2012 年）和第 2 阶段（2013～2014 年）的抑郁症状评估，研究目的是评估抑郁症状（从未、发作、缓解和持续）和心血管疾病（心脏病或脑卒中的复合终点）的变化与第 3 阶段死亡率（2015～2016 年）的相关性。随访期间发生心血管病 457 例，死亡 148 例。多变量分析显示，与没有任何抑郁症状的研究对象相比，持续抑郁症状与心血管病风险（RR = 1.77，95% CI：1.38～2.26）和死亡风险（RR = 1.63，95% CI：1.01～2.64）升高相关。

冠心病与精神因素相关的研究较多，发现社会经济地位低、社会孤立、压力、D 型人格、抑郁和焦虑等心理社会风险因素增加了 CHD 的发生风险，也导致了 CHD 患者健康相关生活质量和预后较差[12]。INTERHEART 研究中[5]，虽然中国居民抑郁患病率低于其他国家，但其与发生急性心肌梗死的相关性高于其他国家（我国：OR = 2.27，95% CI：1.95～2.65；其他国家 OR = 1.37，95% CI：1.28～1.47，P < 0.001；两者比较 P < 0.001）。我国北方地区抑郁与急性心肌梗死的相关性高于南方（南方地区 1.09 vs. 北方地区 2.70，P ≤ 0.001）。中国 Kadoorie 生物库协作组分析了 486 541 例中国 30～79 岁居民的数据[15]，发现重度抑郁症的整体患病率为 0.61%，中位随访 7.2 年。发现有抑郁症的成年人与普通人群相比，发生冠心病风险增加（HR = 1.32，95% CI：1.15～1.53）。主要是城镇居民的风险明显增加（HR = 1.72，95% CI：1.39～2.14）。重度抑郁症是心脏病的独立危险因素之一。

对于慢性心力衰竭患者，抑郁是全因死亡率重要且独立的预测因子，而焦虑似乎并没有对其产生强烈的影响，但焦虑与自我护理行为呈负相关[11,12]。另外，抑郁症也是老年心血管疾病的独立危险因素[11]。

1.5.3　中国在心脏心理（双心）医学方面的专家共识

心理疾病对心血管疾病的影响日益受到关注，欧美和我国近年来也发布了多个心脏心理疾病相关的专家共识。2014 年，胡大一教授牵头中国康复学会心血管病专业委员会和中国老年学学会心脑血管病专业委员会制定了《在心血管科就诊患者的心理处方中国专家共识》[16]，旨在为广大心血管医师在临床工作中提供有益的、可供借鉴的参考与指导。

2016年，中国医师协会全科分会双心（心脏心理）学组发布了《心理应激导致稳定型冠心病患者心肌缺血的诊断与治疗专家共识》，对稳定型冠心病患者心理应激导致心肌缺血（MSIMI）的流行病学特点、发病机制、诊断及治疗做了较为详细的论述。MSIMI在冠心病患者中的发生率为20%～70%，其发生机制尚不清楚，可能与炎症反应、血小板活性、微循环功能等因素相关，根据长期随访研究发现MSIMI患者的不良心血管事件发生风险较无MSIMI患者增加2倍，故因引起临床医师的关注。该共识为临床医师在诊疗MSIMI方面提供参考依据[17]。

2016年，中华医学会神经病学分会神经心理学与行为神经病学组发布了《综合医院焦虑、抑郁与躯体化症状诊断治疗的专家共识》[18]，结合我国综合医院焦虑、抑郁与躯体化症状诊断治疗的临床实践，为广大综合医院临床医师提供借鉴与帮助。

1.5.4　目前存在问题

在综合医院心血管、消化、呼吸、泌尿生殖就诊的患者中，以失眠、疼痛、乏力、全身不适、异常感觉等是焦虑、抑郁与躯体症状为表现主要就诊原因，情感症状往往被躯体症状掩盖。上海精神卫生中心分析了我国16家医院3516例抑郁症患者，发现抑郁症五大最常见的症状是失眠、不易描述的不适、体重减轻、食欲缺乏、循环系统疾病[19]（图1-5-2）。

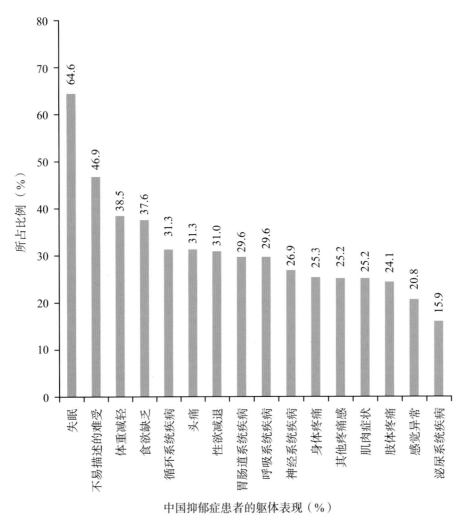

图 1-5-2　中国抑郁症患者的躯体表现比例

当患者认为心悸或胸闷症状是心脏疾病引起，无论其是否存在心脏疾病，均首先且反复到心脏科就诊。以"心血管病症状"就诊的"精神心理问题"患者在门诊很常见，其根本的病因可能是抑郁、焦虑或躯体化障碍。上海市某区中心医院门诊就诊的1673例心血管病患者中，心理障碍的发生率为9.7%，但99.1%的患者因各种躯体症状就诊[20]。70%～80%的抑郁症患者因躯体症状到内科就诊[3]。在因胸痛而行冠状动脉造影检查的患者中，冠状动脉正常或接近正常的患者占10%～40%，15%的患者最终诊断为惊恐障碍，27%的患者为重度抑郁障碍[3]。

而对于非精神科医师，尤其是精神心理因素认识较少的一部分医师，不了解焦虑/抑郁所表现出的广泛存在的躯体不适，不重视或忽视精神心理和社会因素对慢病的影响，导致不能正确诊断疾病，无法让患者解除病痛；浪费大量医疗卫生资源，做无临床意义的检查；甚至使患者产生疑病的焦虑情绪，加重患者的精神健康问题[21]。2000年调查中内科医师对这些患者的识别能力仅为15.9%，即高达84.1%的患者仅被诊断为躯体疾病，而漏诊了主要的心理障碍[20]。2004年我国徐飚等在北京、上海、广州、成都四地纳入359例冠心病患者，发现焦虑和（或）抑郁障碍的识别率和接受抗抑郁和（或）焦虑治疗的比例分别仅为3.2%和1.6%，住院患者中抑郁焦虑的诊治率不到1%[22]。如何及时、准确地识别和治疗心血管疾病中伴发精神障碍的患者，是较为突出的问题。

随着近年对健康心理的重视以及"双心医学"的发展，越来越多的心血管内科医师重视精神，同时在心内科培养既懂心血管病专业知识，又经过专业精神心理进修学习的"双心医师"也非常重要。上文中所提中国在心脏心理（双心）医学方面的专家共识，可有助于临床医师识别及初步处理可能遇到的精神心理问题。

参 考 文 献

[1] 李果，姜荣环，郭成军，等. 综合医院心内科门诊患者抑郁和焦虑障碍患病率调查[J]. 中华心血管病杂志，2014，42（12）：1035-1038.

[2] 冯艳春，刘娜，刘继霞，等. 用GAD-7和PHQ-9调查分析综合医院住院患者的焦虑抑郁状况[J]. 齐齐哈尔医学院学报，2015，36（32）：4926-4927.

[3] 胡大一，丁荣晶. 关注心血管疾病患者精神心理卫生的建议[J]. 中华心血管病杂志，2012，40（2）：89-91.

[4] 刘梅颜，姜荣环，胡大一，等. 心脏急症与稳定性冠心病患者合并心理问题现状分析[J]. 中华心血管病杂志，2009，37（10）：904-907.

[5] TEO K K, LIU L, CHOW C K, et al. Potentially modifiable risk factors associated with myocardial infarction in China: the INTERHEART China study[J]. Heart, 2009, 95（22）: 1857-1864.

[6] 邓必勇，崔建国，李春坚，等. 住院冠心病患者1083例心理状况的调查与相关分析[J]. 中华心血管病杂志，2010，38（8）：702-705.

[7] 刘梅颜，陆林，耿庆山. 双心医学[M]. 北京：人民卫生出版社，2016：52-53.

[8] LIU M Y, LI N, LI W A, et al. Association between psychosocial stress and hypertension: a systematic review and meta-analysis[J]. Neurological research, 2017, 39（6）: 573-580.

[9] PONIKOWSKI P, VOORS A A, ANKER S D, et al. 2016 ESC Guidelines for the diagnosis and treatment of acute and chronic heart failure: the task force for the diagnosis and treatment of acute and chronic heart failure of the European Society of Cardiology（ESC）. Developed with the special contribution of the Heart Failure Association（HFA）of the ESC[J]. European journal of heart failure, 2016, 18（8）: 891-975.

[10] 温雪梅，卢仁泉，郭林. 中国心力衰竭患者抑郁焦虑发病及干预效果的Meta分析[J]. 中华临床医师杂志（电子版），2014（4）：100-105.

[11] SOMMARUGA M, ANGELINO E, DELLA PORTA P, et al. Best practice in psychological activities in cardiovascular prevention and rehabilitation: position paper[J]. Monaldi archives for chest disease = Archivio Monaldi per le malattie del torace, 2018, 88（2）: 966.

[12] 马文林. GICR-IACPR心血管疾病预防和康复最佳心理实践意见书精要[J]. 中国全科医学，2019，22（18）：2151-2155.

[13] 刘梅颜，陆林. 双心医学诊疗高级教程[M]. 北京：中华医学电子音像出版社，2018.

［14］LI H，QIAN F，HOU C，et al. Longitudinal changes in depressive symptoms and risks of cardiovascular disease and all-cause mortality：A Nationwide Population-based Cohort Study［J］. The journals of gerontology Series A，Biological sciences and medical sciences，2019，（Epub ahead of print）.

［15］LIU N，PAN X F，YU C，et al. Association of major depression with risk of ischemic heart disease in a mega-cohort of chinese adults：the China kadoorie biobank study［J］. Journal of the American Heart Association，2016，5（12）：e004687.

［16］中国康复学会心血管病专业委员会，中国老年学学会心脑血管病专业委员会. 在心血管科就诊患者的心理处方中国专家共识［J］. 中华心血管病杂志，2014，42（1）：6-13.

［17］中国医师协会全科分会双心（心脏心理）学组. 心理应激导致稳定性冠心病患者心肌缺血的诊断与治疗专家共识［J］. 中华心血管病杂志，2016，44（1）：12-18.

［18］中华医学会神经病学分会神经心理学与行为神经病学组. 综合医院焦虑、抑郁与躯体化症状诊断治疗的专家共识［J］. 中华神经科杂志，2016，49（12）：908-917.

［19］ZHO D，WU Z，ZHANG H，et al. Somatic symptoms vary in major depressive disorder in China［J］. Comprehensive psychiatry，2018；87：32-37.

［20］杨菊贤，蔡文玮，陈启稚. 焦虑及惊恐发作与心血管疾病的相关性（Ⅰ）［J］. 上海预防医学杂志，2000（11）：531-532，543.

［21］胡大一. 让"双心医学"服务模式落地——充分重视精神心理问题的医生教育和科普［J］. 中国全科医学，2019，22（18）：2150-2151.

［22］徐飚，付朝伟，栾荣生，等. 综合性医院冠心病病人抑郁/焦虑现况研究［J］. 中国临床心理学杂志，2006，14（6）：638-640.

第二部分　心血管病危险因素

2.1　高血压

2.1.1　概述

高血压是最常见的慢性非传染性疾病，是全球疾病负担最重的疾病[1]，也是中国面临的重要公共卫生问题。2013年中国有250万人死于高血压，占全部死因的27.5%，占伤残调整寿命年（DALY）的14.28%[2]；2013年中国卫生总费用为31 869亿元，其中高血压直接经济负担占6.61%。2015年中国18岁以上人群有2.445亿高血压患者[3]。2017年，中国有254万（95%UI：226万～282万）人死于高收缩压，其中95.7%（95.6%～96.4%）死于心血管疾病[4]。因此，必须及时、准确、全面地了解中国高血压的流行现状和趋势，为心血管病防治和相关政策的制订提供科学依据。

2.1.2　高血压定义

在未使用降压药物的情况下，非同日3次测量诊室血压，收缩压（SBP）≥140mmHg和（或）舒张压（DBP）≥90mmHg。SBP≥140mmHg和DBP＜90mmHg为单纯收缩期高血压。患者既往有高血压史，目前正在使用降压药物，血压虽然低于140/90mmHg，仍应诊断为高血压。根据血压升高水平，又进一步将高血压分为1级、2级和3级（表2-1-1）[5]。

表2-1-1　血压水平和定义

分类	SBP（mmHg）	DBP（mmHg）
正常血压	＜120和	＜80
正常高值	120～139和（或）	80～89
高血压	≥140和（或）	≥90
1级高血压（轻度）	140～159和（或）	90～99
2级高血压（中度）	160～179和（或）	100～109
3级高血压（重度）	≥180和（或）	≥110
单纯收缩期高血压	≥140和	＜90

2.1.3 原发性高血压

2.1.3.1 高血压患病率

我国不同年份全国范围内高血压患病率抽样调查，见表2-1-2。

表2-1-2　高血压患病率不同研究的比较

研究名称	年份	年龄（岁）	设计方法	样本量	高血压患病粗率（%）
中国医学科学院重点项目——高血压研究	1958～1959	≥15	非随机抽样	739 204	5.1
全国高血压抽样调查	1979～1980	≥15	随机抽样	4 012 128	7.7
全国高血压抽样调查	1991	≥15	分层随机抽样	950 356	13.6
CHNS	2002	≥18	多阶段分层整群随机抽样	272 023	18.8
中国居民营养与慢性病状况调查	2012	≥18	多阶段分层随机抽样	－	25.2
中国重要心血管病患病率调查及关键技术研究-CHS	2012～2015	≥18	多阶段分层随机抽样	451 755	27.9（加权率为23.2）

（1）全国高血压患病率调查

在1958～1959年、1979～1980年、1991年、2002年进行的全国范围内的高血压抽样调查[6]，≥15岁人群高血压的患病粗率分别为5.1%、7.7%、13.6%、17.6%，总体呈上升趋势（图2-1-1）。

（2）中国居民营养与慢性病状况调查

《中国居民营养与慢性病状况报告》[7]显示，2012年中国≥18岁居民高血压患病率为25.2%；城市居民高血压患病率高于农村，男性高于女性，高血压患病率随年龄增长而显著增高（图2-1-2，图2-1-3）。

（3）中国高血压调查

中国高血压调查（CHS）[3]结果显示，中国≥18岁成人高血压患病粗率为27.9%（加权率为23.2%），男性高于女性（粗率28.6% vs 27.2%，加权率24.5% vs 21.9%），患病率随年龄的增长而升高（图2-1-4）。不同性别、地区和民族的高血压患病率（加权率）见表2-1-3。高血压患病率男性显著高于女性（$P<0.001$）；城市高于农村（23.4% vs 23.1%），汉族人群高于少数民族（23.5% vs 21.1%），但差异不具有统计学意义。

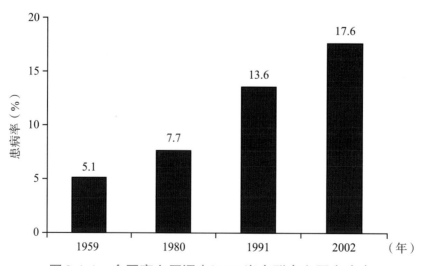

图2-1-1　全国高血压调查≥15岁人群高血压患病率

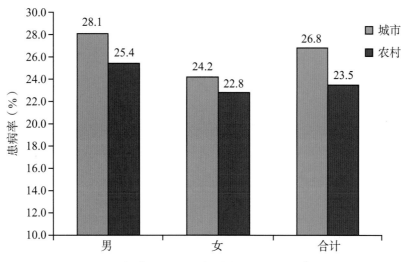

图2-1-2　2012年中国≥18岁城乡男女居民高血压患病率

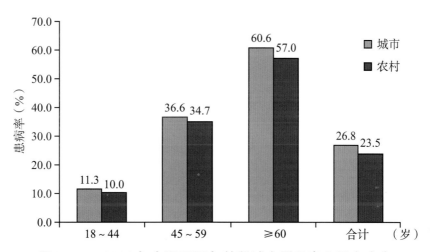

图2-1-3　2012年中国不同年龄段城乡居民高血压患病率

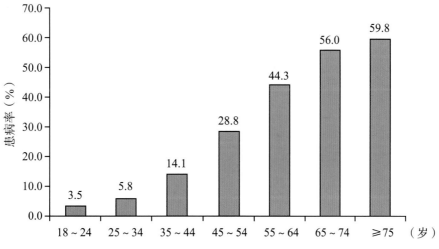

图2-1-4　CHS研究不同年龄段居民高血压患病粗率

表2-1-3　CHS研究不同人口学特征≥18岁人群高血压患病率

特征	人口数	患病率（%，P）
合计	451 755	23.2
性别		
男性	216 034	24.5
女性	235 721	21.9
P值		<0.001
地区		
城市	220 052	23.4
农村	231 703	23.1
P值		0.819
民族		
其他	61 049	21.1
汉族	390 706	23.5
P值		0.318

1）青年人群高血压患病率

CHS结果显示[3]，青年人群高血压患病率为5.2%（约1912.9万人），粗率为5.0%（表2-1-4）。

表2-1-4　青年人群高血压患病率

特征	人数	患病率（95%CI，P）
合计	131 346	5.2（4.6～5.9）
年龄（岁）		
18～20	14 015	4.5（3.0～6.5）
21～24	28 791	3.8（3.3～4.5）
25～29	44 966	4.9（4.3～5.6）
30～34	43 574	7.4（6.5～8.3）
P值	—	<0.001

2）老年人群高血压患病率

CHS结果显示[3]，患病率随年龄的增长而升高，其中55～64岁年龄段居民高血压患病粗率为44.3%，65～74岁年龄段居民高血压患病率为56.0%，≥75岁居民高血压患病率为59.8%。

一项对21 097例平均年龄68岁的城乡老年人调查发现，高血压患病率为47.6%（95% CI：45.2%～50.1%），城乡之间差异不明显，分别为48.6%和47.2%[8]，见表2-1-5。

表2-1-5　城乡老年人高血压患病率

特征	人数（%）	患病率（95% CI）
城乡		
城市	604（34.99）	48.57（44.49～52.64）
乡村	1172（65.99）	47.16（44.00～50.32）

续表

特征	人数（%）	患病率（95% CI）
年龄（岁）		
60～69	1233（49.42）	45.02（42.13～47.90）
70～79	460（25.99）	51.86（46.98～56.74）
80～	83（4.67）	60.65（49.64～71.67）

2.1.3.2　高血压发病率

（1）1991～2000年中国居民高血压发病率

1991～2000年，一项研究[9]对中国10 525例40岁以上的非高血压患者进行了平均8.2年的随访，研究结果显示，男性和女性高血压累积发病率分别为28.9%和26.9%（图2-1-5）。

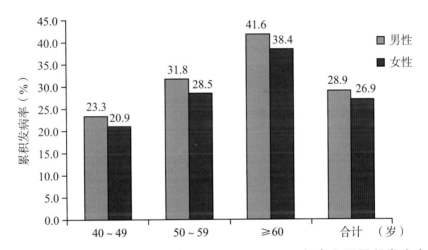

图2-1-5　不同性别和基线年龄组1991～2000年高血压累积发病率

（2）中国中部农村地区居民高血压发病率

2017年发表的一项研究[10]对中国中部农村地区的10 145例18～75岁的非高血压患者进行了6.03年±0.69年的随访。研究结果显示，男性和女性的高血压累积发病率分别为19.9%和19.2%（图2-1-6）。随年龄增长高血压发病率增高（$P<0.001$）。高血压发病率为3.2/（100人·年）。

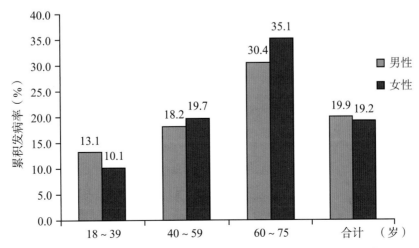

图2-1-6　中国中部农村地区不同性别和基线年龄组2007～2014年高血压累积发病率

2.1.3.3　人群血压水平

（1）中国慢性病与危险因素监测调查（CCDRFS）人群血压水平

CCDRFS研究[11]对中国31个省、市、自治区174 621例≥18岁成年人血压水平调查结果显示，人群SBP平均水平为128.5mmHg（加权后为124.5mmHg），DBP为77.0mmHg（加权后75.5mmHg）。人群SBP随着年龄的增长呈线性增长，SBP在55岁前男性高于女性，55岁后则女性高于男性。DBP与年龄的关系呈非线性，男女变化趋势相似，50岁前DBP随着年龄的增长而升高，50岁后随着年龄的增长反而下降。不同性别间比较，男性DBP始终高于女性，但随着年龄的增长差距逐渐缩小（图2-1-7）。此外，人群SBP水平受季节变化影响，冬季SBP平均水平要高于夏季SBP平均水平5mmHg，且具有统计学意义（图2-1-8）。

（2）中国高血压调查人群血压水平

中国高血压调查（CHS）研究[3]结果显示，人群SBP加权值为126.1mmHg，DBP加权值为76.0mmHg，SBP随年龄的增长而升高，DBP随年龄的增长先升高后降低（图2-1-9）。男性血压加权值为

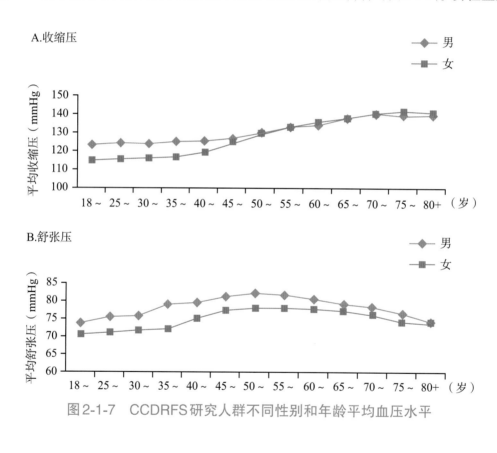

图2-1-7　CCDRFS研究人群不同性别和年龄平均血压水平

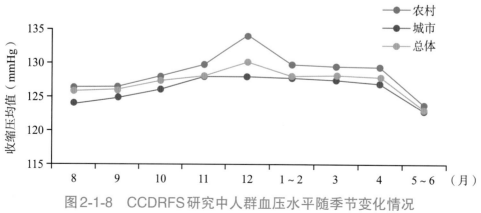

图2-1-8　CCDRFS研究中人群血压水平随季节变化情况

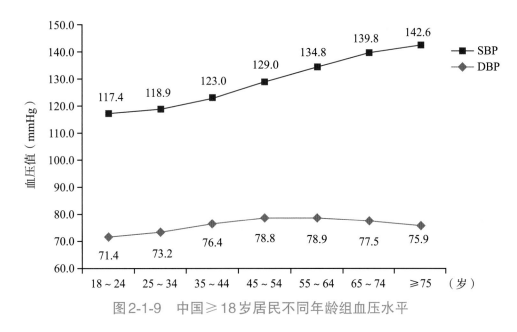

图2-1-9 中国≥18岁居民不同年龄组血压水平

128.0/77.8mmHg，女性为124.2/74.2mmHg；随着BMI的增加，血压值逐渐升高；有高血压家族史的人群血压水平高于无家族史人群，差异均具有统计学意义。汉族人群血压高于少数民族（126.2/76.0mmHg vs 125.9/75.8mmHg），农村人群血压高于城市人群（126.4/76.0mmHg vs 125.6/76.0mmHg），但差异不具有统计学意义（表2-1-6）。

表2-1-6 CHS研究不同人口学特征≥18岁居民血压水平（加权值）

特征	人口数	血压（mmHg），P	
		SBP	DBP
合计	451 755	126.1	76.0
民族			
其他	61 049	125.9	75.8
汉族	390 706	126.2	76.0
P值		0.786	0.667
性别			
男性	216 034	128.0	77.8
女性	235 721	124.2	74.2
P值		<0.001	<0.001
BMI			
<18.5	22 518	118.1	71.4
18.5～23.9	232 324	122.6	73.9
24.0～27.9	142 741	129.5	78.0
≥8.05	54 172	135.3	81.1
P值		<0.001	<0.001
高血压家族史			
无	349 114	125.3	75.5

续表

特征	人口数	血压（mmHg），P	
		SBP	DBP
有	102 641	128.8	77.7
P值		＜0.001	＜0.001
地区			
城市	220 052	125.6	76.0
农村	231 703	126.4	76.0
P值		0.323	0.898

2.1.3.4 高血压知晓率、治疗率、控制率

中国历年来进行的高血压知晓率、治疗率和控制率水平的研究见表2-1-7。

表2-1-7 不同研究高血压知晓率、治疗率与控制率的比较

研究名称	年份	年龄（岁）	设计方法	样本量	知晓率（%）	治疗率（%）	控制率（%）
全国高血压抽样调查	1991	≥18	分层随机抽样	950 356	27.0	12.0	3.0
CHNS	2002	≥18	多阶段分层整群随机抽样	272 023	30.2	24.7	6.1
中国居民营养与慢性病状况调查	2012	≥18	多阶段分层随机抽样	—	46.5	41.1	13.8
中国劳动人口高血压患病率、知晓率、治疗率和控制率调查	2012～2013	18～60	多阶段整群抽样	37 856	57.6（标化率47.8）	30.5（标化率20.6）	11.2（标化率8.5）
中国重要心血管病患病率调查及关键技术研究–中国高血压调查（CHS）	2012～2015	≥18	多阶段分层随机抽样	451 755	51.6（加权率46.9）	45.8（加权率40.7）	16.8（加权率15.3）
CCDRFS	2013～2014	≥18	多阶段分层随机抽样	174 621	31.9	26.4	9.7

（1）中国高血压调查研究结果

中国高血压调查（CHS）研究中国≥18岁成年人不同人口学特征高血压的知晓率、治疗率、控制率和治疗控制率（加权率）见表2-1-8。高血压知晓率、治疗率和控制率（加权率）总体上随年龄增长而升高，治疗控制率先升高后降低（图2-1-10）。高血压知晓率、治疗率和控制率（粗率）均为女性高于男性（55.3% vs 47.6%，50.1% vs 41.2%，18.2% vs 15.3%），差异具有统计学意义（图2-1-11）。城市居民高血压的知晓率、治疗率、控制率和治疗控制率（粗率）均高于农村居民（图2-1-12）。青年人群高血压知晓率为11.7%（95% CI：9.2～14.7），治疗率为6.7%（95% CI：5.0～9.0），控制率为2.3%（95% CI：1.5～3.5）（表2-1-9）。知晓率、治疗率和控制率在性别和城乡之间未见统计学差异（$P>0.05$），粗率分别为11.8%、7.4%和2.8%。≥45岁人群高血压知晓率、治疗率和控制率见表2-1-10。

与既往调查比较可见，"三率"有了明显的提高（图2-1-13）。

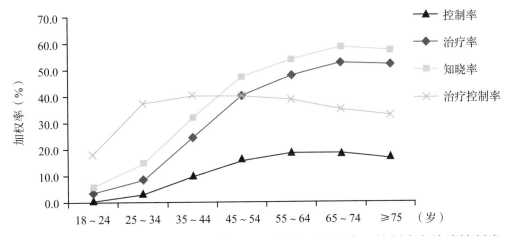

图2-1-10　CHS研究不同年龄组高血压知晓率、治疗率、控制率和治疗控制率

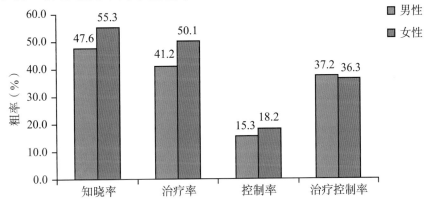

图2-1-11　CHS研究不同性别人群高血压知晓率、治疗率、控制率和治疗控制率

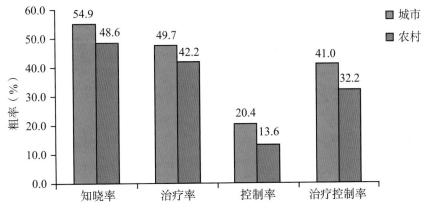

图2-1-12　CHS研究中国城乡居民高血压知晓率、治疗率、控制率和治疗控制率

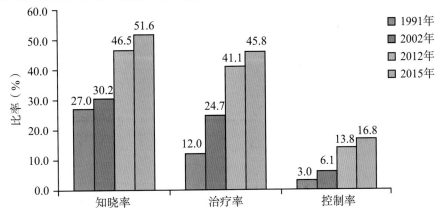

图2-1-13　1991～2015年高血压知晓率、治疗率和控制率

表2-1-8　CHS研究不同人口学特征高血压知晓率、治疗率、控制率和治疗控制率（加权率%）

特征	知晓率，P	治疗率，P	控制率，P	治疗控制率，P
合计	46.9	40.7	15.3	37.5
民族				
其他	36.9	29.5	8.4	28.3
汉族	48.0	42.0	16.1	38.3
P值	<0.001	<0.001	<0.001	0.008
性别				
男性	42.5	35.6	13.2	37.0
女性	51.9	46.6	17.7	38.0
P值	<0.001	<0.001	<0.001	0.267
BMI				
<18.5	37.2	31.8	12.7	39.9
18.5～23.9	41.0	35.2	14.4	40.8
24.0～27.9	48.5	42.2	15.8	37.4
≥7.4	53.7	47.1	16.0	33.9
P值	<0.001	<0.001	0.063	<0.001
文化水平				
小学	50.1	43.9	15.0	34.2
初中	44.4	38.3	15.8	41.2
高中或以上	36.6	31.0	13.9	44.8
P值	<0.001	<0.001	0.476	<0.001
高血压家族史				
无	39.0	33.4	12.1	36.2
有	62.4	55.1	21.6	39.2
P值	<0.001	<0.001	<0.001	0.019
地区				
城市	50.9	45.8	19.4	42.4
农村	44.7	38.0	13.1	34.4
P值	0.084	0.031	0.006	0.002

表2-1-9　青年人群高血压知晓率、治疗率和控制率（95%CI，P）

特征	知晓率	治疗率	控制率
合计	11.7（9.2～14.7）	6.7（5.0～9.0）	2.3（1.5～3.5）
性别			
男	11.3（8.8～14.3）	6.2（4.4～8.6）	1.9（1.4～2.7）
女	13.2（9.6～17.9）	8.5（5.7～12.6）	3.6（1.7～7.6）
P值	0.271	0.169	0.059

续表

特征	知晓率	治疗率	控制率
年龄（岁）			
18～20	3.1（1.2～7.5）	1.7（0.4～6.2）	0.3（0.1～1.4）
20～24	7.1（3.6～13.7）	4.3（1.5～12）	0.7（0.4～1.5）
25～29	10.6（8.1～13.9）	5.4（3.8～7.8）	2.6（1.6～4.4）
30～34	17.6（14.6～21.1）	10.5（8.2～13.5）	3.5（2.1～5.9）
P值	＜0.001	0.006	＜0.001
城乡			
城市	9.4（7.7～11.5）	6.0（4.8～7.5）	1.8（1.2～2.6）
农村	12.8（9.3～17.2）	7.1（4.8～10.4）	2.5（1.4～4.4）
P值	0.106	0.465	0.335

表2-1-10　≥45岁人群高血压知晓率、治疗率和控制率（95%CI）

年龄（岁）	知晓率	治疗率	控制率
45～54	47.0（43.0～51.0）	40.3（36.3～44.3）	16.1（13.9～18.7）
55～64	53.9（50.1～57.7）	48.1（44.3～51.9）	18.6（16.0～21.4）
65～74	58.6（55.6～61.7）	52.8（49.6～56.0）	18.4（16.3～20.8）
≥75	57.3（53.9～60.6）	52.1（48.4～55.7）	17.0（14.8～19.5）

（2）中国慢性病与危险因素监测调查研究结果

中国慢性病与危险因素监测调查（CCDRFS）研究[11]结果显示，高血压知晓率为31.9%、治疗率为26.4%、控制率为9.7%。分别调整性别、年龄、季节等混杂因素后，城市居民的高血压知晓率、治疗率和控制率均高于农村（P＜0.001）。不同年龄、性别的患者比较，年龄较长者和女性的知晓率、治疗率、控制率较高（表2-1-11）。

表2-1-11　CCDRFS研究中国不同人口学特征≥18岁居民高血压知晓率、治疗率与控制率（%，P）

特征	知晓率	治疗率	控制率	知晓治疗率	治疗控制率
年龄（岁）					
18～29	10.1	9	4	90.6	42.9
30～39	13.2	8.9	3.4	67.3	34.3
40～49	21.5	15.1	6.3	70.7	38.4
50～59	30.9	24.3	9.5	79.4	36.1
60～69	37.1	30.5	11.2	83.1	35
≥70	40.2	33.9	11.3	85.3	31.8
P值	＜0.01	＜0.01	＜0.01	＜0.01	＜0.01
性别					
男性	24.2	18.5	7.2	77.8	36.7
女性	27.5	22	7.9	82.2	34.5

续表

特征	知晓率	治疗率	控制率	知晓治疗率	治疗控制率
*P*值	＜0.01	＜0.01	＜0.01	＜0.01	
地区					
城市	32.5	10.1	84.4	37.9	
农村	20.1	5.5	74.9	33.4	
*P*值	＜0.01	＜0.01	＜0.01	＜0.01	＜0.01
季节					
冬季	21.7	15.6	5.1	73.5	
春季	26.2	21	7	81.8	
夏季	25.5	20.1	9.6	80.5	
秋季	30.2	24.8	9.2	83.6	
*P*值	＜0.01	＜0.01	＜0.01	＜0.01	
合计	31.9	26.4	9.7	82.9	

（3）心血管病高危人群早期干预筛查与综合干预项目研究结果

心血管病高危人群早期干预筛查与综合干预项目（China PEACE）[12]研究采用方便抽样对1 738 886例35～75岁人群调查发现，高血压知晓率为44.7%，治疗率为30.1%，控制率为7.2%。标化年龄和性别后，高血压的知晓率、治疗率和控制率分别为：36.0%、22.9%和5.7%。农村居民高血压患病率高于城市居民，但知晓率、治疗率和控制率都低于城市居民（图2-1-14）。

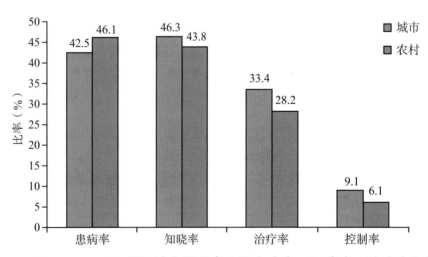

图2-1-14　China PEACE项目城乡居民高血压患病率、知晓率、治疗率和控制率

（4）中国劳动人口高血压知晓率、治疗率和控制率

2012年1月～2013年11月在全国范围内不同经济水平城市调查了61个工作场所37 856例18～60岁的职工[13]，结果显示，标化年龄后蓝领的治疗率和控制率较低；研究所职工知晓率、治疗率和控制率最高（表2-1-12）。

表2-1-12　不同职业属性的劳动人口高血压知晓率、治疗率和控制率（%）

特征	知晓率	治疗率	控制率
职业地位			
蓝领	46.7	18.3	7.4
白领	49.0	24.1	9.8
组织干部	49.5	23.2	12.5
其他	53.9	23.9	9.4
工作场所所有权			
私营企业	44.7	16.7	5.1
国有企业	47.8	18.9	6.5
大学	48.0	26.5	15.9
研究所	52.7	31.1	18.6

2.1.4　继发性高血压

继发性高血压约占高血压人群的10%[14]，在住院的高血压患者中约占14%[15]，病因包括肾实质性疾病、肾动脉狭窄或纤维发育不良、原发性醛固酮增多症、皮质醇增多症等内分泌系统疾病，以及阻塞性睡眠呼吸暂停综合征（OSAHS）等[16]。2015年一项述评[17]分析，OSAHS可能是继发性高血压的首位病因。2013年一篇综述报告表明，原发性醛固酮增多症作为常见继发性高血压的原因之一，较原发性高血压有更高的靶器官损害和心血管病事件的发生率[18]。

2.1.5　高血压的危险因素

2.1.5.1　体力活动与高血压

中国代谢综合征社区干预和家庭健康研究（CIMIC）[19]是一项大规模的社区队列研究，于2007～2008年在中国3个省的4个农村地区进行基线调查，并于2012～2015年进行复查。4.1万余名18岁以上基线无心血管病和高血压的研究对象按基线总身体活动量4分位分组。分析结果表明，基线总身体活动水平与高血压发病风险呈显著负关联（趋势检验$P < 0.001$），与基线身体活动量最小者（第1分位组）相比，身体活动量在第2分位组、第3分位组和第4分位组高血压发病风险分别下降8%、28%和30%（表2-1-13）。

表2-1-13　农村地区人群总身体活动水平与高血压的关系

特征	身体活动水平			
	第1分位组	第2分位组	第3分位组	第4分位组
发病例数	1813	1748	1591	1628
随访时间（人·年）	58 102	59 116	62 601	61 962
年发病率（%）	3.12	2.96	2.54	2.63
HR（95% CI）	1.00	0.92（0.86～0.99）	0.72（0.67～0.77）	0.70（0.65～0.75）

注：Cox回归分析时调整基线年龄、性别、体重指数、南北方、受教育水平、饮酒、吸烟、空腹血糖、总胆固醇和基线收缩压，以身体活动第1分位组为参照组

2.1.5.2 健康因素的数量与高血压

人群中普遍存在危险因素的聚集，随着高血压危险因素聚集的数目和严重程度增加，血压水平呈现升高的趋势，高血压患病风险增大。

2008年对13 739例成年人进行8.1年的随访[20]，以体重正常组为参照，在调整其他危险因素后，低体重组、超重组和肥胖组的高血压发病风险RR（95% CI）值在男性中分别为0.78（0.64～0.95）、1.22（1.13～1.30）和1.28（1.16～1.42）；女性分别为0.89（0.77～1.03）、1.16（1.09～1.23）和1.28（1.18～1.38）。2010年对9714例成年人随访6年[21]，在调整其他危险因素后，无论男性女性腹型肥胖均增加了高血压的发病风险。然而，随着年龄的增长风险减小，HR值在18～39岁组女性是2.89（95% CI：2.10～3.98）倍，男性是2.61（95% CI：1.78～3.84）倍，60岁及以上女性是0.97（95% CI：0.72～1.31），男性是1.12（95% CI：0.75～1.69）。2005～2010年对12 497例成年人随访5年发现[22]，在调整其他危险因素后，男性饮酒者发生高血压的风险是不饮酒者的1.236（95% CI：1.128～1.354）倍，女性是1.409（95% CI：1.005～1.976）倍。

2.1.5.3 环境因素与高血压

2007～2010年对全国8省市50岁及以上的12 655人调查[23]，2011年6月～2012年3月对全国28个省、市、自治区≥35岁的13 975人调查[24]，基于中国健康与退休纵向研究（CHARLS）显示[25]，均提示空气污染可导致高血压危险增加。基于中国高血压调查（CHS）的研究结果发现，环境温度对血压也有影响[26]（表2-1-14）。

表2-1-14 不同研究环境因素对血压的影响

年份	地区	年龄（岁）	样本量（n）	研究结果
2007～2010[23]	8省市	≥50	12 655	$PM_{2.5}$浓度每增加$10\mu g/m^3$，人均SBP水平增加1.30mmHg，人均DBP水平增加1.04mmHg，高血压患病风险增加14%
2011～2012[24]	28省市	≥35	13 975	$PM_{2.5}$浓度每增加1个四分位数（IQR，$41.7g/m^3$），人均SBP水平增加0.60mmHg，人群患高血压病的风险增加11%
2014[27]	东北7城市	5～17	9354	O_3水平每增加一个IQR（$53.0mg/m^3$），SBP水平增加3.29mmHg（95% CI：2.86～3.72）
2015[25]	31省市	≥45	20 927	$PM_{2.5}$是高血压的危险因素，女性：OR＝1.063；男性：OR＝1.084
2012～2015[26]	31省市	≥18	417 907	环境温度每升高10℃，SBP和DBP分别降低0.74mmHg和0.60mmHg

2.1.6 高血压与心血管疾病

血压水平与心脑血管病发病和死亡风险之间存在密切的因果关系。根据2015年中国心血管病模型预测[28]，如果治疗所有高血压患者（已有心血管和尚无心血管病，Ⅰ期和Ⅱ期高血压），每年将减少80.3万例心血管病事件（脑卒中减少69.0万例，心肌梗死减少11.3万例），获得120万健康生命年。2005年血压升高造成我国成年人233万CVD死亡和127万CVD早死，其中高血压造成211万CVD死亡和115万CVD早死[29]。

包括中国13个人群在内的亚太队列研究（APCSC）中[30]，诊室血压水平与脑卒中、冠心病事件密切相关，SBP每升高10mmHg，亚洲人群的脑卒中与致死性心肌梗死发生风险分别增加53%与31%。

对我国169 871例40岁以上成年人8.3年随访研究结果显示[31]，血压水平与CVD发病线性相关，与血压<100/75mmHg相比，不同血压水平发生心血管疾病的发病风险见表2-1-15，收缩压作用高于舒张压。

表2-1-15　不同血压水平发生心血管病的相对风险比

血压水平（mmHg）	RR（95% CI）
110～119/75～79	1.09（1.00～1.18）
120～129/80～84	1.25（1.16～1.35）
130～139/85～89	1.49（1.38～1.62）
140～159/90～99	2.15（1.99～2.31）
160～179/100～109	3.01（2.78～3.27）
≥180/110	4.16（3.84～4.51）

对21 441例35岁以上无心血管疾病参与者长达20年的追踪结果发现[32]，血压水平为130～139/80～89mmHg者占队列人群的25.8%，与血压<120/<80mmHg相比，35～59岁人群中发生心血管疾病的危险较高（表2-1-16）。

表2-1-16　ACC/AHA高血压指南评估Ⅰ期高血压患者发生心血管病的风险

疾病类型	HR（95% CI）
心血管疾病	1.78（1.50～2.11）
冠心病	1.77（1.33～2.36）
脑卒中	1.79（1.45～2.22）
心血管病死亡	2.50（1.66～3.77）

长期临床队列随访发现，随着诊室血压水平升高，终末期肾病（ESRD）的发生率也明显增加。在重度高血压患者中，ESRD发生率是正常血压者的11倍以上，即使血压在正常高值水平也达1.9倍[33]。

2.1.7　血压正常高值

2.1.7.1　血压正常高值检出率

（1）中国多省市成年人血压正常高值检出率

1991～2011年，CHNS在中国9个省（2011年增至12个省）对≥18岁成年人进行了8次横断面调查[34]。结果显示，血压正常高值年龄标化检出率从1991年的23.9%增加到2011年的33.6%，2006年前呈明显上升趋势，2006～2011年变化无统计学差异（图2-1-15）。

（2）中国高血压调查研究血压正常高值检出率

中国高血压调查（CHS）[3]研究结果显示，中国≥18岁居民血压正常高值检出粗率为39.1%（加权率为41.3%），随着年龄的增长，血压正常高值检出率先升高后降低，不同年龄组检出率的差异具有统计学意义（图2-1-16）。不同人口学特征的血压正常高值检出率（加权率）相比较，男性高于女性（47.8% vs 34.6%，P<0.001）；城市低于农村（41.1% vs 41.4%），汉族人群高于少数民族（41.3% vs 40.8%），但差异不具有统计学意义（表2-1-17）。青年人群血压正常高值检出率见表2-1-18。

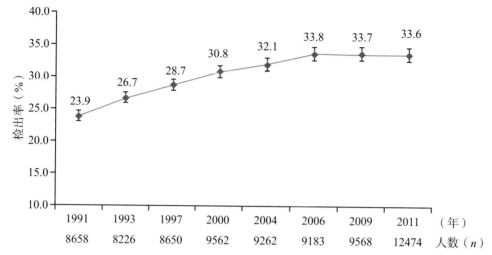

图2-1-15　1991～2011年中国多省市成年人血压正常高值年龄标准化检出率

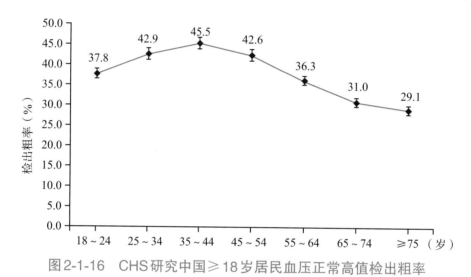

图2-1-16　CHS研究中国≥18岁居民血压正常高值检出粗率

表2-1-17　CHS研究不同人口学特征≥18岁人群血压正常高值检出率

特征	人数	血压正常高值检出率（%，P）
合计	451 755	41.3
性别		
男性	216 034	47.8
女性	235 721	34.6
P值		＜0.001
地区		
城市	220 052	41.1
农村	231 703	41.4
P值		0.869
民族		
其他	61 049	40.8
汉族	390 706	41.3
P值		0.801

表 2-1-18　青年人群血压正常高值检出率

特征	人数	血压正常高值检出率（95%CI, *P*）
合计	131 346	41.9（40.0～43.8）
年龄（岁）		
18～20	14 015	39.8（37.2～42.3）
20～24	28 791	40.0（37.6～42.3）
25～29	44 966	42.0（39.7～44.3）
30～34	43 574	44.8（43.1～46.6）
*P*值	—	＜0.001

2.1.7.2　血压正常高值与心血管疾病

对 30～70 岁开滦集团在职及离退休职工 101 510 人研究发现，血压正常高值人群总心脑血管事件的风险增加 37%，脑梗死的风险增加 56%[35]。其他研究也提示，血压正常高值人群的心血管病死亡风险较正常血压人群增加[36～38]（表 2-1-19）。2005 年，血压正常高值导致我国成年人 22 万 CVD 死亡和 12 万 CVD 早死[29]。

表 2-1-19　不同研究血压正常高值人群发生心血管疾病的风险

时间	研究类型	人数	随访时间	研究结果
2011 年[36]	队列研究	101 510	4.4 年	心血管病事件、脑梗死和心肌梗死发生率分别增加 1.19%、0.57%、0.23%
2013 年[36]	荟萃分析	396 200	—	心血管病死亡风险增加 17%
2013 年[38]	队列研究	45 631	4 年	缺血性卒中风险 OR＝1.55（95% CI：1.10～2.18）
2014 年[37]	荟萃分析	1 129 098	—	心血管病死亡风险 RR＝1.28（95% CI：1.16～1.40）

2.1.8　高血压预防

近年来，我国政府推行了诸如"中国防治慢性病中长期规划""国家基本公共卫生服务""国家慢性病综合防控示范区建设""全民健康生活方式行动"等多个项目。通过建设健康社区、健康单位、健康学校、健康餐厅、健康步道、健康主题公园等支持性环境；开发健康适宜技术与工具：控油壶、限盐勺、体质指数尺、计量酒杯等；并在各地实施过程中因地制宜探索行动新模式：健康厨房、吃动平衡、维持健康体重等专项活动[39]。2010～2016 年，我国高血压规范管理人数翻两番，由 2010 年的 4215.9 万人增长至 2016 年的 9023 万人，高血压患者规范管理率达到 70.31%[40]。以国家慢性病综合防控示范区武汉市硚口区为例，自实施示范区建设工作以来，该区高血压自报率、控制率分别由 2013 年的 16.88% 和 22.22% 分别上升到 2017 年的 23.71% 和 51.09%，实际患病率由 2013 年的 33.71% 变为 2017 年的 33.54%[41]。

2.1.9　高血压干预

2.1.9.1　国家基本卫生服务政策

2018 年一项对 2011～2013 年中国健康与退休纵向研究中确定的一组高血压患者研究发现[42]，截至

2013年，该组人群中4958例高血压患者中有404例（8.1%）接受了国家基本卫生服务。接受国家基本卫生服务的人群高血压控制率增长了7.9%（SE＝2.9%，P＝0.020），高血压药物使用率增长了10.3%（SE＝2.5%，P＜0.001），血压检测率增加了10.5%（SE＝2.5%，P＜0.001）。不同地区的比较还发现国家基本卫生服务缓解了血压监测等卫生服务方面的地域差异。

2.1.9.2　强化高血压控制

一项研究发现[43]，强化高血压控制（通过药物治疗和生活方式干预将收缩压/舒张压降低至133/76mmHg）与标准高血压控制（基于2011年《中国高血压管理指南》对高血压的控制）相比，在10年内，通过强化高血压控制中国所有高血压患者将避免220万冠心病事件、440万脑卒中事件和7万因心血管疾病死亡事件。与标准高血压控制相比，强化高血压控制可以避免男性17%的冠心病事件，避免女性约11%的冠心病事件；可以避免13%的脑卒中事件，但性别差异不明显。

2.1.9.3　山东减盐行动

山东省通过与多部门建立合作机制，通过家庭减盐、学校减盐、餐饮行业减盐、食品行业减盐等干预措施实施"减盐防控高血压项目（2011～2016年）"。通过5年的干预实施，形成了学校1211干预模式、餐饮单位1234减盐工作模式、超市减盐1211模式。普通居民每人每天6g盐的知晓率由22.2%上升至48.5%，中小学生由30.0%上升至75.0%；普通居民使用控盐工具的比例由6.9%提高到29.1%；对食品食盐含量的关注率由11.0%上升到24.9%；普通居民的高血压控制率由12.4%上升至22.8%[44]。

2.1.9.4　药物干预

较早进行的中国老年收缩期降压治疗临床试验（Syst-China）及上海（STONE）和成都（CNIT）硝苯地平降压治疗等临床试验均证实，以尼群地平、硝苯地平等CCB为基础的积极降压治疗方案可显著降低我国高血压患者脑卒中的发生率与死亡率[5]。

我国独立完成的脑卒中降压治疗研究（PATS）结果表明，吲达帕胺（2.5mg/d）治疗组与安慰剂组相比，血压降低了5/2mmHg，脑卒中再发生率降低了29%。此后我国参加的国际合作脑卒中后降压治疗预防再发研究（PROGRESS）结果表明，培哚普利＋吲达帕胺或单药治疗降低脑卒中再发危险28%[5]。

高血压综合防治研究（CHIEF）[45]将180家研究单位13 542例高血压患者随机分A组（氨氯地平＋阿米洛利）、T组（氨氯地平＋替米沙坦）两组，随机分组时两组患者的平均血压为157/93mmHg。经过8周的治疗后，两组血压水平分别降低至（130.0±11.0）/（81.0±7.6）mmHg和（132.9±11.6）/（80.6±7.9）mmHg，两组血压控制率分别达到72.1%和72.6%。

中国脑卒中一级预防试验（CSPPT）研究为高血压患者药物干预提供了新的证据。给予高血压患者初始奥美沙坦20mg/d联合氨氯地平5mg/d治疗，8周后没有达到坐位舒张压＜90mmHg（糖尿病患者＜80mmHg）的目标，则奥美沙坦上调至40mg/d或改为奥美沙坦/氢氯噻嗪（20/12.5 mg/d）。结果表明联合治疗的总有效率在第2周为59.2%（95% CI：54.23%～63.97%），在研究结束（第16周）逐渐上升至97.1%（95% CI：94.93%～98.47%）[46]。在没有脑卒中或心肌梗死病史的成年高血压患者中，与单用依那普利（10mg）相比，依那普利（10mg）与叶酸（0.8mg）联合使用可显著降低首次脑卒中的风险[47]。

2.1.10　高血压费用

高血压是冠心病、脑卒中、心力衰竭和肾衰竭的主要危险因素。与血脂异常一样，多项大规模临床试验和临床指南支持筛查和治疗高血压，包括生活方式改善和药物治疗。

根据2015～2025年中国心血管病政策模型预测[17]（表2-1-20），与维持现状相比，如果治疗所有高血压患者（已有心血管病和尚无心血管病，Ⅰ期和Ⅱ期高血压），每年将减少80.3万例心血管病事件（脑卒中减少69.0万例，心肌梗死减少11.3万例），获得120万质量调整生命年（QALY）。最近的一项研究表明[48]，对于中国而言，如果采纳2017年美国心脏病学院/美国心脏协会（ACC/AHA）发布的《成人高血压诊断和治疗指南》，通过预防心血管事件，新的指南将使终生费用减少37.7亿美元，同时防止141万因伤残而引起的生命年损失。

有研究发现，与常规治疗组相比，综合管理组患者血压治疗效果较好，高血压治疗及管理的药物费用虽有升高，但相关的门诊费用、住院费用、护理费用及总费用降低[49]。高血压社区规范化管理能降低高血压服药患者年均药物治疗费用和患者年人均住院费用约26元和245元，节约高血压患者年人均直接医疗费用约210元[50]。另一项研究发现，与标准高血压控制相比，在我国高血压人群中实施强化干预（血压目标为133/76mmHg），10年内可避免220万冠心病事件和440万脑卒中事件的发生，每增加一个质量调整生命年（QALY）的费用为7876元[43]。另有研究表明，我国高血压社区健康管理年人均投入800元均能产生正的净效益，即产出大于投入[51]。越来越多的证据表明，在心血管病预防中，固定剂量的复方制剂因价格相对便宜且效果肯定而有更好的成本–效果。

表2-1-20　对35～84岁未经治疗的中国成年高血压患者实施不同血压控制策略的效果和成本–效果——基于中国CVD政策模型的2015～2025年预测

策略	每年新治疗高血压患者例数	每年脑卒中事件总例数（95% CI）	每年心肌梗死事件总例数（95% CI）	每年QALY，百万（95% CI）	每年CVD成本，百万（95% CI）	增量成本-效果比
维持现状病例	—	5 548 000	1 511 000	653.92	¥261 300	—
控制所有冠心病或脑卒中患者的血压（基础病例）	5 807 000	5 458 000（5 394 000～5 500 000）	1 490 000（1 478 000～1 498 000）	654.00（653.76～654.10）	¥260 300（¥258 600～¥261 800）	成本节约（成本节约-成本节约）
策略1：治疗所有第二阶段的高血压患者，如果年龄为35～64岁，目标为140/90；如果年龄≥65岁，目标为150/90	62 258 000	4 965 000（4 789 000～5 124 000）	1 417 000（1 393 000～1 435 000）	654.85（654.50～655.07）	¥287 700（¥283 200～¥291 800）	¥32 000（¥24 000～¥42 000）
策略2：治疗所有第二阶段和第一阶段，35～64岁年龄组的目标是140/90，≥65岁年龄组的目标是150/90	173 950 000	4 858 000（4 644 000～5 035 000）	1 398 000（1 368 000～1 419 000）	655.10（654.72～655.35）	¥299 300（¥293 700～¥304 400）	¥47 000（¥34 000～¥64 000）

参 考 文 献

[1] PPOULTER N R, PARBHAKARAN D, CAULFIELD M. Hypertension [J]. Lancet, 2015, 386: 801-812.

[2] FOROUZANFAR M H, ALEXANDER L, ANDERSON H R, et al. Global, regional, and national comparative risk assessment of 79 behavioural, environmental and occupational, and metabolic risks or clusters of risks in 188 countries, 1990—2013: a systematic analysis for the Global Burden of Disease Study 2013 [J]. Lancet, 2015, 386: 2287-2323.

[3] WANG Z, CHEN Z, ZHANG L, et al. Status of hypertension in China: results from the China Hypertension Survey, 2012—2015 [J]. Circulation, 2018, 137 (22): 2344-2356.

[4] ZHOU M, WANG H D, ZENG X Y, et al. Mortality, morbidity, and risk factors in China and its provinces, 1990—2017: a systematic analysis for the Global Burden of Disease Study 2017 [J]. Lancet, 2019, 394: 1145-1158.

[5]《中国高血压防治指南》修订委员会. 中国高血压防治指南2018年修订版 [J]. 心脑血管病防治, 2019. 19 (1): 1-43.

［6］李立明，饶克勤，孔灵芝，等. 中国居民2002年营养与健康状况调查［J］. 中华流行病杂志，2005，26（7）：478-484.

［7］国家卫生计生委疾病预防控制局. 中国居民营养与慢性病状况报告2015［M］. 北京：人民卫生出版社，2015.

［8］SONG H, FENG D, I WANG R X, et al. The urban-rural disparity in the prevalence and risk factors of hypertension among the elderly in China-a cross-sectional study［J］. Peer journal, 2019, 7（7）：e8015.

［9］GU D, Wildman R, WU X, et al. Incidence and predictors of hypertension over 8 years among Chinese man and women［J］. J Hypertension, 2007, 25（3）：517-523.

［10］MING Z, YANG Z, SSUN H, et al. Effect of dynamic change in body mass index on the risk of hypertension：Results from the Rural Chinese Cohort Study［J］. International Journal of Cardiology, 2017, 238：117-122.

［11］LI Y, YANG L, WANG L, et al. Burden of hypertension in China：a nationally representative survey of 174,621 adults［J］. International Journal of Cardiology, 2017, 227：516-523.

［12］LU J, LU Y, WANG X, et al Prevalence, awareness, treatment, and control of hypertension in China：data from 1. 7 million adults in a population-based screening study（China PEACE Million Persons Project）［J］. Lancet, 2017, 390（10112）：2549-2558.

［13］SHEN Y, WANG X, WANG Z, et al. Prevalence, awareness, treatment, and control of hypertension among Chinese working population：results of a workplace-based study［J］. Journal of the American Society of Hypertension, 2018, 12（4）：311-322.

［14］PUAR T H, MOK Y, EBAJYOTI R, et al. Secondary hypertension in adults［J］. Singapore Med J, 2016, 57（5）：228-232.

［15］李南方，王磊，周克明，等. 新疆维吾尔自治区人民医院住院高血压患者病因构成特点［J］. 中华心血管病杂志，2007，35（9）：865-868.

［16］NOILHAN C, BARIGOU M, BIELER L. Causes of secondary hypertension in the young population：A monocentric study［J］. Annales cardiolgieet dangeiologie（Paris）, 2016, 65（3）：159-164.

［17］王丽晔，何权瀛. 睡眠呼吸暂停低通气综合征可能是继发性高血压的首位病因［J］. 中华高血压杂志，2015，23（6）：505-507.

［18］李建红，李南方. 原发性醛固酮增多症的遗传学研究现状［J］. 中华内分泌代谢杂志，2013. 29（12）：1070-1072.

［19］巩欣媛，陈纪春，李建新，等. 中国农村地区成年人体力活动与高血压发病的关系［J］. 中华预防医学杂志，2018（6）：615-621.

［20］冯宝玉，陈纪春，李莹等，中国成年人超重和肥胖与高血压发病关系的随访研究［J］. 中华流行病学杂志，2016. 37（5）：606-611.

［21］ZHANG M, ZHAO Y, WANG G, et al. Body mass index and waist circumference combined predicts obesity-related hypertension better than either alone in a rural Chinese population［J］. Sci Rep, 2016, 6：31935.

［22］CHEN Y, WANG C, LIU Y, et al. Incident hypertension and its prediction model in a prospective northern urban Han Chinese cohort study［J］. J Hum Hypertens, 2016：1-7.

［23］LIN H, GUO Y, ZHENG Y, et al. Long-Term Effects of Ambient PM2.5 on Hypertension and Blood Pressure and Attributable Risk Among Older Chinese Adults［J］. Hypertension, 2017, 69（5）：806-812.

［24］LIU C, CHEN R, ZHAO Y, et al. Associations between ambient fine particulate air pollution and hypertension：A nationwide cross-sectional study in China［J］. Sci Total Environ, 2017, 584-585：869-874.

［25］WU Y, YE Z, FANG Y. Spatial analysis of the effects of PM2.5 on hypertension among the middle-aged and elderly people in China［J］. International Journal of Environmental Health Research, 2019, Doi：10.1080/09603123.2019.1682528.

［26］KANG Y, HAN Y, GUAN T, et al. Clinical blood pressure responses to daily ambient temperature exposure in China：An analysis based on a representative nationwide population［J］. Sci Total Environ, 2019, 135762.

［27］CHEN R, ZHAO A, CHEN H, et al. Cardiopulmonary benefits of reducing indoor particles of outdoor origin：a randomized, double blind crossover trial of air purifiers［J］. J AM Coll Cardiol, 2015, 65（21）：2279-2287.

［28］GU D, HE J, COXSON P G, et al. The cost-effectiveness of low-cost essential antihypertension medicines for hypertension control in China：a modelling study［J］. PLuS medicine, 2015, 12（8）：e1001860.

［29］HE J, GU D, CHEN J, et al. Premature deaths attributable to blood pressure in China：a prospective cohort study［J］. The Lancet, 2009, 374（9703）：1765-1772.

［30］LAWES C M，RODGERS A，BENNETT D A，et al. Blood pressure and cardiovascular disease in the Asia Pacific region ［J］. J Hypertens，2003，21（4）：707-716.

［31］GU D，KELLY T N，WU X，et al. Blood Pressure and Risk of Cardiovascular Disease in Chinese Men and Women ［J］. American journal of hypertension，2008，21（3）：265-272.

［32］QI Y，HAN X Y，ZHAO D，et al. Long-Term cardiovascular risk associated with stage 1 hypertension defined by the 2017 ACC/AHA hypertension guideline ［J］. Journal of the american society of hypertension，2018，72（11）：1201-1210.

［33］KKOLAG M J，WHELTON P K，RANDALL B L，et al. Blood pressure and end-stage renal diseasein men ［J］. N Eng J Med，1996，334（1）：13-18.

［34］GUO J，ZHU Y C，CHEN Y P，et al. The dynamics of hypertension prevalence，awareness，treatment，control and associated factors in Chinese adults：results from CHNS 1991—2011 ［J］. J Hypertens，2015，33（8）：1688-1696.

［35］吴寿岭，钟吉文，王丽晔，等. 高血压前期人群中心脑血管事件发生情况及影响因素 ［J］. 中华高血压杂志，2012，20（3）：247-251.

［36］WANG S，WU H，ZHANG Q，et al. Impact of baseline prehypertension on cardiovascular event and all-cause mortality in the general population：a meta-analysis of prospective cohort studies ［J］. Int J Cardiol，2013，168（5）：4857-4860.

［37］HUANG Y，SU L，CAI X，et al. Association of all-cause and cardiovascular mortality with prehypertension：a meta-analysis ［J］. Am Heart J，2014，167（2）：160-168，e161.

［38］WU S，HUANG Z，YANG X，et al. Cardiovascular events in a prehypertensive Chinese population：Four-year follow-up study ［J］. International Journal of Cardiology，2013，167（5）：2196-2199.

［39］王静雷，马吉祥，杨一兵，等. 全民健康生活方式行动工作现况分析 ［J］. 中国慢性病预防与控制，2019，27（10）：724-727.

［40］刘子言，肖月，赵琨，等. 国家基本公共卫生服务项目实施进展与成效 ［J］. 中国公共卫生，2019，35（6）：657-664.

［41］张晗，熊巨洋，管文博，等. 慢性病管理效果分析：以国家慢性病综合防控示范区为例 ［［J］. 中国医院，2019，23（1）：25-27.

［42］ZHANG D，PAN X，SHUKAI LI，et al. Impact of the national essential public health services policy on hypertension control in China ［J］. American journal of hypertension，2018，（31）：115-123.

［43］XIE XL，HE TN，KANG J，et al. Cost-effectiveness analysis of intensive hypertension control in China ［J］. Preventive Medicine，2018，111：110-114.

［44］郭晓雷. 山东省减盐防控高血压项目实践与评价 ［C］. 减盐背后的科学——达能营养中心第二十一届学术年会论文集，2018.

［45］王文，马丽媛，刘明波，等. 初始低剂量氨氯地平加替米沙坦或复方阿米洛利联合治疗对高血压患者血压控制率影响的阶段报告 ［J］. 中华心血管病杂志，37（8）：701-707.

［46］GAO P，MEI K，LI H，et al. Clinical Efficacy and Safety of Combination Therapy with Amlodipine and Olmesartan or Olmesartan /Hydrochlorothiazide Compound for Hypertension：A Prospective，Open-Label，and Multicenter Clinical Trial in China ［J］. Current Therapeutic Research，2015：S0011393X15000120.

［47］HUO Y，LI J，QIN X，et al. Efficacy of folic acid therapy in primary prevention of stroke among adults with hypertension in China The CSPPT randomized clinical trial ［J］. JAMA，2015，313（13）.

［48］WANG Z，HAO G，WANG X，et al. Clinical outcomes and economic impact of the 2017 ACC/AHA guidelines on hypertension in China ［J］. J Clin Hypertens，2019，21（8）：1212-1220.

［49］陈露丝，岳晓军，李韶南. 社区综合防治合作模式对基层高血压病患者的药物经济学评价 ［J］. 广州医药，2018，49（4）：25-29.

［50］梁小华，顾东风，张欢，等. 社区高血压患者健康管理药物治疗和直接医疗费用分析 ［J］. 中华预防医学杂志，2011，45（8）：732-736.

［51］梁小华，高血压社区健康管理卫生经济学评价及糖尿病手机管理效果评价研究 ［D］. 北京：北京协和医学院，2011.

2.1.11　儿童高血压

2.1.11.1　概述

近20年，随着肥胖及相关膳食生活行为危险因素在儿童青少年（指18岁以下）人群中的流行，我国儿童青少年原发性高血压的检出率逐年升高。虽然儿童期主要表现为轻、中度的血压水平升高，但由于血压轨迹现象及大量循证数据揭示的儿童期持续性血压升高对近、远期靶器官损害的不可逆性，现阶段我国高血压儿童期防控重点应该立足于：①从生理指标和生活行为两个维度，提高我国儿童人群的心血管健康水平。既要保持理想的体重、血压、血糖和血脂水平，更要强调从小养成健康饮食和充分身体活动的行为习惯，始终远离烟草。②针对儿童青少年期原发性高血压起病和进展隐蔽的特点，要提倡从小知晓血压的理念，将血压视同与身高、体重、视力同样重要的生长发育指标纳入儿童系统保健和健康管理体系，通过对易患高血压儿童青少年的血压水平监测，提高对血压偏高儿童的早期识别率和干预率，实现保护靶器官的目的。

2.1.11.2　儿童青少年高血压的诊断标准及病因

（1）诊断标准

迄今，尚无法获得儿童青少年血压水平与心血管事件发生风险关联的数据。儿童青少年高血压采用参照人群血压的第95百分位（P_{95}）界值判断，即同性别、同年龄和同身高的SBP和（或）DBP$\geqslant P_{95}$。鉴于生长发育与血压升高对靶器官损害的敏感程度存在种族间差异，通常各国采用本国参照人群的判定标准，表2-1-21为主要的国内外标准。在流行病学调查时，尽管采用不同标准获得的单一时点的儿童高血压检出率有所差异，但经过非同日3个时点的血压测量评估后的儿童高血压患病率均大幅下降，并趋于回归至真实的儿童高血压患病率（3%～5%）[1]。国内外指南一致推荐将非同日3个时点的血压筛查评估策略作为儿童高血压诊断的必要程序[2,3]。除非特殊说明，本文提到的儿童高血压患病率均为单一时点的测量结果。

表2-1-21　主要儿童青少年高血压标准来源的参照人群及特征

标准名称	参照人群特征	样本量（例）	判定高血压界值点	适用年龄（岁）
中国2010标准[4]	11项横断面调查，包括超重肥胖儿童	112 227	P_{95}	3～17
中国2017标准[5]	同中国2010标准，但排除严重肥胖儿童	106 123	P_{95}	3～17
美国2004标准[6]	11项横断面调查，包括超重肥胖儿童	63 227	P_{95}	1～17
美国2017标准[3]	同美国2004年标准，但排除超重肥胖儿童	49 967	<12岁：P_{95} $\geqslant$13：130/80	1～17
国际标准（2016）[7]†	7个国家横断面调查，排除超重肥胖儿童	52 636	P_{95}	6～17

注：† 国际标准的血压数据来自7个国家各自独立开展的多项现况调查；样本构成为：伊朗28.2%，中国17.7%，美国16.7%，韩国11.8%，印度10.9%，波兰10.1%，突尼斯4.6%

2017年发布的《中国3～17岁男、女年龄别和身高别的血压参照标准》（中国2017标准），对2010标准进行了更新，具有如下特点：①增加了身高别血压界值，避免对过高、过低身材儿童的血压水平的误诊和漏诊；②采用柯氏第V音（K5）判定DBP，使新标准可用于评估采用示波技术测量的血压数据；③首次具有预测远期靶器官损害风险的循证依据。新标准研制团队，利用北京儿童血压队列（BBS）随访27年的研究数据，比较表2-1-22四个标准预测成年期高血压和心血管靶器官损害的能力[8]。结果显示：采用中国2017标准诊断的儿童高血压与BBS队列30～42岁时罹患高血压和心血管靶器官亚临床损害指标之间的关联强度高于美国2004标准和国际标准（表2-1-22）。因此，《中国高血压防治指南（2018年修订版）》推荐[2]使用中国2017标准作为我国儿童青少年高血压的诊断标准。

表2-1-22　4个标准定义的儿童高血压与成年高血压及靶器官损害的关联，OR（95% CI）[†]

成年期 心血管亚临床损害	中国2017标准	美国2004标准	美国2017标准	国际标准（2016）
高血压	2.33（1.53～3.57）***	2.19（1.39～3.46）**	1.99（1.30～3.06）**	2.05（1.34～3.15）**
动脉硬化[‡]	1.78（1.24～2.55）**	1.62（1.08～2.41）*	1.83（1.27～2.65）**	1.71（1.18～2.46）**
动脉粥样硬化[‡]	1.49（1.05～2.10）*	1.37（0.93～2.02）	1.46（1.02～2.08）*	1.41（0.99～2.01）
左心室肥厚[‡]	1.70（1.20～2.40）**	1.75（1.19～2.58）**	1.99（1.39～2.83）***	1.83（1.29～2.60）**
上述任意1项异常	2.09（1.51～2.91）***	1.89（1.31～2.73）**	2.08（1.48～2.92）***	2.06（1.47～2.88）***

注：[†] 调整了年龄、性别，儿童期BMI，成年期吸烟、饮酒、身体活动等
[‡] 动脉硬化：颈-股动脉脉搏波传导速度（cf-PWV）≥该研究人群年龄、性别的P_{75}；动脉粥样硬化：颈动脉内膜中层厚度≥P_{75}或合并斑块；左心室肥厚：左心室质量指数（LVMI）≥P_{75}；* $P<0.05$，**$P<0.01$，***$P<0.001$

同时，为方便临床医师对高血压患儿的快速诊断，中国学者在中国2017标准基础上，研发出适合个体快速评估的"简易标准"（表2-1-23）。"简易标准"与"表格标准"诊断儿童高血压的一致率接近95%，对成年心血管靶器官损害的预测效果较好[9]。实际应用中，对"简易标准"筛查出的可疑高血压患儿，再根据年龄、性别对应的血压界值表判定。

表2-1-23　中国3～17岁儿童青少年高血压筛查的简易标准

性别	SBP（mmHg）	DBP（mmHg）
男	100＋2×年龄	65＋年龄
女	100＋1.5×年龄	65＋年龄

（2）住院儿童高血压的诊断及主要病因

迄今，国内关于儿童高血压的病因学数据基本来自单中心对住院病历的回顾性研究。住院患儿主要是继发性高血压，并不能反映我国儿童高血压分型的真实状况。近年，随着儿童高血压逐渐被重视，住院高血压病例中的原发型比例明显上升，尤其在10岁以上、超重肥胖及有高血压家族史的人群中，原发性高血压占比达78.9%。继发性高血压病因中，肾脏疾病始终占据首位；近年，药物源性高血压的比例升高，见表2-1-24。

表2-1-24　儿童继发性高血压的病因顺位（构成比，%）

病因顺位	首都儿科研究所 （2013～2017年）[10]	北京儿童医院 （2003～2007年）[11]	北京大学第一医院 （1993～2012年）[12]	白求恩第一医院 （2002～2012年）[13]
1	肾源性（43.1）	肾源性（39.9）	肾源性（79.5）	肾源性（49.0）
2	中枢神经系统（15.7）	内分泌系统（29.8）	药物/中毒/代谢/肿瘤（6.3）	药源性（18.3）
3	药物/中毒/代谢/肿瘤（11.8）	心血管系统（13.9）	心血管系统（1.9）	心血管系统（16.3）
4	心血管系统（9.8）	中枢神经系统（8.2）	内分泌系统（1.3）	内分泌系统（5.2）
5	内分泌系统（5.8）	其他（8.2）	其他（11.2）	中枢神经系统（4.6）
6	其他（13.7）	—	—	其他（6.5）

2.1.11.3 儿童高血压流行现状与特征

（1）患病率

2010年全国学生体质调研（$n=19$万，7～17岁，汉族）显示[14]：中国学龄儿童高血压患病率为14.5%，男生高于女生（16.1% vs 12.9%），随年龄增长逐渐上升（$P<0.001$），见图2-1-17。

（2）变化趋势

根据中国健康与营养调查（CHNS）近20年内多次现况调查结果[15]：监测地区学龄儿童高血压患病率从1993年的10.0%上升至2011年的12.9%，年均增加0.16个百分点（图2-1-18）。

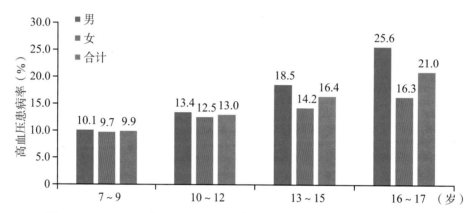

图2-1-17　2010年中国不同年龄段儿童青少年的高血压患病率

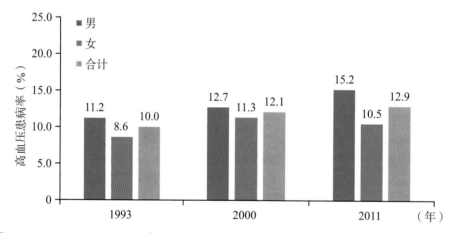

图2-1-18　1993～2011年中国7～17岁儿童青少年高血压患病率变化趋势

2.1.11.4 儿童青少年高血压的影响因素

（1）肥胖

肥胖是儿童青少年原发性高血压的第一位危险因素。对1995～2014年全国学生体质与健康调研（$n=943\,128$，7～17岁，男占49.7%）数据中的汉族儿童血压与肥胖状态进行关联分析[16]，结果显示：在调整了年龄、身高、调研地区（省、城乡）等因素后，超重肥胖对高血压患病风险的独立贡献（归因危险度百分比，PAR%）从1995年的6.3%上升至2014年的19.4%，对收缩期高血压的PAR%从1995年的7.4%升至2014年的26.2%，其增幅是同期对舒张期高血压PAR%增幅的2倍，见图2-1-19。提示肥胖儿童是高血压防治的重点人群。

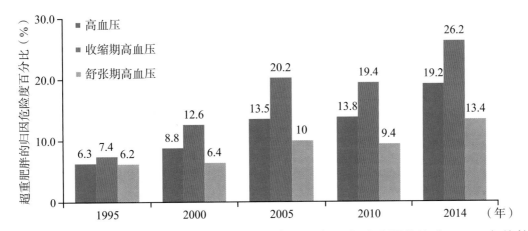

图2-1-19 1995～2014年超重和肥胖儿童高血压归因危险度百分比（PAR%）趋势

注：模型中调整了年龄、性别、身高、地区和经济水平

近年，随着脂肪精准评估技术的逐渐应用，发现蓄积于不同部位的脂肪与血压之间的关联不同。对全国6个城市（北京、济南、长春、银川、上海、重庆）8460例（男50.4%）6～18岁儿童血压水平与体脂肪分布部位的研究发现[17]：在调整了地区、性别、青春期发育、家庭收入、身体活动、吸烟和局部脂肪量的影响后，蓄积于躯干（OR＝1.53，95%CI：1.27～1.84）和腹部的脂肪（OR＝1.58，95%CI：1.35～1.84）可增加高血压患病风险，而下肢脂肪质量每增加一个标准差，高血压风险下降19%（OR＝0.81，95%CI：0.68～0.96），见图2-1-20。

（2）生活行为方式

对南京市城区小学四年级、初一年级学生（n＝10 091，男占53.1%）的血压水平和含糖饮料（如可乐、雪碧等）摄入情况进行分析[18]，发现无论是在正常体重组还是超重肥胖组，含糖饮料摄入组的高血压患病风险（OR）是未摄入组的1.78倍（95%CI：1.20～2.65）和1.28倍（95%CI：1.01～1.61），见图2-1-21。

对7所城市（上海、广东、湖南、辽宁、宁夏、天津和重庆）青少年（13～17岁，n＝18 757，男占49.0%）的血压水平与蔬菜摄入情况分析[19]，结果显示：在不同体重状态儿童中，高血压的患病风险随着每日蔬菜摄入量的上升而下降。其中，在超重肥胖组中，与每日蔬菜摄入＜1份的儿童相比，每日蔬菜摄入≥3份，高血压患病风险下降37%（OR＝0.67，95%CI：0.42～0.95），见图2-1-22。

在北京开展的学龄儿童青少年心血管与骨健康促进（SCVBH）项目，对13 471例（男49.4%）6～16岁儿童青少年的睡眠时长、入睡时间和睡眠质量与血压水平进行分析[20]，发现：在调整了性别、年龄和各睡眠因素的相互影响后，打鼾（OR＝1.49，95%CI：1.32～1.69）和日睡眠不足7h（OR＝1.53，

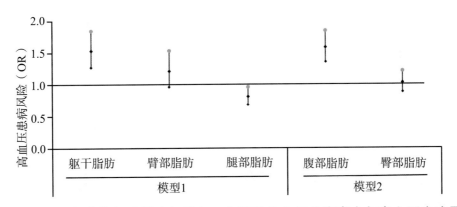

图2-1-20 不同部位脂肪蓄积质量（每增加1个标准差）与儿童青少年高血压患病风险（OR）

注：模型1调整地区、性别、青春期发育情况、家庭收入、身体活动、吸烟、躯干脂肪、臀部脂肪和腿部脂肪（已在模型中的变量除外）；模型2调整地区、性别、青春期发育情况、家庭收入、身体活动、吸烟、腹部脂肪和臀部脂肪（已在模型中的变量除外）

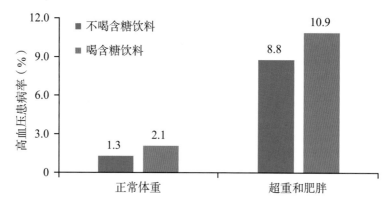

图 2-1-21 不同体重状态儿童青少年含糖饮料摄入与高血压患病率

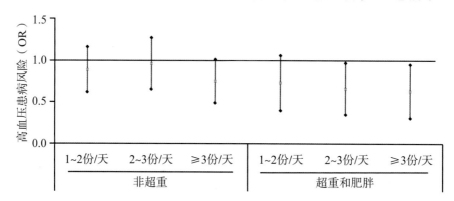

图 2-1-22 不同蔬菜摄入水平的儿童青少年高血压患病风险（OR）

注：1份蔬菜指成年人拳头大小量的蔬菜；模型调整了性别、年龄、地区、BMI、身体活动水平、水果摄入水平、吸烟和饮酒等影响因素

95%CI：1.28 ～ 1.81）均可增加高血压的患病风险，而入睡时间晚于23：00与儿童高血压呈现边际关联（OR = 1.21，95%CI：1.00 ～ 1.45）。

（3）社会经济因素

香港地区对14 842例（平均年龄12.1岁 ±3.5岁；男占50.3%）儿童青少年的血压与家庭社会经济水平进行关联分析[21]，发现母亲文化水平偏低组（初中及以下）的儿童高血压患病率（8.55%）高于母亲文化水平较高（高中及以上）组的儿童（7.56%），调整了性别、年龄、父母BMI等影响因素后，母亲文化水平偏低组儿童青少年的高血压患病风险是对照组儿童的1.18倍（95% CI：1.01 ～ 1.36）；未发现不同收入水平之间儿童青少年高血压患病率的差异，见图2-1-23。

（4）家族史和遗传因素

儿童高血压存在家族聚集现象。北京代谢综合征研究（BCAMS）对19 088例6 ～ 17岁儿童的血压及父母高血压史进行调查[22]，结果显示：在调整年龄、性别、BMI、青春期、父母文化水平等因素后，双亲

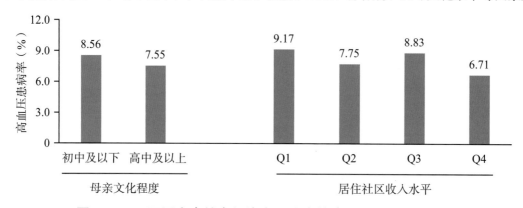

图 2-1-23 不同家庭社会经济水平儿童的高血压患病率（%）

之一为高血压的子女，患高血压的风险（OR）是双亲血压均正常组的1.3 ～ 1.7倍。

此外，肥胖的家族聚集性也是儿童青少年高血压发生的重要危险因素。对上海3316例6 ～ 18岁儿童青少年（男52.4%）的血压水平与父母体重状态进行分析[23]，结果显示：在调整了年龄、性别、身体活动、膳食等因素后，与双亲均不超重组（BMI＜24kg/m²）相比，父亲超重（BMI≥24kg/m²）组的子女血压水平升高了1.5 ～ 1.7 mmHg［SBP（1.5±0.3）mmHg；DBP（1.7±0.4）mmHg］，母亲超重组的子女SBP和DBP水平分别升高了（1.9±0.5）mmHg和（1.7±0.4）mmHg。进一步分析发现，双亲均超重引起的子女BMI上升，可分别解释子女SBP和DBP升高的92.2%和55.6%。

2.1.11.5　儿童青少年高血压与靶器官损害

（1）近期靶器官损害

中国儿童青少年心血管健康调查（CCACH）项目组采用非同日3个时点高血压筛查策略，对济南（$n = 7840$）检测出的333名（男71.5%）6 ～ 17岁原发性高血压儿童青少年的靶器官损害情况进行检测评估[24]，发现：高血压儿童中存在肾、肝、心脏、血管等不同程度的靶器官损害。其中，超重肥胖儿童较正常体重儿童更容易伴有谷丙转氨酶（ALT）或谷草转氨酶（AST）升高（8.0% vs 5.7%）、左心室肥厚（14.6% vs 36.8%）和颈动脉内中膜厚度（cIMT）增加（40.0% vs 48.8%）。

对2014年参加辽宁省学生健康体检的初高中学生（$n = 16\ 882$，13 ～ 18岁，男占49.8%）的血压与视力水平的关联性分析发现[25]：在调整了年龄、地区、睡眠时间、BMI、户外活动时间、家庭作业时间的影响后，脉压差≥51 mmHg的男生和女生，其视力低下风险分别是对照组（脉压差≤30 mmHg）视力低下风险的1.6倍（95%CI：1.3 ～ 1.9）和1.4倍（95%CI：1.2 ～ 1.7）。

对河南省安阳市城区初一学生（$n = 1501$，男占52.8%，平均年龄12.7岁）进行血压和眼底检查发现[26]：SBP每上升10mmHg，眼底小动脉和小静脉的直径分别下降3.07μm和2.06μm；DBP每上升10mmHg，眼底小动脉和小静脉的直径分别下降4.02μm和2.34μm。

（2）儿童青少年高血压对成年期亚临床心血管病变的作用

北京儿童高血压队列研究（BBS）（$n = 1259$，6 ～ 18岁，随访24年，随访率51.6%）发现：基线诊断为高血压的儿童较血压正常儿童在成年后更易罹患高血压和发生心血管重构，其高血压及心血管重构风险分别是血压正常儿童的2.1倍和1.5倍，且随着年龄组上升风险随之升高（表2-1-25）[27]。进一步分析发现，儿童期BMI增加与SBP上升可同时使成年期心血管重构风险增加0.24 ～ 1.89倍[28]。提示，应加强对肥胖合并高血压患儿的早期筛查与干预。

表2-1-25　儿童青少年期血压对成年期高血压及心血管重构的影响，OR（95%CI）†

成年期	低年龄组（6 ～ 12岁）			高年龄组（13 ～ 18岁）		
	血压正常	高血压	OR（95%CI）	血压正常	高血压	OR（95%CI）
高血压	8.6	18.9	1.9（1.1 ～ 3.5）	11.6	24.0	2.5（1.4 ～ 4.4）
心血管重构‡	40.1	50.7	1.4（0.9 ～ 2.0）	40.4	57.4	1.6（1.1 ～ 2.4）

注：†模型控制了年龄、性别、成人身高和BMI等因素

‡心血管重构包括下述至少1项：颈－股动脉脉搏波传导速度（cfPWV）≥P_{80}，颈动脉内膜中层厚度（cIMT）≥P_{80}或合并斑块，左心室质量指数（LVMI）≥P_{80}

2.1.11.6　预防

（1）全人群预防策略

随着我国健康战略从治疗疾病为中心向促进健康为中心的转变，从儿童期开始防控慢病的重要性和

紧迫性日益凸显。基于主动健康理念的全生命周期心血管健康是儿童期高血压的全人群防控策略的发展方向。2010年美国心脏协会（American Health Association，AHA）提出"理想心血管健康（cardiovascular health，CVH）"的定义[29,30]，采用4项生活行为因素指标（吸烟、身体活动、膳食、BMI）和3项生理指标［血压（BPs）、总胆固醇（TC）、空腹血糖（FG）］相结合，全面综合反映人群及个体的心血管健康水平（表2-1-26）。不同国家、地区和种族人群的研究结果显示，该定义评估的心血管健康状况对人群心血管疾病死亡专率、全死因死亡率、癌症等疾病的发生风险具有预测效果[31,32]。

表2-1-26　儿童心血管健康定义与评分

	心血管健康指标						
评分	吸烟	身体活动 每天从事中、高强度身体活动的时间	膳食模式† 1.水果和蔬菜≥1次/天 2.乳制品≥1次/天 3.水产品≥2次/周 4.油炸/西式快餐≤2次/周 5.含糖饮料≤2次/周	BMI	总胆固醇 mmol/L	血压 性别、年龄、身高别百分位	空腹血糖 mmol/L
理想	不吸烟	≥60 min	满足4～5项	正常	<4.4	<P_{90}	<5.6
一般	NA	1～59 min	满足2～3项	超重	4.4～5.2	P_{90}～P_{95}	5.6～7.0
差	尝试吸烟或正在吸烟	无	满足≤1项	肥胖	≥5.2	≥P_{95}	≥7.0

注：†对AHA关于膳食模式的定义做了修改。AHA定义为：①全谷物≥90g/d；②蔬菜和水果≥450g/d；③鱼类/鱼油每周≥200g；④含糖饮料每周≤450kcal；⑤钠<1500mg/d

自2016年，我国学者相继对儿童青少年人群的理想心血管健康现况与趋势进行研究[33-35]。2013～2015年中国儿童青少年心血管健康调查（CCACH）项目组，采用修改的AHA定义（表2-1-26），对全国7个城市（北京、长春、济南、银川、上海、重庆、成都）12 618例（男50.7%）6～18岁儿童青少年进行上述7个指标的调查评估[33]，结果显示：7个指标均达到理想状态的比例只有0.5%，其中4个行为因素（吸烟、BMI、身体活动、膳食模式）均呈现理想状态的比例为0.9%，3项生理指标（TC、BPs、FG）均理想的比例为44.2%；单一指标中，不吸烟的达标率最高（90.7%），健康膳食的达标率最低（8.7%）；总体上，各指标的理想达标率表现为女性高于男性（身体活动除外），低年龄组（6～11岁）优于高年龄组（12～18岁）；地域上，南方学生的BMI、身体活动和空腹血糖达到理想状态的比例高于北方。

（2）高危人群预防策略

儿童青少年高血压防治的关键环节在于识别高血压患者和易患个体。然而，2012～2015年开展的全国高血压抽样调查（CHS）结果显示[36]：我国18～24岁的青年人群高血压知晓率仅5.7%（95%CI：3.0%～10.8%）。考虑到年龄与高血压知晓率的正相关关系，儿童人群中高血压的知晓率可能更低。由于血压轨迹现象，以及前瞻性研究数据已经证实的儿童期持续性血压升高对靶器官损害的不可逆性，要提倡从小知晓血压的理念，将血压视同与身高、体重、视力同样重要的生理发育指标纳入儿童系统保健和健康管理体系，提高知晓率，以尽早发现高危个体并实施早期干预，保护靶器官，提高全生命周期心血管健康水平。

此外，肥胖是目前我国儿童青少年高血压的首要危险因素。为推动儿童青少年肥胖防控工作，自2007年起我国相继发布了《中国学龄儿童少年超重和肥胖预防与控制指南》《中国儿童肥胖报告》和《中国肥胖预防和控制蓝皮书》等行业报告。同期，针对中小学生开展的"阳光体育运动-每天锻炼1小时""快乐10分钟"和"学生营养周"等活动，倡导从小养成健康行为和生活方式，以达到控制儿童肥胖及慢病防治的目的。

对北京10所学校招募的438例7～12岁的超重肥胖儿童（男占36.1%）进行非随机干预对照研究[37]，结果显示：与无任何干预措施的对照组比较，综合干预组（同时采取"快乐10分钟"运动和膳食干预）在干预后SBP下降4.4（95%CI：0.3～8.4）mmHg、DBP下降5.5（95%CI：2.2～8.8）mmHg；而单纯运动干预组或单纯膳食干预组在干预前后的血压水平差异没有统计学意义，见图2-1-24。

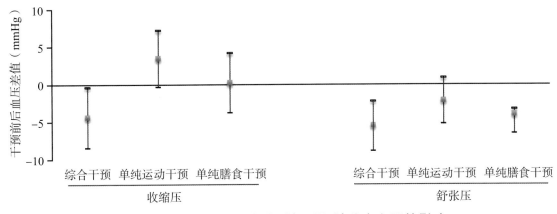

图2-1-24　不同干预方式对超重肥胖儿童血压的影响

2.1.11.7　干预措施及意义

儿童高血压若不加以干预，一方面以血压轨迹的形式持续发展为成年人高血压，并增加成年人心血管疾病的提早发病风险。另一方面，即便血压轻度升高，也会造成儿童心脏、脑、血管和肾脏等重要靶器官损害，引起一系列并发症，形成对发育和健康的双重损害，带来沉重的疾病与社会负担。《中国高血压防治指南（2018）》指出[2]：对1级高血压［SBP和(或)DBP $\geqslant P_{95} \sim < P_{99} + 5$ mmHg］强调积极的生活方式干预；对2级高血压（SBP/DBP $\geqslant P_{99} + 5$ mmHg）的药物治疗从小剂量和单一用药开始，制订个体化调整治疗方案和治疗时限。尽管在临床实践中，儿科医师已通过非药物治疗，如控制体重、调整膳食、增强身体活动、保证充足睡眠等，以及药物治疗手段（如卡托普利）使患儿达到血压控制目标，但遗憾的是，目前国内尚无针对高血压儿童青少年开展药物或非药物干预实验的相关研究结果发表。

参 考 文 献

［1］SUN J，STEFFEN L M，MA C，et al. Definition of pediatric hypertension：are blood pressure measurements on three separate occasions necessary？［J］. Hypertension research，2017，40（5）：496-503.

［2］中国高血压防治指南修订委员会. 中国高血压防治指南（2018年修订版）［J］. 中国心血管杂志，2019，24（01）：24-56.

［3］FLYNN J T，KAELBER D C，BAKER-SMITH C M，et al. Clinical Practice Guideline for Screening and Management of High Blood Pressure in Children and Adolescents［J］. Pediatrics，2017，140（3）：e20171904.

［4］米杰，王天有，孟玲慧，等. 中国儿童青少年血压参照标准的研究制定［J］. 中国循证儿科杂志，2010，5（1）：4-14.

［5］范晖，闫银坤，米杰. 中国3～17岁儿童性别、年龄别和身高别血压参照标准［J］. 中华高血压杂志，2017，25（5）：428-435.

［6］National High Blood Pressure Education Program Working Group on High Blood Pressure in Children and Adolescents. The fourth report on the diagnosis，evaluation，and treatment of high blood pressure in children and adolescents［J］. Pediatrics，2004，114（2 Suppl 4th Report）：555-576.

［7］XI B，ZONG X，KELISHADI R，et al. establishing international blood pressure references among nonoverweight children and adolescents aged 6 to 17 years［J］. Circulation，2016，133（4）：398-408.

［8］FAN H，HOU D，LIU J，et al. Performance of 4 definitions of childhood elevated blood pressure in predicting subclinical cardiovascular outcomes in adulthood［J］. Journal of Clinical Hypertension，2018，20：508-514.

［9］范晖，闫银坤，米杰. 中国3—17岁儿童血压简化标准的研制［J］. 中华高血压杂志，2017，25（5）：436-440.

［10］李丹，李晓惠，石琳等. 住院儿童高血压232例病因构成与临床分析［J］. 中华实用儿科临床杂志，2019，34（13）：993-996.

［11］刘冲，杜忠东，李霞，等. 住院儿童高血压的病因分析及鉴别诊断［J］. 首都医科大学学报，2010，31（2）：187-191.

［12］张仪，齐建光. 肖慧捷等. 275例住院儿童高血压的病因及临床分析［J］. 中国医刊，2014，49（12）：45-47.

［13］张德磊，翟淑波，王晶华，等. 203例高血压患儿的临床分析［J］. 中国实验诊断学，2013，12：2238-2240.

［14］DONG B，MA J，WANG H J，et al. The association of overweight and obesity with blood pressure among Chinese children and adolescents［J］. Biomedical and Environmental Sciences，2013，26（6）：437-444.

［15］李双双，马传伟，席波，等. 中国7—17岁儿童青少年1993—2011年血压偏高变化趋势分析［J］. 中国学校卫生，2016，37（10）：1449-1452.

［16］DONG Y，MA J，SONG Y，et al. Secular trends in blood pressure and overweight and obesity in chinese boys and girls aged 7 to 17 years from 1995 to 2014［J］. Hypertension，2018，72（2）：298-305.

［17］YAN Y，LIU J，ZHAO X，et al. Regional adipose compartments confer different cardiometabolic risk in children and adolescents：The China child and adolescent cardiovascular health study［J］. Mayo Clin Proc，2019，94（10）：1974-1982.

［18］QIN Z，XU F，YE Q，et al. Sugar-sweetened beverages and school students' hypertension in urban areas of Nanjing，China［J］. Journal of Human Hypertension，2018，32（6）：392-396.

［19］YANG Y，DONG B，ZOU Z，et al. Association between vegetable consumption and blood pressure，stratified by BMI，among chinese adolescents aged 13 ～ 17 years：a national cross-sectional study［J］. Nutrients，2018，10（4）：E451.

［20］黄贵民，侯冬青，高爱钰，等. 北京市6—16岁儿童青少年睡眠状况与高血压的关联分析［J］. 中华预防医学杂志，2018，52（11）：1136-1139.

［21］IP P，HO FK，SO HK，et al. Socioeconomic gradient in childhood obesity and hypertension：a multilevel population-based study in a chinese community［J］. PLoS One，2016，11（6）：e0156945.

［22］席波，米杰，王俐，等. 北京市儿童青少年原发性高血压的家庭聚集性分析［J］. 中华流行病学杂志，2008，29（9）：849-854.

［23］XU R，ZHANG X，ZHOU Y，et al. Parental overweight and hypertension are associated with their children's blood pressure［J］. Nutr Metab（Lond），2019，16：35.

［24］YANG L，YANG L，Z Y. Prevalence of target organ damage in chinese hypertensive children and adolescents［J］. Front Pediatr，2018，6：333.

［25］ZHAO M，WANG W，YU H，et al. Elevated blood pressure is associated with higher prevalence of low visual acuity among adolescent males in Northeast China［J］. Scientific Report，2017，7（1）：15990.

［26］HE Y，LI SM，KANG M T，et al. Association between blood pressure and retinal arteriolar and venular diameters in chinese early adolescent children，and whether the association has gender difference：a cross-sectional study［J］. BMC Ophthalmology，2018，18（1）：133.

［27］LIANG Y，HOU D，SHAN X，et al. Cardiovascular remodeling relates to elevated childhood blood pressure：Beijing Blood Pressure Cohort Study［J］. International Journal of Cardiology，2014，177（3）：836-839.

［28］YAN YK，HOU DQ，LIU JT，et al. Childhood body mass index and blood pressure in prediction of subclinical vascular damage in adulthood：Beijing blood pressure cohort［J］. Journal of Hypertension，2017，35：47-54.

［29］LLOYD-JONES DM，HONG Y，LABHARTHE D，et al. Defining and setting national goals for cardiovascular health promotion and disease reduction：the American Heart Association's strategic impact goal through 2020 and beyond［J］. Circulation，2010，121（4）：586；613.

［30］STEINBERGER J，DANIELS SR，HAGBERG N，et al. Cardiovascular Health Promotion in Children：Challenges and Opportunities for 2020 and Beyond：A Scientific Statement From the American Heart Association［J］. Circulation，2016，134（12）：e236-e255.

［31］DONG C，RUNDEK T，WRIGHT CB，et al. Ideal cardiovascular health predicts lower risks of myocardial infarction，stroke，and vascular death across Whites，Blacks，and Hispanics：the northern Manhattan study［J］. Circulation，2012，25（24）：2975-2984.

［32］HAN C，LIU FC，YANG XL，et al. Ideal cardiovascular health and incidence of atherosclerotic cardiovascular disease among Chinese adults：the China-PAR project［J］. China Life Sci，2018，61（5）：504-514.

［33］YAN Y，LIU J，ZHAO X，et al. Cardiovascular health in urban Chinese children and adolescents［J］. Annals medicine，2019，51（1）：88-96.

［34］DONG H，YAN Y，LIU J，et al. Alarming trends in ideal cardiovascular health among children and adolescents in Beijing，China，2004 to 2014［J］. Int J Cardiol，2017，231：264-270.

［35］陈芳芳，常素英，侯冬青，等. 2017—2018年北京市6 ～ 16岁儿童青少年心血管健康状况［J］. 中华预防医学杂志，2018，52（11）：1124-1129.

［36］WANG Z，ChEN Z，ZHANG L，et al. Status of hypertension in china：results from the china hypertension survey，

2012—2015［J］. Circulation，2018，137（22）：2344-2356.

［37］WANG J J，LAU W C，WANG H J，et al. Evaluation of a comprehensive intervention with a behavioural modification strategy for childhood obesity prevention：a nonrandomized cluster controlled trial［J］. BMC Public Health，2015，15：1206.

2.2　血脂异常

2.2.1　血脂异常的定义与诊断

2.2.1.1　成年人

《2016年中国成人血脂异常防治指南》（修订版）对我国成人血脂异常定义为：血脂检测高于合适水平或异常降低水平。我国成年人血脂理想水平、合适水平与异常切点如表2-2-1所示[1]。

表2-2-1　中国人群血脂合适水平和异常分层标准［mmol/L（mg/dl）］

分层	TC	LDL-C	HDL-C	非-HDL-C	TG
理想水平		＜2.6（100）		＜3.4（130）	
合适水平	＜5.2（200）	＜3.4（130）		＜4.1（160）	＜1.7（150）
边缘升高	≥5.2（200）且＜6.2（240）	≥3.4（130）且＜4.1（160）		≥4.1（160）且＜4.9（190）	≥1.7（150）且＜2.3（200）
升高	≥6.2（240）	≥4.1（160）		≥4.9（190）	≥2.3（200）
降低			＜1.0（40）		

注：该表各切点适用于ASCVD一级预防人群。ASCVD.动脉粥样硬化性心血管疾病；TC.总胆固醇；LDL-C.低密度脂蛋白胆固醇；HDL-C.高密度脂蛋白胆固醇；非-HDL-C.非高密度脂蛋白胆固醇；TG.甘油三酯

2.2.1.2　儿童

2008年的一项流行病学研究首次提出了我国12～18岁青少年的血脂参考范围，但因缺乏我国儿童青少年大规模的可靠血脂数据，所以我国儿童青少年血脂异常仍多采用美国国家胆固醇教育计划（NCEP）或美国国家心肺血液病研究所（NHLBI）专家组提出的诊断切点（表2-2-2）[2]。新近一项由中国儿童青少年心血管健康（CCACH）研究组开展的全国多中心横断面研究纳入12 875例6～18岁儿童和青少年（男性51.5%），提出了我国儿童和青少年性别和年龄特异的筛查血脂异常的新切点（表2-2-3），而且该新切点对预测肥胖和高血压的敏感性、特异性、阳性预测价值、阴性预测价值均优于NCEP切点[3]。

表2-2-2　我国与美国儿童的血脂异常水平参考范围（mmol/L）

年份	TC	LDL-C	HDL-C	TG
中国12～18岁，2008年	≥5.07	≥3.32	＜0.92	≥1.9
美国NCEP，1992年	≥5.18	≥3.37		
美国NHLBI，2011年	≥5.18	≥3.37	＜1.04	≥1.13（0～9岁）≥1.47（10～19岁）

注：TC.总胆固醇；LDL-C.低密度脂蛋白胆固醇；HDL-C.高密度脂蛋白胆固醇；TG.甘油三酯；NCEP.美国国家胆固醇教育计划；NHLBI.美国国家心肺血液病研究所

表2-2-3 CCACH研究组提出的我国儿童和青少年性别、年龄特异的血脂异常切点

年龄（岁）	TC（mmol/L）				LDL-C（mmol/L）				HDL-C（mmol/L）		TG（mmol/L）			
	边缘升高		升高		边缘升高		升高		降低		边缘升高		升高	
	男童（98th）	女童（96.6th）	男童（99.8th）	女童（99.6th）	男童（97.4th）	女童（97.3rd）	男童（99.5th）	女童（99.4th）	男童（12.4th）	女童（4.7th）	男童（93.2th）	女童（96.9th）	男童（97.7th）	女童（99.3rd）
6	5.85	5.59	6.98	6.67	3.62	3.71	4.37	4.47	1.15	1.02	1.44	1.97	1.96	2.94
7	5.78	5.55	6.89	6.62	3.56	3.67	4.30	4.41	1.15	1.01	1.40	1.92	1.90	2.83
8	5.72	5.49	6.82	6.56	3.53	3.61	4.35	4.34	1.15	1.01	1.40	1.90	1.89	2.78
9	5.70	5.42	6.79	6.47	3.52	3.53	4.24	4.25	1.15	1.00	1.44	1.91	1.95	2.77
10	5.66	5.34	6.64	6.37	3.50	3.46	4.22	4.17	1.13	0.99	1.50	1.95	2.02	2.80
11	5.57	5.26	6.49	6.27	3.46	3.40	4.17	4.09	1.11	0.98	1.54	1.98	2.08	2.82
12	5.44	5.19	6.34	6.19	3.39	3.35	4.09	4.03	1.09	0.97	1.56	1.97	2.11	2.79
13	5.32	5.15	6.25	6.15	3.34	3.35	4.03	4.03	1.07	0.98	1.57	1.94	2.13	2.72
14	5.24	5.17	6.23	6.17	3.32	3.39	4.00	4.08	1.06	0.99	1.59	1.88	2.15	2.62
15	5.22	5.22	6.24	6.23	3.33	3.45	4.02	4.16	1.05	1.00	1.61	1.81	2.18	2.51
16	5.23	5.26	6.24	6.28	3.37	3.49	4.07	4.20	1.04	1.01	1.63	1.75	2.21	2.41
17	5.23	5.25	6.24	6.26	3.40	3.47	4.11	4.17	1.02	1.01	1.67	1.72	2.26	2.34
18	5.20	5.20	6.20	6.20	3.40	3.40	4.10	4.10	1.00	1.00	1.70	1.70	2.30	2.30

注：TC. 总胆固醇；LDL-C. 低密度脂蛋白胆固醇；HDL-C. 高密度脂蛋白胆固醇；TG. 甘油三酯；CCACH. 中国儿童青少年心血管健康

2.2.1.3 特殊人群：家族性高胆固醇血症（FH）

我国缺乏统一的FH诊断标准，目前中国使用的FH诊断标准主要包括：欧洲"荷兰脂质诊所网络（DLCN）"标准、2018年中国FH专家共识标准[4]，后者为我国专家根据中国人群血LDL-C水平和FH特点、借鉴其他国家诊断标准而制定（图2-2-1）。我国近年已逐步开始FH筛查和注册工作，并用中国FH队列数据开发出中国FH简化标准（SCCFH）[5]和纳入Lp（a）的中国FH改良DLCN标准[6]，经与经典DLCN标准、基因检测进行比较，显示了很好的敏感性和特异性（图2-2-2，表2-2-4）。

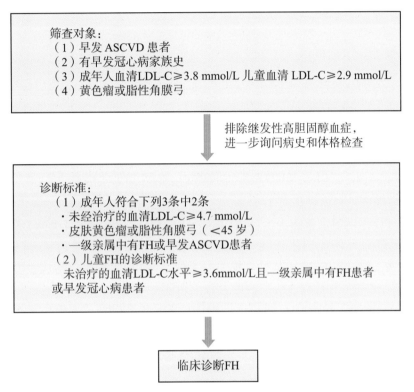

图2-2-1 2018年家族性高胆固醇血症筛查与诊治中国专家共识制定的FH诊断标准

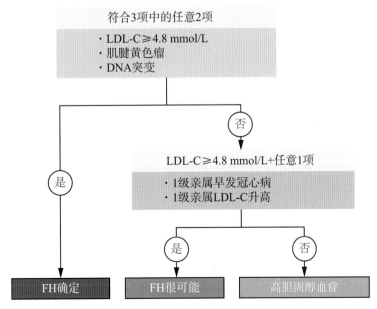

图2-2-2 中国FH简化诊断标准（SCCFH）

表 2-2-4　纳入 Lp（a）的中国 FH 改良 DLCN 标准

危险因素		分数
未治疗 LDL-C 水平	≥8.0mmol/L	8
	6.0 ～ 8.0mmol/L	4
	4.8 ～ 6.0mmol/L	2
	＜4.8mmol/L	0
Lp（a）水平	≥22mg/dl	1
	＜22mg/dl	0
早发冠心病	是	2
	否	0
肌腱黄色瘤	是	6
	否	0
冠心病或高胆固醇血症家族史	是	1
	否	0
FH 临床表型诊断		评分≥6

注：DLCN.荷兰脂质临床网络；LDL-C.低密度脂蛋白胆固醇；Lp（a）.脂蛋白（a）

　　基因检测可确诊 FH 并用于家系筛查。目前国际公认的 FH 致病基因有 4 个：*LDLR*、*ApoB*、*PCSK9* 和 *LDLRAP1*。至 2019 年为止，中国 FH 患者基因检测数据显示 *LDLR* 和 *APOB* 是我国 FH 主要致病基因，占 90% 以上，*PCSK9* 少见，*LDLRAP1* 更为罕见。相关突变位点有 170 多种，包括从我国中南地区 FH 患者中发现的新突变位点[7,8]，中国 FH 筛查诊断率数据为每个先证者可确认 2.8 个新病例[9]。值得注意的是，基因检测阴性不能否定 FH 诊断，我国 FH 文献报道，按 DLCN 标准诊断为"很可能/确定"的 FH 人群中致病基因突变阳性率仅为 46.9% ～ 58.5%[10,6]。

2.2.2　血脂异常的流行病学

2.2.2.1　血脂水平

（1）成年人

　　我国人群血脂水平近年来呈现明显上升趋势，尤其是胆固醇水平[11]。最近的两次全国范围内大规模流行病学调查研究分别是 2013 ～ 2014 年第四次"中国慢性病与危险因素监测（CCDRFS）"和 2015 年"中国成人营养与慢性病监测（Chinese Adults Nutrition and Chronic Diseases Surveillance，CANCDS）"项目[12,13]。CCDRFS 项目在全国 31 个省 298 个监测点（农村 177 个，城市 121 个）对中国成年人的血脂水平、血脂异常患病率和 LDL-C 达标情况进行了调查，共纳入我国 ≥18 岁以上成年人 163 641 例；CANCDS 项目是基于国家死亡监测系统，根据城市人口比例、总体人口规模、死亡率，对 8 个层次的 302 个监测点进行多阶段分层整群随机抽样，共纳入我国 ≥18 岁成年人 179 728 例。这两项我国的最新大型流调结果显示，我国居民血脂水平较 10 年前明显升高，男性高于女性，而城乡差异缩小[11-15]（图 2-2-3）。

（2）儿童与青少年

　　我国一项横断面调查研究分别纳入 6 ～ 18 岁儿童 1660 例（2004 年）和 1649 例（2014 年）[16]，结果显示我国儿童青少年血脂水平 10 年来呈明显上升趋势（P 均＜0.001）（图 2-2-4），合并超重的儿童平均血脂水平明显高于非超重儿童（P＜0.01）（图 2-2-5）。另一项全国性调查对 16 100 例 6 ～ 17 岁儿童青少年（男孩 51%）进行了血脂检测，发现独生子女血脂水平明显高于非独生子女[17]（图 2-2-5）。

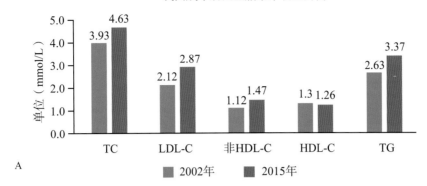

我国成年居民血脂水平明显升高

A

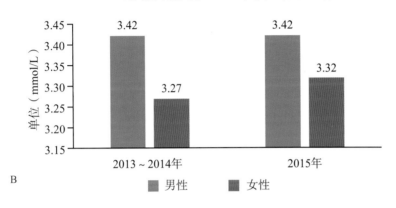

我国成年居民非HDL-C水平性别差异显著

B

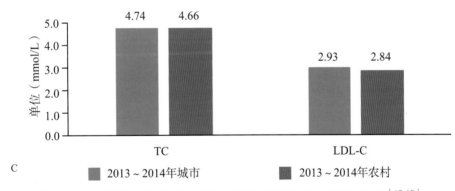

我国成年居民胆固醇水平城乡差异缩小

C

图2-2-3　我国成年居民血脂水平趋势及城乡、性别差异[12-15]

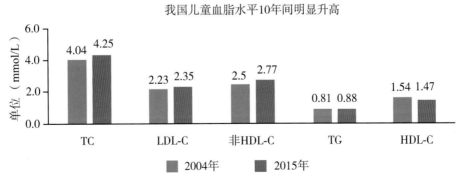

我国儿童血脂水平10年间明显升高

图2-2-4　我国6～18岁儿童血脂水平10年变化

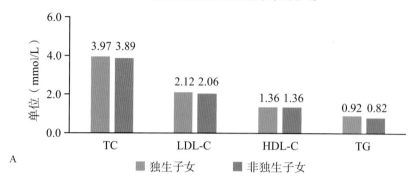

独生子女对儿童血脂水平的影响

A

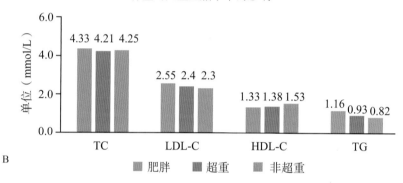

体重对儿童血脂水平的影响

B

图2-2-5　我国儿童的血脂水平、变化趋势与影响因素

2.2.2.2　患病率

（1）成年居民

1）流行病学调查

我国2002～2015年大型流行病学调查研究显示，成年人血脂异常13年来总体患病率（定义为存在任一类型的血脂异常）大幅上升，2002年中国成年人健康与营养调查（CHNS）、2010年中国慢性肾病工作组调查（CNSCKD）、2011年CHNS及2012年中国居民营养与慢性病状况调查显示，2002年、2010年、2011年和2012年中国≥18岁人群血脂异常总体患病率分别为18.6%、34.0%、39.91%和40.4%[18-21]（图2-2-6）。

血脂异常总体患病率随年龄增长而升高，中老年人群患病率较高，男性45～60岁达最高、60岁后略有下降，女性50岁后血脂异常患病率增长迅速、60岁以后超过男性、70岁后略有下降[20]。2013～2014年CCDRFS、2015年CANCDS、中国健康与退休纵向研究（CHARLS）2011年队列（≥45岁）与2013年CCDRFS项目中老年人群（$n=51\ 383$，≥60岁）的血脂异常患病率年龄分布数据汇总如图2-2-7所示[12,13,22,23]。

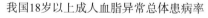

我国18岁以上成人血脂异常总体患病率

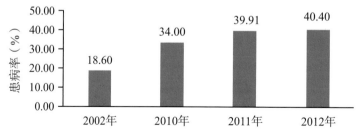

图2-2-6　中国成人血脂异常10年来总体患病率

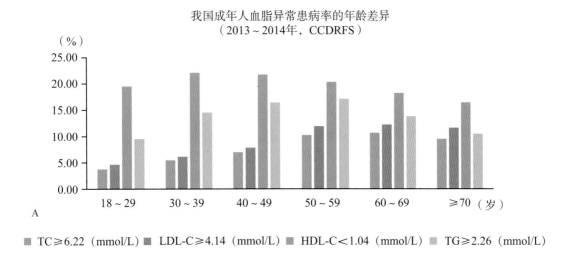

我国成年人血脂异常患病率的年龄差异
（2013～2014年，CCDRFS）

■ TC≥6.22（mmol/L） ■ LDL-C≥4.14（mmol/L） ■ HDL-C＜1.04（mmol/L） ■ TG≥2.26（mmol/L）

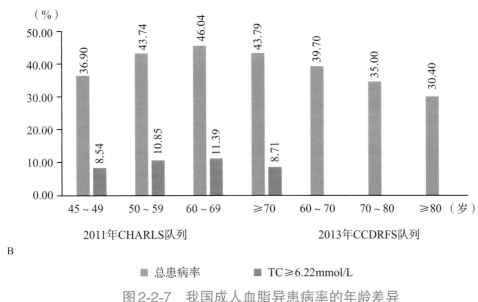

我国中老年人群患病率情况

■ 总患病率 ■ TC≥6.22mmol/L

图2-2-7 我国成人血脂异患病率的年龄差异

　　血脂异常总体患病率男性高于女性、而城乡差异缩小。中国高血压调查研究组（CHS）新近发表了2012～2015年我国东、中、西部地区成年人血脂异常的情况[24]。研究采用分层多阶段随机抽样方法，共纳入29 678例≥35岁成年人，结果显示，血脂异常总患病率男性高于女性，城乡差异消失，东部、中部和西部地区之间无差异。东、西部地区TC≥6.22mmol/L、LDL-C≥4.14mmol/L患病率较中部地区升高（P值分别为0.045、0.052），其他类型血脂异常东、中、西部地区之间无差异（图2-2-8）。2014年发表了一项中国西北部新疆地区心血管风险调查的多民族横断面研究[25]，该研究采用分层抽样方法，于2007年10月至2010年3月，根据政府登记的居住记录，对新疆地区7个城市26个村庄的汉族、维吾尔族、哈萨克族居民进行抽样调查，共随机抽取≥35岁成年人14 618例（汉族5757人，维吾尔族4767人，哈萨克族4094人）。结果显示，血脂异常总体患病率高达52.72%；男性高于女性、汉族高于其他两个民族（P＜0.000），见图2-2-8。

　　2）不同血脂异常类型的患病率及变化

　　2013～2014年第四次CCDRFS项目与2015年CANCDS项目数据均显示我国高胆固醇血症患病率较2010年显著升高2～4倍[12,13,26]；如果按胆固醇边缘升高为切点（TC≥5.2mmol/L、LDL-C≥3.4mmol/L），则TC升高和LDL-C升高的患病率分别高达28.5%和26.3%，高于低HDL-C血症和高TG血症这两种类型，提示我国居民血脂异常主要类型正在向高胆固醇血症发展（图2-2-9）。

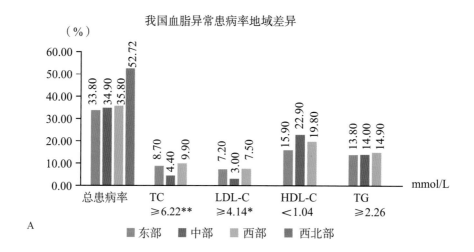

我国血脂异常患病率地域差异

A

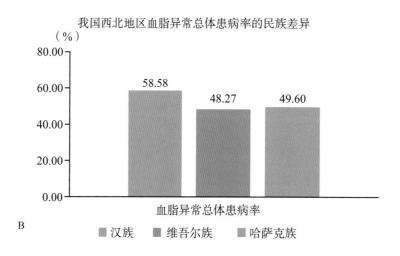

我国西北地区血脂异常总体患病率的民族差异

B

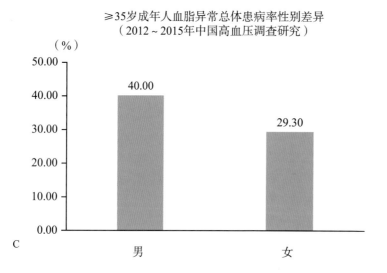

≥35岁成年人血脂异常总体患病率性别差异
（2012～2015年中国高血压调查研究）

C

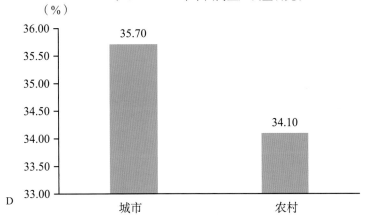

图2-2-8　我国血脂异常患病率的性别、地区（**$P=0.045$，*$P=0.052$）与民族差异

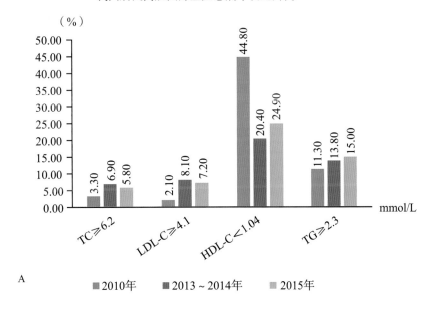

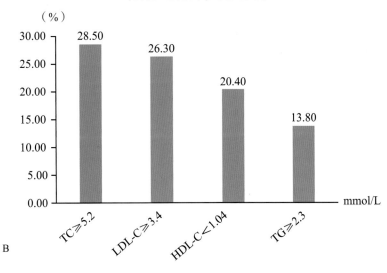

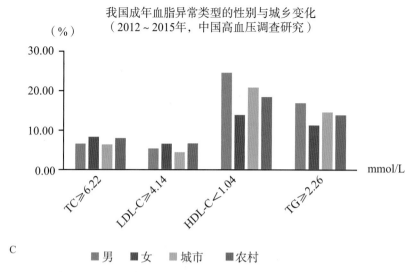

图2-2-9　中国成年人血脂异常类型转变为高胆固醇血症为主，女性、农村更显著

2015年CANCDS项目及2012 ~ 2015年CHS数据均显示男性的低HDL-C和高TG血症患病率高于女性，而女性的高TC和高LDL-C血症患病率高于男性[13,24]（图2-2-9）。

与血脂异常总体患病率城乡差异消失不同，血脂异常类型的城乡差异依然存在，表现为高TG血症、低HDL-C血症患病率城市高于农村，而高TC血症、高LDL-C血症患病率城乡差异反转为农村高于城市[24]（图2-2-9）。可见我国农村居民血脂异常也在向高胆固醇血症为主要类型发展。鉴于胆固醇对ASCVD的确定性致病作用，我国当前血脂异常类型的转变模式显然非常不利于ASCVD的防控。

（2）儿童青少年

前述我国针对6 ~ 18岁儿童青少年的小规模横断面调查研究（$n = 3249$），采用NHLBI儿童青少年血脂异常切点，结果显示：我国儿童青少年血脂异常患病率明显升高（图2-2-10）；高TC血症以外的其他各种类型血脂异常患病率，合并超重的儿童青少年均明显高于非超重儿童青少年[16]。一项横断面调查采用分层、群组随机法于2013 ~ 2014年抽取海南省和山西省7 ~ 18岁儿童青少年2283例（男性44.8%），结果显示：女性的高TC、高LDL-C、高脂血症患病率均显著高于男性，但低HDL-C血症患病率低于男性（P均 < 0.01）；女性、年龄、BMI与血脂异常呈正相关[17]。前述针对是否独生子女对6 ~ 17岁儿童青少年（$n = 16 100$，男性51%）血脂影响的全国性调查发现，无论城市或是农村，独生子女的高胆固醇血症患病率均高于非独生子女（NCEP切点）（高TC：5.48% vs 4.43%；高LDL-C：3.97% vs 2.96%，P均 < 0.01）；校正其他因素后，独生子女与高LDL-C血症风险增加仍独立相关；亚组分析显示，农村独生子高TC和高LDL-C血症风险均增加、而农村独生女主要是高LDL-C血症风险增加[17]。2012年一项对全国7个省/自治区93所中小学6 ~ 17岁儿童青少年血脂异常情况的调查研究是目前规模最大的儿童青少年数据

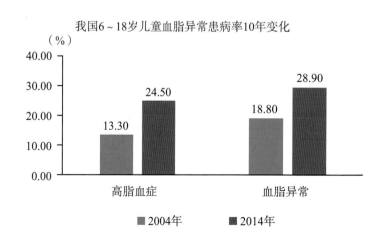

我国6～17岁儿童血脂异常患病率大型调查

（2012年）

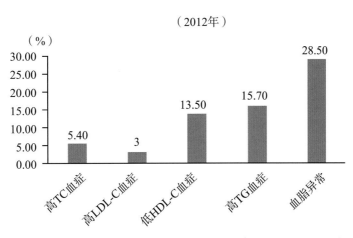

图2-2-10　我国儿童血脂异常患病率情况及其变化趋势

（*n* = 16 434）。该研究采用"儿童青少年血脂异常防治专家共识"中推荐的儿童血脂异常切点（即TC＞5.18mmol/L、LDL-C≥3.37mmol/L、HDL-C＜1.03mmol/L和TG＞1.7mmol/L），结果显示，我国儿童青少年的高TC血症、高LDL-C血症、低HDL-C血症和高TG血症检出率分别为5.4%、3.0%、13.5%和15.7%；血脂异常总检出率达28.5%（图2-2-10）。含糖饮料每周≥1次、静坐时间＞10h/d、超重和肥胖是儿童青少年血脂异常的主要危险因素[27]。

（3）家族性高胆固醇血症

我国尚无针对FH的全国性流行病学调查研究，因此目前我国FH患病率的精确数据仍属未知。截至2019年，中国FH的研究主要集中在中东部地区（北京、湖南和江苏省最多）进行，西南部地区（西藏地区和青海省）未见报道。

2.2.2.3　血脂异常知晓率、治疗率、控制率、达标率

现阶段我国成年人血脂异常知晓率、治疗率和控制率总体仍处于较低水平，ASCVD高危/极高危人群的降脂治疗率、达标率现状堪忧[11,28]，是我国心血管疾病发病和死亡率持续上升的重要原因之一。

（1）普通人群

2007～2008年，中国糖尿病和代谢异常研究（CNDMDS研究）[29]在全国范围内调查城市和农村的男性和女性居民45 757例，结果显示，我国≥20岁成年人对胆固醇升高（TC≥6.22mmol/L）的知晓率、治疗率和控制率为24.15%、17.7%、14.75%；而对胆固醇边缘升高（5.18mmol/L≤TC＜6.21mmol/L）的知晓率、治疗率和控制率仅为11.0%、5.1%、2.8%。2010年中国慢性病监测调查对全国31个省、市、自治区的162个监测点，采用多阶段分层整群随机抽样方法，调查了97 409例≥18岁人群，结果显示，我国成年人血脂异常（TC≥6.22mmol/L或TG≥2.26mmol/L或HDL-C＜1.04mmol/L或LDL-C≥4.14mmol）的知晓率为10.93%、治疗率为6.84%、控制率为3.53%，均处于很低水平，尤其是男性、45岁以下、农村及西部地区的成年人[30]。2010年CNSCKD对我国13个省市43 368例城乡居民的横断面研究显示，≥18岁人群血脂异常知晓率、治疗率和控制率分别为31.0%、19.5%和8.9%，总体上高于2010年中国慢性病监测调查数据（图2-2-11）；男性显著低于女性，分别为：30.12% vs 31.84%，18.90% vs 20.01%，7.27% vs 9.62%[19]。

（2）ASCVD高危/极高危人群的治疗率、达标率

我国ASCVD高危/极高危人群的LDL-C治疗率、达标率很不理想。2013～2014年第四次中国慢性病与危险因素监测（CCDRFS）研究将调查人群（*n* = 163 641，≥18岁）按照《中国成人血脂异常防治指南》（2016修订版）中10年ASCVD危险评估流程进行分层，高危人群15 382例（占总人群9.4%），LDL-C治疗率仅5.5%、达标率仅25.5%（＜2.6mmol/L）；极高危人群2945例（占总人群1.8%），LDL-C治疗率仅

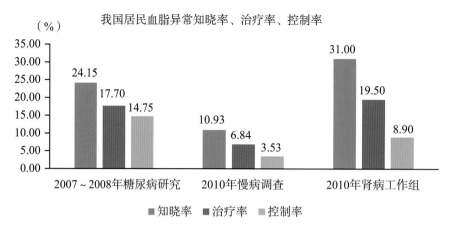

图2-2-11　我国居民血脂异常知晓率、治疗率、控制率（三项大型流行病学调查数据）

14.5%、达标率仅6.8%（＜1.8mmol/L）；而农村高危/极高危居民的治疗率更低、分别仅4.6%和11.5%[12]（图2-2-12A）。

（3）针对血脂异常人群的大型研究（图2-2-12B）

1）中国现实调查（The Reality China Survey）研究[31]

中国现实调查多中心横断面调查研究于2011年采用多阶段分层随机法在中国19个省84家医院入选了年龄≥20岁的血脂异常患者12 040例，调查降脂治疗情况及按NCEP ATP-Ⅲ指南危险分层的LDL-C达标情况。结果显示，整体人群降脂治疗率39%（94.5%使用他汀类药物）、LDL-C达标率仅为25.8%；ASCVD高危占43%、治疗率42.1%、达标率19.9%（LDL-C＜2.6mmol/L），ASCVD极高危占16%、治疗率46.5%、达标率21.1%（LDL-C＜1.8mmol/L）；女性、BMI≥30、冠心病、血压升高和高血压、早发冠心病家族史和吸烟是影响LDL-C达标的主要因素。

2）血脂异常国际研究-中国（DYSIS-China）研究[32-34]

DYSIS-China研究是一项全国范围内、多中心、横断面调查研究，纳入2012年4月～10月我国27个省、市、自治区122家不同等级医院，接受至少3个月调脂药物治疗的≥45岁门诊患者25 317例。结果显示，总体LDL-C治疗达标率为68.5%，ASCVD危险分层越高、治疗达标率越低；ASCVD高危者占58.9%、治疗达标率54.8%（LDL-C＜2.6mmol/L）；ASCVD极高危者占12.2%、治疗达标率39.7%（LDL-C＜2.08mmol/L）；糖尿病是LDL-C不达标的主要相关因素。DYSIS-China研究东北亚组（n＝4559）数据显示，东北亚组ASCVD高危患者的治疗达标率较其他地区更低、仅37.9%，极高危患者的治疗达标率仅15.7%（LDL-C＜1.8mmol/L）。DYSIS-China研究高血压亚组（n＝17 096）数据显示，总体LDL-C治疗达标率为60.1%，心内科就诊者最高为67.8%、内分泌科就诊者最低为48.9%。值得注意的是，DYSIS-China调查人群均已接受降脂治疗、为治疗达标率，因此高于中国现实调查研究的LDL-C达标率。

3）家族性高胆固醇血症人群相关研究

家族性高胆固醇血症（FH）一旦确诊即属于终身ASCVD高危，截至2019年文献报道，中国FH人群他汀药物治疗率呈上升趋势、可达79.4%，但高强度降脂治疗率仅5%，未见中国FH患者LDL-C水平达到指南推荐标准（＜1.8mmol/L）的报道[10,35]。2019年一项中国、意大利纯合型FH合作研究显示，中国纯合型FH患者的强化降脂治疗率（降脂药物联合治疗、脂蛋白净化治疗）明显低于意大利患者[36]。然而，全国范围的流行病学调查和FH人群的综合队列研究并未在中国大陆进行。

（4）针对糖尿病人群的大型研究（图2-2-12C）

中国非传染病监测（China Noncommunicable Disease Surveillance，CNDS）项目于2010年在31个省、市、自治区162个中心≥18岁人群中抽样调查98 658人，糖尿病患者占11.6%（11 444例），其中既往已诊断糖尿病者3.5%（3453例，平均54.9岁），新诊断者8.1%（7991例，平均50.6岁）。既往已诊断糖尿病者血脂异常患病率高达70%，而血脂异常知晓率、治疗率和治疗控制率分别为33.9%、18.9%和15.9%；新诊断糖尿病者血脂异常患病率略低，为63.2%，但知晓率、治疗率和治疗控制率更低，分别为12.8%、5.4%和9.5%[37]。可见，作为ASCVD高危人群的糖尿病患者其血脂异常治疗率、达标率现状严峻，应成为我国血脂防控工作的重中之重。

（5）针对二级预防人群（ASCVD极高危）的大型研究（图2-2-12D）

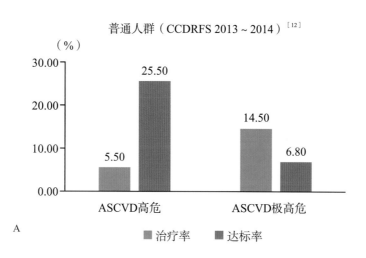

A

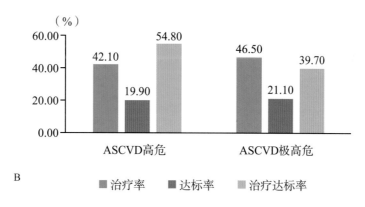

B

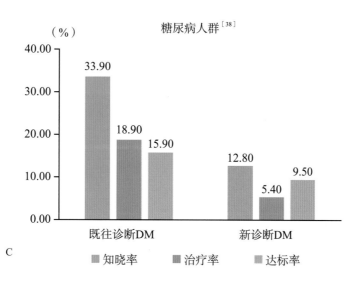

C

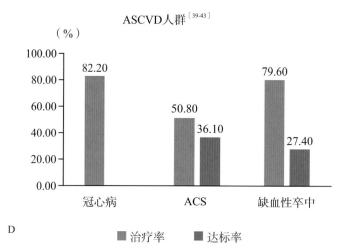

图 2-2-12 ASCVD 高危/极高危人群的血脂异常知晓率、治疗率、达标率情况

注：ASCVD.动脉粥样硬化性心血管疾病；DM.糖尿病；ACS.急性冠脉综合征

1）冠心病

中国胆固醇教育计划（China Cholesterol Education Program，CCEP）项目[38]于2006～2007年对我国6个城市52个中心的4778例门诊冠心病患者调查显示，城市的门诊冠心病患者他汀治疗率虽然高达82.2%，但达标率很低。稳定型冠心病且不伴糖尿病者仅36.2%，LDL-C＜2.6mmol/L（按目前指南应＜1.8mmol/L，但缺乏该数据），ACS或稳定型冠心病伴糖尿病者LDL-C＜1.8mmol/L者仅10.9%，女性患者更低。中国心血管疾病医疗质量改善（Improving Care for Cardiovascular Disease in China，CCC）项目[39,40]自2014年11月至2017年6月，在全国150家三级医院入选ACS住院患者80 232例，结果显示，其中既往有明确MI病史或冠状动脉血管重建术，此次再发ACS的6523例患者，入院时的他汀治疗率仅50.8%，达标率仅36.1%（LDL-C＜1.8 mmol/L）；≥75岁、既往有明确ASCVD病史，此次再发ACS的患者［平均LDL-C水平（2.4±0.9）mmol/L］入院时的他汀治疗率仅33.9%，达标率仅24.7%（LDL-C＜1.8 mmol/L）；≥75岁、既往无ASCVD病史的新诊断ACS患者［平均LDL-C水平（2.6±0.9）mmol/L］，院前一级预防的他汀治疗率12.7%，达标率51.7%（LDL-C＜2.6 mmol/L）。CCC调查结果虽然较10年前CCEP项目有所好转，但仍显示即便是ACS患者，其降脂治疗率、达标率均很低。

2）缺血性卒中

一项全国性、多中心横断面调查[41]于2013年7～8月连续纳入既往6～12个月被确诊缺血性脑卒中的患者3956例，其降脂治疗率达79.6%（其中他汀使用率97.6%），较2006年开展的中国多中心、前瞻性急性缺血性卒中队列研究[42]（n＝4782）所示的出院前降脂治疗率仅31%、出院1年降脂治疗率降至17%的状况有所改善，然而达标率仍很低，仅27.4%。

2.2.3 血脂异常的危险因素

我国一项横断面研究随机选取成都城区两家社区体检中心、随机选取1900例居民，分析已报道的25个单核苷酸基因多态性（SNP）与我国居民血脂四项的关系，结果证实12个SNP与中国人血脂水平有关，其中10个SNP对至少1种类型的血脂异常风险有显著影响，并发现4个SNP（HMGCR的rs12654264；PCSK9的rs2479409；CILP2、PBX4的RS16996148；APoE-C1-C4-C2的RS4420638）与4种类型的血脂异常（混合型高脂血症、孤立性高胆固醇血症、孤立性低HDL-C血症、孤立性高甘油三酯血症）呈明确、独立相关[43]。非遗传性原发性血脂异常的主要危险因素是不当膳食、静坐少动、吸烟饮酒等不良生活方式及与之相关的超重、肥胖、糖代谢异常、营养失衡等。

2019年发表的中国健康与退休纵向研究（CHARLS）的2011年队列数据表明（n＝17 708），年龄

50～60岁、男性、生活在华北地区、超重、肥胖、向心性肥胖、高血压、糖尿病和高尿酸血症等与我国≥45岁中老年人群血脂异常风险呈显著正相关[22]。我国一项队列研究表明，腰围为血脂异常的重要危险因素[44]。最近发表了一项针对大城市成年居民膳食胆固醇与血脂的横断面研究（n=3850），数据取自2012～2013年上海饮食与健康调查（Shanghai Diet and Health Survey，SDHS），结果显示，膳食胆固醇与血清胆固醇水平显著相关，高水平膳食胆固醇摄入可导致较高的血脂异常风险，提示我国饮食胆固醇应该设定上限[45]。而与之不同的是，幼年营养不良是成年后发生血脂异常的危险因素。对前述CHARLS队列中1956～1964年出生的人群（n=2752），按婴幼儿期是否经历三年困难时期进行分组发现，胎儿、婴儿、学龄前期处于三年困难时期的各组其成年后的血脂异常患病率与患病风险均显著升高[46]。一项历史性队列研究也报道了类似发现，该研究采用2009年中国健康与营养调查（China Health and Nutrition Survey，CHNS）中1941～1966年出生的人群（n=4843），发现婴儿期、儿童期、青少年期处于三年困难时期的人群，成年后的血脂异常风险显著高于未曾经历三年困难时期者[47]。上述研究提示防治血脂异常还应重视保证婴幼儿时期（包括胚胎时期）、儿童青少年的基本营养需求量。此外，2017年发表的一项我国大型横断面研究发现，血清铁水平升高是我国成年人血脂异常的又一独立危险因素。该研究也采用2009年CHNS人群数据（n=7109），发现血清铁水平升高与我国成年人血脂异常患病有关；无论男性或女性、血清铁水平均与血脂水平呈显著正相关，且独立于糖尿病和胰岛素抵抗[48]。截至目前的一项最新大规模前瞻性队列研究，于2010～2015年纳入基线无血脂异常的成年人25 130例，经5年随访发现，基线血脂水平、血压（收缩压、舒张压）、BMI、糖代谢（空腹血糖）、肾功能（BUN、肌酐）、生活方式（吸烟、饮酒）、炎症（γ-谷氨酰转移酶、白细胞/中性粒细胞/单核细胞）等因素均对血脂异常的发生有着直接和（或）间接的影响[49]。该研究结果再次证实，所有代谢相关的标志物均是我国成年人血脂异常的危险因素，炎症因子可能对这些因素之间相互作用起介导作用，表明我国居民的血脂异常防治需要建立多方位、多因素的综合防治策略。

2.2.4 血脂异常的心血管病危害

血脂异常是中国人群心血管病的重要危险因素之一。中国多个前瞻性队列研究已证实，胆固醇是ASCVD最重要的，且有因果关系的危险因素，血清LDL-C或非HDL-C水平升高可预测冠心病发病危险[50]，而TG升高是冠心病死亡的独立预测因子，LDL-C升高是我国2017年心血管疾病死亡的第三大危险因素，仅次于高血压和高钠饮食[51]。

我国一项大型队列研究（n=20 954，年龄35～64岁）20年随访结果显示，LDL-C水平（从＜40mg/dl到≥160mg/dl）与ASCVD（包括冠心病与缺血性脑卒中）发病风险呈显著正相关，LDL-C水平越低，未来20年ASCVD风险越低，反之则越高；但LDL-C＜1.8mmol/L是出血性脑卒中的独立预测因素，结合血压情况进一步分析发现，低LDL-C和未控制的高血压存在交互作用[52]，提示降脂治疗的同时良好控制血压的重要性。另一项更大规模研究纳入6个中国人群队列共267 500人，中位随访时间6～19年，结果显示TC、LDL-C、TG水平均与缺血性脑卒中呈显著正相关，但TC＜4.14mmol/L（160mg/dl）时出血性脑卒中风险增加，而HDL-C＜1.3mmol/L（50mg/dl）时缺血性脑卒中和出血性脑卒中发病风险均明显增加[53]。

家族性高胆固醇血症（FH）可谓胆固醇导致冠心病的人类疾病模型，我国一项较大型心绞痛队列（n=8050）研究显示[10]，心绞痛人群的FH检出率为3.5%（DLCN标准"很可能/确定"），显著高于普通人群［国外数据1:（200～244）］；而这些FH患者（n=282）的早发冠心病患病率远高于普通人群（女性高达70.6%、男性高达82.7%）。同时，我国研究发现早发心肌梗死（男＜55岁，女＜60岁）患者FH检出率高达8.0%（DLCN标准"很可能/确定"）和4.4%（基因检测）[54]，而≤35岁的早发心肌梗死且LDL-C≥3.4mmol/L者，其FH检出率可高达26.7%（DLCN标准"很可能/确定"）和38.1%（基因检测）[55]。2019年一项中国、意大利FH合作研究纳入两国纯合表型FH患者共62例，其中44例来自中国、接受药物降脂治疗或未接受降脂治疗，18例来自意大利、接受药物联合每1～2周规律脂蛋白净化治疗，比较30岁（中位年龄17.5岁）时两国纯合表型FH患者的无心血管事件生存率和死亡率。结果显示，中国纯合表型FH患者30岁前无心血管事件生存率远远低于意大利患者（风险比5.8），死亡率远远高于意人利患者（风险比4.2）；分析两国患者的治疗情况显示，开始治疗年龄越早，维持治疗时间越长，治疗后LDL-C水平越低则发生首次心血管事件和死亡的风险越低；我国患者的平均死亡年龄仅17.9岁±6.2岁，30岁前的死亡率高达32%[36]。

最近一项全基因组关联研究（GWAS）纳入我国接受PCI治疗的汉族患者1403例，发现脂蛋白（a）[Lp（a）]水平与冠状动脉病变严重程度呈显著正相关，两个SNP（rs7770628、rs73596816）不仅与Lp（a）水平独立相关，且与冠状动脉病变严重程度独立相关，证实Lp（a）也是我国人群ASCVD的致病性、遗传性危险因素[57]。另一项来自我国的多中心前瞻性SCAD队列研究显示（$n=1602$例），Lp（a）水平是SCAD患者主要不良心血管事件（MACE）的独立性预测因子（平均随访40个月）[57]。来自中国医学科学院阜外医院的最新多中心前瞻性SCAD队列研究进一步发现（$n=5143$例），Lp（a）水平是我国SCAD患者再发MACE的独立预测因子，而且对伴有糖代谢异常的SCAD患者预测价值更高[58]。

2.2.5 血脂异常的心血管危险分层

有研究根据中国成年人大型流行病学队列（$n=21\ 000$例）数据将ASCVD（不包括出血性脑卒中）危险进行了如下分层[1]：①已经确诊的ASCVD为极高危人群，包括各种类型的冠心病、动脉粥样硬化性缺血性脑卒中/短暂性脑缺血发作、外周动脉疾病；②未来10年内ASCVD发病风险≥10%为高危人群，主要包括三大类：严重高胆固醇血症（LDL-C≥4.9mmol/L或TC≥7.2mmol/L）、糖尿病≥40岁且1.8mmol/L≤LDL-C＜4.9mmol/L、合并多个心血管危险因素的高血压。此外，还对年龄＜55岁、ASCVD 10年发病危险为中危的人群进一步评估余生风险：如果具有以下任意2项及以上危险因素者为ASCVD余生危险高危①收缩压≥160 mmHg（1mmHg=0.133kPa）或舒张压≥100 mmHg；②非-HDL-C≥5.2 mmol/L（200 mg/dl）；③HDL-C＜1.0 mmol/L（40mg/dl）；④体重指数（body mass index，BMI）≥28 kg/m^2；⑤吸烟。该危险分层十分简便实用、利于临床操作，已被《中国成人血脂异常防治指南》（2016修订版）推荐。

2016年和2018年发布的最新中国人群10年和终身ASCVD发病风险的China-PAR预测模型显示，不同的是该模型中的ASCVD不仅包括非致死性心肌梗死、冠心病死亡、非致死性和致死性缺血性脑卒中，也包括出血性脑卒中。China-PAR项目应用中国心血管健康多中心合作研究（Inter ASIA 2000～2001队列，35～74岁）、中国心血管病流行病学多中心协作研究（China MUCA 1998队列，35～59岁）作为模型建立队列（$n=21\ 320$例），并利用China MUCA 1992～1994队列（35～59岁，$n=14\ 123$例）和中国代谢综合征社区干预与中国家庭健康研究（CIMIC）队列（35～74岁，$n=70\ 838$例）作为验证队列。该模型考虑了既往欧美国家风险评估模型的危险因素（年龄、收缩压、是否服用降压药物、总胆固醇、高密度脂蛋白胆固醇、吸烟和糖尿病），还根据中国实际情况和疾病谱的特点，纳入腰围、南北方、城乡（仅男性）和ASCVD家族史（仅男性）等。China-PAR模型显示了对包括出血性脑卒中在内的ASCVD发病风险具有良好的预测能力[59]。

2.2.6 血脂异常的预防

健康生活方式是预防血脂异常的基础。一项横断面调查研究显示（18～60岁，$n=912$例），较之于膳食植物甾醇比例较低者，膳食植物甾醇比例较高者胆固醇水平显著降低，同时BMI、腰围、血压均较低，超重/肥胖和腹型肥胖的患病率明显降低[60]。另有一项在中国汉族人群中进行了维生素D与血脂异常相关研究（$n=2699$例），发现维生素D受体rs2228570多态性显著增加中国汉族人血脂异常和LDL-C升高风险。这可能是维生素D缺乏致脂代谢异常的机制之一[61]，提出通过膳食增加摄入维生素D、户外活动以增加其活性等生活方式的建议（尤其针对存在维生素D受体rs2228570多态性的易感人群），以提升我国居民维生素D水平将有助于预防国人血脂异常的发生。

2.2.7 血脂异常的干预措施及意义、指南建议

CCSPS研究是我国降脂治疗进行ASCVD二级预防的里程碑研究[62]，该研究为大规模、多中心、前瞻性、随机、双盲、安慰剂对照研究。于1996年至2003年在中国19个省、市、自治区的65家临床协作医疗中心入选年龄18～75岁、明确心肌梗死史的冠心病患者4870例，随机分为治疗组和安慰剂组。治疗药物为我国天然他汀类药物血脂康胶囊，平均随访时间4年，结果发现血脂康胶囊降脂治疗能显著降低冠心病患者非致死性心肌梗死及冠心病死亡的发生率，显著减少对PCI和（或）CABG的需求，显著减少全因死亡。2018年我国一项事后分析研究纳入出院时LDL-C水平＜70mg/dl（1.8mmol/L）的ACS患者3374例，采用倾向性评分匹配分析，结果显示，ACS患者即便LDL-C水平已经低至1.8mmol/L以下，接受他汀降脂治疗者较无他汀治疗者1年随访时MACE事件仍有显著降低[63]。2018年香港地区一项大规模回顾性队列研究证实了他汀干预对中国人ASCVD一级预防的明确获益[64]。该研究纳入18岁以上、基线LDL-C≥2.6mmol/L而未使用他汀、不合并心血管疾病的糖尿病患者87 527例，比较被处方他汀与未使用他汀患者随访5年时的心血管发病及心血管死亡率，经采用倾向性评分匹配后分为他汀使用与否两组、每组10 104例，结果发现他汀降脂治疗显著降低心血管事件及全因死亡风险。

《中国成人血脂异常防治指南》（2016修订版）推荐10年ASCVD危险评估为高危（致死或非致死性心肌梗死、致死或非致死性脑梗死的总风险≥10%）、极高危的人群应启动以他汀类药物为基石的降脂治疗策略，高危者LDL-C应控制在2.6mmol/L以下、极高危者LDL-C应控制在1.8mmol/L以下，极高危者若基线已在达标范围，也应启动他汀类药物治疗，使LDL-C再降低30%[1]。由于缺乏大剂量、高强度他汀的安全性数据，且影响他汀代谢的合并用药在我国人群普遍存在[65,66]，《中国血脂异常防治指南》（2016修订版）推荐在降脂策略上首选中等强度他汀药物治疗，不达标和（或）不耐受可联合或采用依折麦布、PCSK9抑制剂治疗。一项来自国际多中心临床试验BERSON研究的预设中国亚组分析报道了新型降脂药PCSK9抑制剂依洛尤单抗对我国糖尿病患者LDL-C降幅可达85%，且总体安全性良好[67]，对于优化我国人群降脂治疗策略、提高LDL-C达标率提供了新的证据。

2.2.8 血脂干预的药物经济学

2018年一项研究采用"中国2型糖尿病患者结局模型（Chinese Outcomes Model for T2DM）"对他汀类药物用于新发T2DM患者ASCVD一级预防的策略进行了药物经济学分析[68]。结果显示，较之于不启动他汀治疗的糖尿病患者，采用阿托伐他汀10mg/d治疗的糖尿病患者每增加1676美元的花费将获得0.08质量调整生命年（QALY），算得ICER为21 924美元/QALY，即当支付意愿达27 351美元/QALY时，他汀类药物用于新发糖尿病患者ASCVD一级预防具有较好的成本效益比。2019年我国一项他汀一级预防药物经济学研究对10年ASCVD风险10%（指南所推荐）、15%和20%三个启动他汀降脂治疗的风险阈值策略进行评估，计算和比较不同策略下的质量调整生命年（QALY）增量成本效益比[69]。结果显示，在当前的他汀类药物价格体系下，10年ASCVD风险15%的阈值策略与不治疗相比，增量成本为69 309元/QALY；指南推荐的阈值策略（10%）与15%的阈值策略相比，增量成本为154 944元/QALY。10年ASCVD风险20%的阈值策略作为一个扩展的优势选择。这说明：当我国居民的支付意愿为人均GDP的3倍（3-GDP）时，2016年指南所推荐的ASCVD一级预防启动他汀治疗的风险阈值策略最佳，若支付意愿为人均GDP的2倍（2-GDP）时，则15%的风险阈值策略更优。可见，成本效益的考虑是影响启动降脂治疗策略风险阈值选择的最大因素，然而，从长远看，降脂药物价格是一个重要因素，该研究的敏感性分析表明，如果他汀类药物的平均价格降低20%，即使选择人均1-GDP的成本效益标准，15%的风险阈值也可以成为最佳策略。这一点非常重要，因为当支付意愿低到一定限度时，任何一种治疗策略都成为不可

接受。

然而，2016年发表的一项覆盖全国15个省、市3万余人的在中国健康与营养调查（2009 CHNS）基础上进行的模型预测研究[70]显示，2016～2030年，开展调脂治疗可以避免970万例急性心肌梗死事件和780万例脑卒中事件的发生，避免340万心血管病死亡。由此可见，虽然降脂治疗带来的直接费用较高，但能够节省未来心脑血管事件和死亡相关的巨大医疗费用。

参 考 文 献

[1] 中国成人血脂异常防治指南修订联合委员会. 中国成人血脂异常防治指南（2016年修订版）[J]. 中国循环杂志，2016，31（10）：937-953.

[2] HU C, TAO F, WAN Y, HAO J, YE D. Normal reference values for serum lipid levels in Chinese adolescents between 12 and 18 years of age [J]. J Trop Pediatr, 2010, 56（1）：13-18.

[3] XIAO P, HUANG T, YAN Y, et al. Performance of gender- and age-specific cut-points versus NCEP pediatric cutpoints in dyslipidemia screening among Chinese children [J]. Atherosclerosis, 2019, 280：37-44.

[4] 中华医学会心血管病学分会动脉粥样硬化及冠心病学组，中华心血管病杂志编辑委员会. 家族性高胆固醇血症筛查与诊治中国专家共识 [J]. 中华心血管病杂志，2018，46（2）：99-103.

[5] CAO YX, SUN D, LIU HH, et al. A novel modified system of simplified chinese criteria for familial hypercholesterolemia （SCCFH）[J]. Mol Diagn Ther, 2019, 23（4）：547-553.

[6] SUN D, CAO YX, LI S, et al. A modified algorithm with lipoprotein（a）added for diagnosis of familial hypercholesterolemia [J]. Clin Cardiol, 2019, 42（10）：988-994.

[7] SUN D, ZHOU B Y, LI S, et al. Genetic basis of index patients with familial hypercholesterolemia in Chinese population：mutation spectrum and genotype-phenotype correlation [J]. Lipids Health Dis, 2018, 17（1）：252.

[8] XIANG R, FAN LL, LIN MJ, et al. The genetic spectrum of familial hypercholesterolemia in the central south region of China [J]. Atherosclerosis, 2017, 258：84-88.

[9] WU X, PANG J, WANG X, et al. Reverse cascade screening for familial hypercholesterolemia in high-risk Chinese families [J]. Clin Cardiol, 2017, 40（11）：1169-1173.

[10] LI JJ, LI S, ZHU CG, et al. Familial hypercholesterolemia phenotype in chinese patients undergoing coronary angiography [J]. Arterioscler Thromb Vasc Biol, 2017, 37（3）：570-579.

[11] 赵冬. 中国人群血脂异常流行趋势和治疗控制现状 [J]. 中华心血管病杂志，2019，47（5）：341-343.

[12] ZHANG M, DENG Q, WANG L, et al. Prevalence of dyslipidemia and achievement of low-density lipoprotein cholesterol targets in Chinese adults：a nationally representative survey of 163，641 adults [J]. Int J Cardiol, 2018, 260：196-203.

[13] SONG PK, MAN QQ, LI H, et al. J. Trends in Lipids Level and Dyslipidemia among Chinese Adults, 2002—2015 [J]. Biomed Environ Sci, 2019, 32（8）：559-570.

[14] 张坚，满青青，王春荣，等. 中国18岁及以上人群血脂水平及分布特征 [J]. 中华预防医学杂志，2005，39：302-305.

[15] 李剑虹，米生权，李镒冲，等. 2010年我国成年人血脂水平及分布特征 [J]. 中华预防医学杂志，2012，46（7）：607-612.

[16] DING W, CHENG H, YAN Y, et al. 10-Year Trends in Serum Lipid Levels and Dyslipidemia Among Children and Adolescents From Several Schools in Beijing, China [J]. J Epidemiol, 2016, 26（12）：637-645.

[17] HE HJ, PAN L, DU JW, et al. Prevalence of, and biochemical and anthropometric risk factors for, dyslipidemia in children and adolescents aged 7 to 18 years in China：a cross-sectional study [J]. Am J Hum Biol, 2019, S31（5）：e23286.

[18] 赵文华，张坚，由悦，等. 中国18岁及以上人群血脂异常流行特点研究 [J]. 中华预防医学杂志，2005，39（5）：306-310.

[19] PAN L, YANG Z, WU Y, et al. The prevalence, awareness, treatment and control of dyslipidemia among adults in China [J]. Atherosclerosis. 2016，248：2-9.

[20] 戴璟，闵杰青，杨云娟. 中国九省市成年人血脂异常流行特点研究 [J]. 中华心血管病杂志，2018，46（2）：114-118.

[21] 国家卫生计生委疾病预防控制局. 中国居民营养与慢性病状况报告2015 [M]. 北京：人民卫生出版社，2015.

[22] SONG P, ZHA M, YANG X, et al. Socioeconomic and geographic variations in the prevalence, awareness, treatment and control of dyslipidemia in middle-aged and older Chinese [J]. Atherosclerosis, 2019, 282：57-66.

[23] 王丽敏，陈志华，张梅，等. 中国老年人群慢性病患病状况和疾病负担研究 [J]. 中华流行病学杂志，2019，40（3）：277-283.

［24］中国高血压调查研究组. 2012—2015年我国≥35岁人群血脂异常状况调查［J］. 中国循环杂志，2019，34（7）：681-687.

［25］LUO JY，MA YT，YU ZX. Prevalence，awareness，treatment and control of dyslipidemia among adults in northwestern China：the cardiovascular risk survey［J］. Lipids Health Dis，2014，13（1）：4.

［26］李剑虹，王丽敏，李镒冲，等. 2010年我国成年人血脂异常流行特点［J］. 中华预防医学杂志，2012，46（5）：414-418.

［27］王政和，邹志勇，阳益德，等. 2012年中国7省份6～17岁儿童青少年血脂异常流行情况及相关因素分析［J］. 中华预防医学杂志，2018，52（8）：798-801.

［28］ZHAO D，LIU J，WANG M，et al. Epidemiology of cardiovascular disease in China：current features and implications［J］. Nat Rev Cardiol，2019，16（4）：203-212.

［29］YANG WY，XIAO JZ，YANG ZJ，et al. Serum lipids and lipoproteins in chinese men and women［J］. Circulation，2012，125：2212-2221.

［30］李剑虹，王丽敏，米生权，等. 2010年我国成年人血脂异常知晓率和治疗率及控制率调查［J］. 中华预防医学杂志，2012，46（8）：687-691.

［31］GAO F，ZHOU YJ，HU DY，et al. Contemporary management and attainment of cholesterol targets for patients with dyslipidemia in China［J］. PLoS One，2013，8（4）：e47681.

［32］ZHAO S，WANG Y，MU Y，et al. Prevalence of dyslipidemia in patients treated with lipid-lowering agents in China：results of the DYSlipidemia International Study（DYSIS）［J］. Atherosclerosis，2014，235（2）：463-469.

［33］ZHENG W，ZHANG YJ，BU XT，et al. LDL-cholesterol goal attainment under persistent lipid-lowering therapy in northeast China：subgroup analysis of the dyslipidemia international study of China（DYSIS-China）［J］. Medicine（Baltimore），2017，96（46）：e8555.

［34］YAN X，LI Y，DONG Y，et al. Blood pressure and low-density lipoprotein cholesterol control status in Chinese hypertensive dyslipidemia patients during lipid-lowering therapy［J］. Lipids Health Dis，2019，18（1）：32.

［35］CUI Y，LI S，ZHANG F，et al. Prevalence of familial hypercholesterolemia in patients with premature myocardial infarction［J］. Clin Cardiol，2019，42（3）：385-390.

［36］STEFANUTTI C，PANG J，DI GIACOMO S，et al. A cross-national investigation of cardiovascular survival in homozygous familial hypercholesterolemia：The Sino-Roman Study［J］. J Clin Lipidol，2019，13（4）.

［37］WANG T，XU Y，XU M，et al. Awareness，treatment and control of cardiometabolic disorders in Chinese adults with diabetes：a national representative population study［J］. Cardiovascular Diabetology，2015，14（1）：1-10.

［38］LI X，XU Y，LI J，et al. The gender differences in baseline characteristics and statin intervention among outpatients with coronary heart disease in China：the China Cholesterol Education Program［J］. Clin Cardiol，2009，32（6）：308-314.

［39］XING YY，LIU J，HAO YC，et al. Prehospital statin use and low-density lipoprotein cholesterol levels at admission in acute coronary syndrome patients with history of myocardial infarction or revascularization：Findings from the Improving Care for Cardiovascular Disease in China（CCC）project［J］. Am Heart J，2019，212：120-128.

［40］邢月妍，刘静，刘军，等. 75岁及以上老年急性冠状动脉综合征住院患者他汀使用现状及低密度脂蛋白胆固醇水平［J］. 中华心血管病杂志，2019，47（5）：351-359.

［41］WANG CJ，WANG YL，LI ZX，et al. The Management of LDL Cholesterol and Predictors of Goal Achievement in Stroke Patients in China：A Cross-Sectional Study［J］. CNS Neurosci Ther，2016，22（7）：577-583.

［42］WEI JW，WANG JG，HUA G Y，et al. Secondary prevention of ischemic stroke in urban China［J］. Stroke，2010，41（5）：967-974.

［43］LUO H，ZHANG X，SHUAI P，et al. Genetic variants influencing lipid levels and risk of dyslipidemia in Chinese population［J］. J Genet，2017，96（6）：985-992.

［44］ZHOU J，REN Y，WANG C，et al. Association of change in waist circumference and dyslipidaemia risk：The rural Chinese cohort study［J］. Diabetes Metab Res Rev，2017，e2949.

［45］ZHU Z，WU F，LU Y，et al. The association of dietary cholesterol and fatty acids with dyslipidemia in chinese metropolitan men and women［J］. Nutrients，2018，10（8），pii：E961.

［46］WANG ZH，LI CW，YANG ZP，et al. Fetal and infant exposure to severe Chinese famine increases the risk of adult dyslipidemia：Results from the China health and retirement longitudinal study［J］. BMC public health，2017，17（1）：488.

［47］XIN X，WANG W，XU H，et al. Exposure to chinese famine in early life and the risk of dyslipidemia in adulthood［J］. Eur J Nutr，2019，58（1）：391-398.

［48］LI J, BAO W, ZHANG T, et al. Independent relationship between serum ferritin levels and dyslipidemia in Chinese adults: A population study［J］. PLoS One, 2017, 12（12）: e0190310.

［49］LIAN Y, XIE L, LIU Y, et al. Metabolic-related markers and inflammatory factors as predictors of dyslipidemia among urban Han Chinese adults［J］. Lipids Health Dis, 2019, 18（1）: 167.

［50］GU X, YANG X, LI Y, et al. Usefulness of Low-Density Lipoprotein Cholesterol and Non-High-Density Lipoprotein Cholesterol as Predictors of Cardiovascular Disease in Chinese［J］. Am J Cardiol, 2015116（7）: 1063-1070.

［51］ZHOU M, WANG H, ZENG X, et al. Mortality, morbidity, and risk factors in China and its provinces, 1990—2017: a systematic analysis for the Global Burden of Disease Study 2017［J］. Lancet, 2019, 394（10204）: 1145-1158.

［52］ZHANG X, LIU J, WANG M, et al. Twenty-year epidemiologic study on LDL-C levels in relation to the risks of atherosclerotic event, hemorrhagic stroke, and cancer death among young and middle-aged population in China［J］. J Clin Lipidol, 2018, 12（5）: 1179-1189. e4.

［53］GU X, LI Y, CHEN S, et al. Association of Lipids With Ischemic and Hemorrhagic Stroke: A Prospective Cohort Study Among 267 500 Chinese［J］. Stroke, 2019, 50（12）: 3376-3384.

［54］AUCKLE R, SU B, LI H, et al. Familial hypercholesterolemia in Chinese patients with premature ST-segment-elevation myocardial infarction: Prevalence, lipid management and 1-year follow-up［J］. PLoS One, 2017, 12（10）: e0186815.

［55］CAO YX, WU NQ, SUN D, et al. Application of expanded genetic analysis in the diagnosis of familial hypercholesterolemia in patients with very early-onset coronary artery disease［J］. J Transl Med, 2018, 16（1）: 345.

［56］LIU Y, MA H, ZHU Q, et al. A genome-wide association study on lipoprotein（a）levels and coronary artery disease severity in a Chinese population［J］. J Lipid Res, 2019, 60（8）: 1440-1448.

［57］DAI W, LONG J, CHENG Y, et al. Elevated plasma lipoprotein（a）levels were associated with increased risk of cardiovascular events in Chinese patients with stable coronary artery disease［J］. Sci Rep, 2018, 16; 8（1）: 7726.

［58］JIN JL, CAO YX, ZHANG HW, et al. Lipoprotein（a）and Cardiovascular Outcomes in Patients With Coronary Artery Disease and Prediabetes or Diabetes［J］. Diabetes Care, 2019, 42（7）: 1312-1318.

［59］YANG X, LI J, HU D, et al. Predicting the 10-year risks of atherosclerotic cardiovascular disease in chinese population: The China-PAR Project（prediction for ASCVD risk in China）. Circulation, 2016, 134（19）: 1430-1440.

［60］刘书心，赵艾，郑薇，等. 血脂异常认知、控制与供能营养素的关系研究［J］. 中国健康教育，2019, 35（01）: 12-16.

［61］LI YC, LI CL, LI R, et al. Associations of dietary phytosterols with blood lipid profiles and prevalence of obesity in Chinese adults, a cross-sectional study［J］. Lipids Health Dis, 2018, 17（1）: 54.

［62］血脂康调整血脂对冠心病二级预防研究协作组. 中国冠心病二级预防研究［J］. 中华心血管病杂志，2005, 33（02）: 109-115.

［63］SUN Y, XIE G, PATEL A, et al. Prescription of statins at discharge and 1-year risk of major clinical outcomes among acute coronary syndromes patients with extremely low LDL-cholesterol in clinical pathways for acute coronary syndromes studies［J］. Clinical cardiology, 2018, 41（9）: 1192-1200.

［64］FUNG CSC, WAN EYF, CHAN AKC, et al. Statin use reduces cardiovascular events and all-cause mortality amongst Chinese patients with type 2 diabetes mellitus: a 5-year cohort study［J］. BMC Cardiovascular Disorders, 2017, 17（1）: 166.

［65］DAI W, HUANG XS, ZHAO SP. No evidence to support high-intensity statin in Chinese patients with coronary heart disease［J］. Int J Cardiol, 2016, 204: 57-58.

［66］YAN MM, WU SS, YING YQ, et al. Safety assessment of concurrent statin treatment and evaluation of drug interactions in China［J］. SAGE Open Med, 2018, 6.

［67］CHEN Y, YUAN Z, LU J, et al. Randomized study of evolocumab in patients with type 2 diabetes and dyslipidaemia on background statin: Pre-specified analysis of the Chinese population from the BERSON clinical trial［J］. Diabetes Obes Metab, 2019, 21（6）: 1464-1473.

［68］LI T, WAN X, MA J, et al. Cost-Effectiveness of Primary Prevention with Statin Treatment for Chinese Patients with Type 2 Diabetes［J］. Adv Ther, 2018, 35（12）: 2214-2223.

［69］JIANG Y, NI W. Economic evaluation of the 2016 chinese guideline and alternative risk thresholds of initiating statin therapy for the management of Atherosclerotic cardiovascular disease［J］. Pharmacoeconomics, 2019, 37（7）: 943-952.

［70］STEVENS W, PENEVA D, LI JZ, et al. Estimating the future burden of cardiovascular disease and the value of lipid and blood pressure control therapies in China［J］. BMC Health Serv Res, 2016, 16: 175.

2.3　糖尿病

2.3.1　中国人群糖尿病及糖尿病前期的流行状况

2017年发表的2013年进行的具有中国代表性的大样本流行病学研究[1]，研究对象来自中国31个省、市、自治区的1176个农村乡镇和城区，样本量为170 287例，检测对象为≥18岁成年人。少数民族的分析至少调查了1000例以上的民族，包括藏族、壮族、满族、维吾尔族和回族。糖尿病定义为：①自我报告并由专业人员诊断的糖尿病；②空腹血糖≥7mmol/L；③餐后2h血糖≥11.1mmol/L；④HbA1c≥6.5%。糖尿病前期定义是没有糖尿病，但是HbA1c处于5.7% ~ 6.4%；空腹血糖5.6 ~ 6.9 mmol/L；或餐后2h血糖7.8 ~ 11.0 mmol/L。治疗控制率的定义是：在所有的已经药物治疗的糖尿病患者中HbA1c < 7.0%的患者比例。该研究报道，中国成年人糖尿病标化患病率为10.9%（95% CI：10.4% ~ 11.5%），既往确诊为糖尿病者为4.0%（95% CI：3.6% ~ 4.3%）。如果同时参考HbA1c指标，则糖尿病的总患病率增加了0.5%（不用HbA1c指标则糖尿病标化患病率为10.4%）。老年人、城市居民、经济发达地区、超重/肥胖者糖尿病患病率较高。糖尿病前期的患病率是35.7%（95% CI：34.1% ~ 37.4%，见表2-3-1。藏族和回族的糖尿病患病率显著低于汉族。

表2-3-1　2013年中国成年人标化糖尿病患病率和糖尿病前期检出率［% (95% CI) ］

分项	例数	DM 总患病率	既往确诊	空腹、餐后2h血糖和糖化血红蛋白	既往确诊、空腹及餐后2h血糖	糖尿病前期检出率
总体	170 287	10.9 (10.4 ~ 11.5)	4.0 (3.6 ~ 4.3)	6.9 (6.7 ~ 7.2)	10.4 (9.8 ~ 10.9)	35.7 (34.1 ~ 37.4)
年龄，岁						
< 40	35 466	5.9 (5.1 ~ 6.6)	1.3 (1.0 ~ 1.7)	4.5 (4.1 ~ 4.9)	5.4 (4.7 ~ 6.0)	28.8 (26.8 ~ 30.9)
40 ~ 59	85 279	12.9 (12.3 ~ 13.5)	5.0 (4.7 ~ 5.4)	7.8 (7.5 ~ 8.1)	12.3 (11.7 ~ 12.9)	39.5 (37.8 ~ 41.2)
≥ 60	49 542	20.2 (19.1 ~ 21.2)	8.8 (8.0 ~ 9.5)	11.4 (10.8 ~ 12.0)	19.4 (18.3 ~ 20.4)	45.8 (44.3 ~ 47.2)
性别						
女性	97 551	10.2 (9.7 ~ 10.7)	4.1 (3.7 ~ 4.4)	6.1 (5.9 ~ 6.4)	9.6 (9.1 ~ 10.1)	35.0 (33.4 ~ 36.7)
男性	72 736	11.7 (10.9 ~ 12.4)	3.9 (3.5 ~ 4.3)	7.7 (7.4 ~ 8.1)	11.1 (10.4 ~ 11.7)	36.4 (34.6 ~ 38.2)
地域						
城市	78 317	12.6 (11.7 ~ 13.6)	5.4 (4.8 ~ 6.1)	7.1 (6.8 ~ 7.5)	12.0 (11.1 ~ 13.0)	34.3 (32.3 ~ 36.3)
乡村	91 970	9.5 (9.0 ~ 10.1)	2.8 (2.5 ~ 3.0)	6.8 (6.4 ~ 7.1)	8.9 (8.4 ~ 9.5)	37.0 (35.0 ~ 38.9)

续表

分项	例数	DM总患病率	既往确诊	空腹、餐后2h血糖和糖化血红蛋白	既往确诊、空腹及餐后2h血糖	糖尿病前期检出率
经济发展状况						
低	47 683	9.6 (8.3～10.8)	3.2 (2.6～3.8)	6.3 (5.9～6.8)	9.0 (7.7～10.3)	34.3 (31.1～37.5)
中	48 111	10.2 (9.4～10.9)	3.5 (3.0～3.9)	6.7 (6.3～7.1)	9.7 (8.9～10.5)	36.2 (33.1～39.3)
高	74 493	11.8 (11.0～12.7)	4.5 (4.0～5.1)	7.3 (6.9～7.6)	11.2 (10.4～12.0)	36.0 (33.7～38.3)
体质指数（亚洲切点）						
＜23（正常）	65 829	6.4 (5.8～7.0)	2.3 (1.9～2.6)	4.1 (3.7～4.6)	6.0 (5.5～6.6)	30.7 (28.7～32.7)
23～＜25（超重）	37 243	10.8 (10.1～11.5)	3.9 (3.6～4.3)	6.8 (6.2～7.4)	10.2 (9.5～10.8)	36.5 (34.8～38.3)
≥25（肥胖）	67 215	16.4 (15.5～17.2)	6.1 (5.5～6.6)	10.3 (9.7～10.8)	15.5 (14.7～16.3)	41.2 (39.5～42.8)

按照中国大陆约有10.9亿的成年人计算，有3.88亿成年人是糖尿病前期。总体上，中国有47%的成年人患有糖尿病或糖尿病前期，稍低于美国的49%～52%。

在这个研究所有糖尿病患者中，知晓率为36.5%（95% CI: 34.3%～38.6%），其中女性39.8%（95% CI: 37.5%～42.2%），男性33.5%（95% CI: 31.2%～35.9%）；治疗率32.2%（95% CI: 30.1%～34.2%）；治疗控制率49.2%（95% CI: 46.9%～51.5%）。老年人、女性和城市居民知晓率和治疗率相对较高，相对年轻的患者和城市居民治疗控制率较高。

2019年中国慢性病调查（China Kadoorie Biobank，CKB）报道了中国社会经济状况与糖尿病患病率和发病率之间关联的性别差异。中国经历了快速的社会经济转型，伴随着生活方式的变化，必将对其人口的健康产生深远的影响。该研究对50万30～79岁成年人进行了横断面和前瞻性研究，探讨社会经济地位（SES）与糖尿病风险的相关性。以所达到的最高教育水平和家庭年收入来评估SES，通过自我报告和血糖测定确定糖尿病的患病率，通过疾病和死亡登记处及国家健康保险索赔数据库确定糖尿病发病率。结果显示，教育水平最高与最低相比，糖尿病患病率的调整后OR值（95% CI），在男性为1.21（1.09，1.35），女性为0.69（0.63，0.76）；糖尿病发病率的HR（95% CI）为男性：1.27（1.07，1.51），女性：0.80（0.67，0.95）。家庭收入最高与最低相比，糖尿病患病率的调整后OR值（95% CI），在男性为1.45（1.34，1.56），女性为1.26（1.19，1.34）；糖尿病发病率的HR（95% CI）为男性：1.36（1.19，1.55），女性：1.06（0.95，1.17）。在中国成年人中，教育与糖尿病患病率和发病率之间的联系在男女之间存在质的差异，而较高的家庭收入与糖尿病的患病率和发病率呈正相关，男性的相关性比女性更强[2]。

2019年发表了一项在中国北方农村地区≥45岁及以上成年人糖尿病患病率、知晓率、治疗和控制率的性别差异的横断面调查，调整年龄、教育水平、体重指数和血压后，发现糖尿病患病率在45～54岁的患者中男性较高（男性14.9%，女性8.5%），在65～74岁的患者（男性14.8%，女性22.7%）和文盲中（男性10.4%，女性19.2%）女性较高。在受过6年以上正规教育、超重和血压正常的成年人中，女性的糖尿病知晓率高于男性，超重女性的糖尿病治疗率也高于超重男性。然而，对于55～64岁、受过1～6年教育和2级高血压患者，观察到男性比女性控制率较高[3]。

2.3.2　糖尿病的心血管风险

心血管疾病是2型糖尿病患者死亡的主要原因，约占所有死亡人数的50%。一项回顾性队列研究报道了11万人的中国2型糖尿病成人患者，既往无CVD病史，5年CVD总发病率为17.2/1000人·年（95% CI：16.9～17.6），没有明显的性别差异。无论对男性还是女性，新发CVD事件的预测因素均为：较大的年龄、吸烟、糖尿病病程长、需要降压药和胰岛素治疗、高的体重指数、收缩压及舒张压升高、高总胆固醇与高密度脂蛋白胆固醇比值、尿白蛋白与肌酐比值和低eGFR[4,5]。

2018年发表了一项基于中国国家糖化血红蛋白监测系统中的近22万例中国T2DM患者的横断面调查，通过使用2010年的中国人口分布对30个省、市、自治区和7个地区的冠心病（CHD）、脑卒中、冠心病和（或）脑卒中的患病率进行标化，通过Logistic回归方程计算各省/地质区域的冠心病、脑卒中、冠心病和（或）脑卒中的比值比（OR值）和累积发病率（CI）。年龄和性别标化的患病率为冠心病4.59%（95% CI：4.58～4.60）、脑卒中1.79%（1.79～1.80）、冠心病和（或）卒中5.85%（5.84～5.86）。与中国普通人群中冠心病（0.60%）、脑卒中（0.80%）、冠心病和（或）脑卒中（1.37%）患病率相比，调整传统危险因素后，东北地区冠心病、脑卒中及冠心病和（或）脑卒中风险最高，北方地区冠心病、脑卒中及冠心病和（或）脑卒中风险次之，均高于其他地区（P值均<0.05）。东北地区与西南地区冠心病相比的OR值分别为2.60（2.35～2.88）、2.49（2.15～2.88）和2.61（2.38～2.86）。说明中国T2DM患者冠心病、脑卒中和两者复合事件的风险地域性差异较大，东北和北方的风险最高[6]。

另一项研究对18 610例中国35～74岁成年人进行7.8年的随访，调整混杂因素后，不同糖代谢异常组发生ASCVD的风险比（HR）分别为：低空腹血糖水平组3.9mmol/L 1.3（95% CI：0.84～2.15）、空腹血糖受损组（5.6～6.9mmol/L）1.02（95% CI：0.81～1.27）、糖尿病组（≥7.0mmol/L，使用降糖药物或自我报告的糖尿病史）1.68（95% CI：1.26～2.23）。空腹血糖受损虽然可以增加糖尿病的发病风险，但不增加ASCVD的发病风险。另外，糖尿病与冠心病发病关系的风险比高于脑卒中［冠心病2.17（95% CI：1.29～3.63）］，脑卒中1.51（95% CI：1.07～2.13），糖尿病患者发生ASCVD的风险增高存在性别差异（男性为40%，女性为105%），城市地区与农村地区糖尿病患者发生ASCVD的风险相似[7]。一项来自亚太队列研究合作（APCSC）的数据包含了237 468例参与者的空腹血糖数据，随访120万人·年，发现空腹血糖从4.9mmol/L开始与CVD风险之间呈持续的正相关关系，空腹血糖每降低1mmol/L，总脑卒中风险下降21%（95% CI：18%～24%），总缺血性心脏病风险降低23%（95% CI：19%～27%）[8]。

大庆IGT和糖尿病研究2015年报道了对新诊断糖尿病患者随访23年后死亡率和心血管死亡的影响。1986年对大庆地区110 660例25～74岁成年人进行血糖筛查，比较630例新诊断糖尿病患者（NDM）和519例糖耐量正常（NGT）人群的死亡率和死亡原因[9]。结果显示，在23年随访期间，CVD是糖尿病患者死亡的主要原因，分别有47.5%的男性和49.7%的女性死于CVD，且其中约50%的死亡是由脑卒中所致（分别有52.3%的男性和42.3%的女性死于卒中）。校正年龄后，新诊断糖尿病患者的全因死亡率是糖耐量正常者的3倍［男性：36.9（95% CI：31.5～42.3）vs. 13.3（10.2～16.5）/1000人·年；女性：27.1（22.9～31.4）vs. 9.2（7.8～10.6）/1000人·年；P值均<0.0001。与糖耐量正常组相比，糖尿病女性心血管病死亡风险较高［女性HR 6.9（95% CI：3.3～14.2）vs男性HR 3.5（95% CI：2.3～5.3）］。

中国慢性病调查（China Kadoorie Biobank，CKB）报道了中国城乡的糖尿病与特定病因死亡率之间的相关性[10]，结果显示糖尿病患者的全因死亡率显著高于无糖尿病者［1373/10万 vs 646/10万；调整后的RR为2.00（95% CI：1.93～2.08）］，农村高于城市［农村地区RR为2.17（95% CI：2.07～2.29），城市地区RR为1.83（95% CI：1.73～1.94）］。糖尿病增加了缺血性心脏病的死亡率［RR 2.40（95% CI：2.19～2.63）］；脑卒中死亡率［RR 1.98（95% CI：1.81～2.17）］。糖尿病也增加了慢性肝病、感染、肝癌、胰腺癌、女性乳腺癌和生殖系统肿瘤的死亡，尤以心血管病死亡率的增加更为突出，而且农村死亡率的增加甚于城市。心血管病死亡率的RR年轻人大于老年人［35～59岁，RR 2.62（95% CI：2.281～3.02）vs 70～79岁，RR 1.98（95% CI：1.83～2.15）］，女性大于男性［RR 2.36（95% CI：2.18～2.56）vs 1.93（95% CI：1.77～2.10）］，城乡间无差别。2018年安贞医院报道了住院的明确诊断急性冠脉综合征的患者中，糖尿病的患病率为37.6%，其中女性ACS中糖尿病患病率为45.0%，男性为35.2%；年龄小于45岁的ACS患者，糖尿病患病率也达到26.9%。即使经过相应治疗，合并ACS的糖尿病患者住院结局更差，全因死亡率是无糖尿病者的2倍［调整后的OR值为2.04（95% CI：1.78～2.33）］，心脑血管事件是无糖尿病者的1.5倍［调整后的OR值为1.54（95% CI：1.39～1.72）］[11]。

2.3.3 干预措施——糖尿病预防

中国大庆糖尿病预防研究是世界上开展最早、历时最长的生活方式干预预防糖尿病的研究。这项研究纳入了来自33个诊所的577例葡萄糖耐量试验诊断的糖耐量受损的成年人，以小组随机的方式被分配到对照组或者三种生活方式干预组其中的一组（饮食、运动、饮食加运动），强化的生活方式干预从1986年持续到1992年。该研究20年跟踪随访结果：生活方式干预不仅在积极干预的6年期间糖尿病的发病率降低了51%，而且对预防糖尿病有长期影响，20年随访干预组的糖尿病发病率仍比对照组低43%（HR 0.57，95% CI：0.41～0.81），发生糖尿病比对照组平均晚3.6年[12]。6年的生活方式干预还使严重的视网膜病变（激光治疗和失明）风险下降47%[13]，心血管病死亡率降低41%（11.9% vs 19.6%）、全因死亡率降低29%（28.1% vs 38.4%），差异均有显著统计学意义[14]。2019年6月该研究报道了30年长期随访的结果，在世界范围内首次报道了生活方式干预可以使糖耐量受损人群心血管事件（非致死性心肌梗死、非致死性脑卒中、心血管死亡、因心力衰竭入院）风险下降。在30年的随访中，与对照组相比，干预组使糖尿病发病推迟3.96年（中位数推迟时间），糖尿病发病风险持续下降39%（HR：0.61，95% CI：0.45～0.83），心血管事件下降26%（HR：0.74，95% CI：0.59～0.92），复合微血管事件下降35%（HR：0.65，95% CI：0.45～0.95），心血管病死亡率下降33%（HR：0.67，95% CI：0.48～0.94），全因死亡下降26%（HR：0.74，95% CI：0.61～0.89），干预组较对照组平均预期寿命增加1.44岁。干预组脑卒中和严重视网膜病变的发生率比对照组分别降低25%（HR：0.75，95% CI：0.59～0.96）和40%（HR：0.60，95% CI：0.38～0.95），冠心病和因心力衰竭住院，以及肾病、神经病变的发生率也低于对照组，但是未达显著性差异。这些新发现都进一步证明，对糖耐量受损人群进行生活方式干预可以降低糖尿病并发症和糖尿病相关死亡率[15]（图2-3-1）。

心血管事件

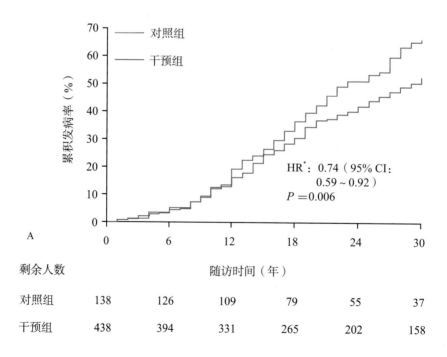

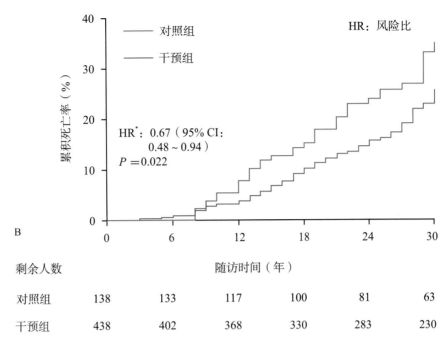

图 2-3-1 大庆糖尿病预防后续 30 年随访研究，生活方式干预组与正常对照组心血管事件及心血管死亡率比较

2.3.4 指南推荐

《中国 2 型糖尿病防治指南》（2017 版）推荐了 2 型糖尿病综合控制目标，血糖控制目标与 2013 年版相同，即于大多数非妊娠成年 2 型糖尿病患者，合理的糖化血红蛋白控制目标为＜7%（证据等级 A）。制订 2 型糖尿病患者综合调控目标的首要原则是个体化，应根据患者的年龄、病程、预期寿命、并发症或合并症病情严重程度等进行综合考虑。更严格的 HbA1c 控制目标（如＜6.5%，甚或尽可能接近正常）适合于病程较短、预期寿命较长、无并发症、未合并心血管疾病的 2 型糖尿病患者，其前提是无低血糖或其他不良反应（证据等级 B）。相对宽松的 HbA1c 目标（如＜8.0%）更适合于有严重低血糖史、预期寿命较短、有显著的微血管或大血管并发症（证据等级 B）。血压控制目标由＜140/80mmHg 改为＜130/80mmHg，血脂一级预防控制目标为低密度脂蛋白胆固醇（LDL-C）＜2.6mmol/L，二级预防控制目标为 LDL-C＜1.8mmol/L，BMI 目标为＜24.0kg/m²。心血管疾病是 2 型糖尿病的主要致残和致死原因，糖尿病患者需要针对心血管危险因素的综合治疗，包括生活方式干预、降血糖、降血压、调节血脂和抗血小板治疗等，是降低心血管事件的主要措施。关于糖尿病治疗流程，分为单药治疗、二联治疗（二联治疗分为口服类和注射类）、三联治疗和胰岛素多次注射。进一步强调了二甲双胍在治疗中的重要地位。药物的有效性、安全性和卫生经济学指标仍然是该版指南制订降糖药物治疗流程图的重要参考依据。对使用时间长、经过大型临床试验和其他循证医学研究证明有良好疗效及安全性的药物放在优先选用的位置上[16]。目前 GLP-1RA（胰高糖素样肽受体激动剂）及 SGLT-2i（钠-葡萄糖共转运蛋白-2 抑制剂）的 CVOT（心血管结局试验）研究已看到对糖尿病心血管结局有益的证据。虽然已经有共识建议将糖尿病患者明确分为 ASCVD 的一级预防和二级预防人群，建议对糖尿病患者进行分级综合管理，但目前中国指南尚未将是否合并心血管疾病作为降糖药物选择时的考虑条件。

2.3.5 费用评价

糖尿病患者心血管病死亡率比无糖尿病者高 2～4 倍，其医疗费用中近 30% 用于心血管并发症的防治。

心血管病预防的一个重要方面就是糖尿病的筛查和早期干预，包括行为改善和药物治疗。

通过糖耐量受损的早期筛查，有危险因素的患者进行生活方式的改变、饮食控制等早期预防干预，均可减少糖尿病发生率，有明显的成本效益[17]。一项对预防和控制糖尿病及其并发症的系统综述分析发现，根据年龄和危险因素对2型糖尿病进行有针对性的筛查（ICER为46 800～70 500美元/QALY）比全面筛查（ICER为70 100～982 000美元/QALY）的增量成本-效果比低很多[18]。中国大庆糖尿病预防研究30年长期随访结果表明，对糖耐量受损患者进行生活方式干预可延缓2型糖尿病的发病，降低心血管事件、微血管并发症、心血管和各种原因的死亡率，并可延长预期寿命[15]。

与标准的抗糖尿病治疗相比，对于糖尿病患者进行多重干预，包括标准药物治疗、教育、ACEI类和降脂类药物应用、微血管并发症的筛查，会节约成本。一项卫生经济学研究[19]评价了在二甲双胍控制不佳的T2DM患者中，卡格列净100mg和达格列净10mg联合二甲双胍治疗的效果。结果表明，相对于达格列净10mg联合二甲双胍，卡格列净100mg联合二甲双胍治疗可使每位患者的预期寿命多延长0.015年，多获得0.013个QALY，这是由于终生期内大血管和微血管并发症的风险降低所致。100mg卡格列净对10mg达格列净的增量成本为－129美元，这表明卡格列净100mg策略是一个优选。

另一项研究[20]评估了在中国新诊断T2DM患者中使用阿托伐他汀10mg进行心血管疾病一级预防的成本和效果。与不接受他汀类药物治疗相比，阿伐他汀10mg治疗将使每位患者的生命年延长0.07个生命年和0.08个QALY，总费用增加1676美元，阿伐他汀的增量成本-效果比为21 924美元/QALY。阿托伐他汀降低了糖尿病并发症的累积发病率，包括动脉粥样硬化性心血管病（－0.26%）、心血管病死亡（－0.24%）、脑卒中（－0.19%）和心力衰竭（－0.18%）。敏感性分析显示，其支付意愿阈值为27 351美元/QALY（2017年中国人均GDP的3倍）时，阿托伐他汀具有成本-效果的可能性约为80%。

2.3.6 健康教育

中国糖尿病防控专家共识2017年1月发表，建议将糖尿病等慢性病防控纳入《基本医疗卫生法》制订，推动营养改善条例、公共场所控烟条例等立法进程。制订可落实、可持续发展的国家糖尿病综合防治工作方案，开展全民健康生活方式行动，普及合理膳食、戒烟限酒、适量运动，开展"三减三健"专项活动，促进健康行为形成。加强媒体宣传，规范传播内容，提高公众健康素养。推动实施生命全周期的健康管理。开展孕期和分娩后体重管理和血糖筛查，推动母乳喂养和正确添加辅食。培养儿童、青少年的健康行为和技能，保证学生在校每天1h运动，预防儿童青少年肥胖。开展职业人群健康教育，落实工间健身制度，积极建设健康食堂，降低职业人群患病风险。开展中老年人健康体检，及早发现高危人群和患者。实施高危人群干预，推动关口前移。用好居民健康档案和各类体检信息，开展机会性筛查，发现或识别高危个体。针对糖尿病前期人群和血糖正常的高危人群开展分层干预和管理。对超重、肥胖者以减重为目标强化生活方式干预。

2.3.7 相关政策措施、项目、行动

针对糖尿病这一重大公共卫生问题，人们越来越认识到预防治疗糖尿病对心血管病防控有巨大社会意义，从国家层面陆续出台了一系列的防控政策，包括中长期规划、糖尿病管理规范，以指导及推动全国的糖尿病防治工作。2016年，国务院印发《"健康中国2030"规划纲要》，国家实施慢性病综合防控策略，到2030年实现全人群、全生命周期的慢性病健康管理，基本实现糖尿病患者管理干预全覆盖。同时要求建立专业公共卫生机构、综合和专科医院、基层医疗卫生机构"三位一体"的重大疾病防控机制，建立信息共享、互联互通机制，推进慢性病防、治、管整体融合发展，实现医、防结合。2017年，国务院颁布《中国防治慢性病中长期规划（2017～2025年）》，规划提出，到2025年社区糖尿病患者管理人数要达到4000万，规范管理率达到70%。同时提出了糖尿病高危人群健康干预项目。此外，自2009年起，糖尿病基础防治管理工作作为国家基本公共卫生服务项目在全国推广实施[21]；2015年起，糖尿病作为国家分级诊疗首

批试点疾病，依托家庭医师签约制度推动糖尿病患者的基础首诊、基本诊疗和防治管理[22]。加强对糖尿病患者和高危人群的健康管理，促进基层糖尿病及并发症筛查标准化和诊疗规范化。到2022年和2030年糖尿病患者规范管理率分别达到60%及以上和70%及以上。

自2017年起，中华医学会糖尿病学分会组织和实施"中国基层糖尿病分级诊疗模式的探索与评价（路标研究）"项目，由县级医院指导基层医疗机构开展糖尿病干预工作和分级诊疗工作，提升基层糖尿病管理能力，评价防治效果，探索我国糖尿病分级管理的模式和经验，为糖尿病分级诊疗政策提供依据。该项目已在全国25个省、市、自治区、135个区县启动实施。

参 考 文 献

[1] WANG L，GAO P，ZHANG M，et al. Prevalence and ethnic pattern of diabetes and prediabetes in china in 2013 [J]. JAMA，2017，317（24）：2515-2523.

[2] WU H，BRAGG F，YANG L，et al. Sex differences in the association between socioeconomic status and diabetes prevalence and incidence in China：cross-sectional and prospective studies of 0.5 million adults [J]. Diabetologia，2019，62：1420-1429.

[3] LI J，NI J，WU Y，et al. Sex differences in the prevalence，awareness，treatment，and control of diabetes mellitus among adults aged 45 years and older in rural areas of northern china：a cross-sectional，population-based study [J]. Frontiers in Endocrinology（Lausanne），2019，10：147.

[4] WAN EY，FONG DY，FUNG CS，et al. Incidence and predictors for cardiovascular disease in Chinese patients with type 2 diabetes mellitus-a population-based retrospective cohort study [J]. J Diabetes Complications，2016，30（3）：444-450.

[5] WAN EYF，FONG DYT，FUNG CSC，et al. Development of a cardiovascular diseases risk prediction model and tools for Chinese patients with type 2 diabetes mellitus：A population-based retrospective cohort study [J]. Diabetes Obes Metab，2018，20（2）：309-318.

[6] LYU Y，LUO Y，LI C，et al. Regional differences in the prevalence of coronary heart disease and stroke in patients with type 2 diabetes in China [J]. J Clin Endocrinol Metab，2018，103（9）：3319-3330.

[7] LIU F，YANG X，LI J，et al. Association of fasting glucose levels with incident atherosclerotic cardiovascular disease：An 8-year follow-up study in a Chinese population [J]. J Diabetes，2017，9（1）：14-23.

[8] LAWES CM，PARAG V，BENNETT DA，et al. Blood glucose and risk of cardiovascular disease in the Asia Pacific region [J]. Diabetes Care，2004，27（12）：2836-2842.

[9] AN YL，ZHANG P，WANG JP，et al. Cardiovascular and all-cause mortality over a 23-year period among chinese with newly diagnosed diabetes in the da qing IGT and diabetes study [J]. Diabetes Care，2015，38（7）：1365-1371.

[10] FIONA B，MICHAEL VH，ANDRI L，et al. Association between diabetes and cause-specific mortality in rural and urban areas of China [J]. JAMA，2017，317（3）：280-289.

[11] ZHOU M，LIU J，HAO Y，et al. Prevalence and in-hospital outcomes of diabetes among patients with acute coronary syndrome in China：findings from the improving care for cardiovascular disease in China-acute coronary syndrome project [J]. Cardiovasc Diabetol，2018，17（1）：147.

[12] LI GW，ZHANG P，WANG JP，et al. Long-term effect of lifestyle interventions to prevent diabetes in the China Da Qing Diabetes Prevention Study：a 20-year follow-up study [J]. Lancet，2008，371：1783-1789.

[13] GONG Q，GREGG EW，WANG J，et al. Long-term effects of a randomised trial of a 6-year lifestyle intervention in impaired glucose tolerance on diabetes-related microvascular complications：the China Da Qing Diabetes Prevention Outcome Study [J]. Diabetologia，2011，54（2）：300-307.

[14] LI GW，ZHANG P，WANG J，et al. Cardiovascular mortality，all-cause mortality，and diabetes incidence after lifestyle intervention for people with impaired glucose tolerance in the Da Qing Diabetes Prevention Study：a 23-year follow-up study [J]. Lancet Diabetes Endocrinol，2014，2（6）：474-480.

[15] GONG Q，ZHANG P，WANG J，et al. Morbidity and mortality after lifestyle intervention for people with impaired glucose tolerance：30-year results of the da qing diabetes prevention outcome study [J]. Lancet diabetes endocrinol，2019，7（6）：452-461.

[16] 中华医学会糖尿病学分会. 中国2型糖尿病防治指南（2017版）[J]. 中国糖尿病杂志，2018，10（1）：4-67.

［17］ ROBERTS S，CRAIG D，ADLER A，et al. Economic evaluation of type 2 diabetes prevention programmes：Markov model of low- and high-intensity lifestyle programmes and metformin in participants with different categories of intermediate hyperglycaemia［J］. BMC medicine，2018，16（1）：16.

［18］ LI R，ZHANG P，BARKER LE，et al. Cost-effectiveness of interventions to prevent and control diabetes mellitus：a systematic review［J］. Diabetes Care，2010，33：1872-1894.

［19］ HOU X，WAN X，WU B. Cost-Effectiveness of canagliflozin versus dapagliflozin added to metformin in patients with type 2 diabetes in china［J］. Front Pharmacol，2019，10：480.

［20］ TE LI，XU WAN，JIN MA，et al. Cost-Effectiveness of primary prevention with statin treatment for chinese patients with type 2 diabetes［J］. Adv Ther，2018，35：2214-2223.

［21］ 中共中央国务院关于深化医药卫生体制改革的意见［S］. 2009-03-17.

［22］ 国家卫生和计划生育委员会办公厅，国家中医药管理局办公室. 关于做好高血压、糖尿病分级诊疗试点工作的通知［S］. 2015-11-17.

2.4 慢性肾脏病

2.4.1 定义

任何原因引起的肾脏损害或肾小球滤过率＜60 ml/（min·1.73 m²）持续时间≥3个月，称慢性肾脏病（chronic kidney disease，CKD）。肾脏损害是指肾出现病理学改变、血液或尿液成分异常，以及影像学检查异常。

2.4.2 患病率及危险因素

2009年9月至2010年9月在中国13个省、市、自治区进行的全国CKD患病率调查研究，对47 204例＞18岁的成年人进行了抽样调查。结果显示，CKD的总患病率为10.8%，其中以eGFR＜60 ml/（min·1.73 m²）诊断的患病率为1.7%，以尿白蛋白与肌酐比值（ACR）＞30 mg/g诊断的CKD患病率为9.4%。以此推算中国约有1.2亿例CKD患者。年龄、性别、高血压、糖尿病、既往心血管病史、高尿酸血症、居住地和经济状况是CKD的独立危险因素[1]（表2-4-1）。

表2-4-1 不同人群研究CKD患病率

研究	例数	年龄	CKD定义	患病率
中国健康与退休研究[2]	8659	≥45岁	eGFR＜60ml/（min·1.73m²）	总计11.50%（农村：13.0%；城市：10.0%）
中国糖尿病与代谢综合征调查研究[3]	15 987	＞20岁	eGFR＜60ml/（min·1.73m²）	无代谢综合征组3.3%；合并代谢综合征组4.64%
中国高血压研究亚群[4]	29 516	≥35岁	eGFR＜60ml/（min·1.73m²）	总计3.94%（男性：3.62%；女性4.25%）
中国卒中登记[5]	9152	≥18岁	eGFR＜60ml/（min·1.73m²）	单纯缺血性脑卒中组16.28%；合并CAD和（或）PAD组29.56%

中国CKD监测数据系统——中国肾脏疾病数据网络（CK-NET）已发布CK-NET 2014年度报告及2015年度报告。报告汇总来自全国医院质量监测系统（HQMS）登记的3级医院＞18岁的住院患者的病例数据。CKD诊断来自于病例首页的ICD编码。结果显示2年总入院患者中分别有4.5%和4.8%合并CKD。其中，糖尿病合并CKD患病率分别为14.5%和13.9%；高血压合并CKD的患病率分别为9.5%和11.3%；心血管疾病合并CKD的患病率分别为7.0%和7.7%[6,7]。

2.4.3 CKD与高血压

高血压是导致CKD的重要原因，也是CKD最常见的并发症（表2-4-2）。

表2-4-2　CKD患者高血压患病率、知晓率、治疗率及控制率（%）

研究	例数	年龄	高血压患病率	高血压知晓率	高血压治疗率	高血压控制率	
						<140/90mmHg	<130/80mmHg
22家医院横断面研究[8]	6079	（51.0±16.4）岁	71.2	95.4	93.7	41.1	15.0
PATRIOTIC研究[9]	2414	>60岁	82.0	90.7	87.3	29.6	12.1
C-STRIDE研究[10]	2251	>18岁	/	80.7	95.6	57.1	/

CSPPT-肾脏亚组研究调查了来自于江苏省20个社区的10 051例的受试者诊间血压变异率与肾脏事件之间的关系。以研究入组后24个月内至少6次随访血压的标准差（s）和变异系数（CV）作为血压变异率的指标。首要研究终点为发生CKD，定义为eGFR下降≥30%并小于60ml/（min·1.73m^2），或ESRD。次要终点为eGFR快速下降（平均年化下降≥5ml/（min·1.73m^2）。入选患者年龄45～75岁，基础无CKD[定义为eGFR<60ml/（min·1.73m^2）或蛋白尿]及主要CVD（脑卒中、心肌梗死、心力衰竭、冠脉再通术后、先天性心脏病）。中位随访时间4.4年，分别有2.0%和5.9%的参加者发生首要及次要终点事件。在校正了基线年龄、性别、治疗分组、体重指数、收缩压、eGFR、同型半胱氨酸、总胆固醇、糖尿病及随访期间降压药数目、治疗依从性和前24个月的平均收缩压后，收缩压的S（OR，1.27；95% CI：1.10～1.46）及CV（OR，1.26；95% CI：1.10～1.44）与发生CKD显著相关（均$P<0.001$），亦和肾功能快速进展（OR，1.18；95% CI：1.08～1.28；OR，1.17；95% CI：1.08～1.27）显著相关（均$P<0.001$）。舒张压的SD（OR，1.18；95% CI：1.08～1.28，$P=0.006$）及CV（OR，1.17；95% CI：1.08～1.27，$P=0.004$）与肾功能快速进展相关[11]。

2.4.4 CKD与CVD

2.4.4.1 CKD是CVD的高危因素

中国CKD队列研究（C-STRIDE）纳入3168例18～74岁的CKD1-4期的患者，基线CVD（包括心肌梗死、慢性心力衰竭、脑血管疾病、外周动脉病）的患病率为9.8%，其中69.1%为脑血管病，其次为心肌梗死（20.6%）[12]。

CKD-NET 2014年度报告调查显示，27.8%的住院CKD患者合并CVD，冠心病最常见（17.7%），其次是充血性心力衰竭（13.0%）和脑卒中（9.2%）。2015年度报告调查显示仍以合并冠心病最常见（18.2%），其次是心力衰竭（16.0%）、脑卒中（12.9%）和心房纤颤（3.74%）[6,7]。

开滦研究于2008年1月8日至2015年12月31日纳入88 312例≥45岁的参与者，按基线是否合并CKD[定义为eGFR<60ml/（min·1.73m^2）和（或）蛋白尿]分组，心房纤颤在合并CKD组的患病率为0.26%，高于无CKD组的1.00%，并随着eGFR降低而增高[13]。

2.4.4.2 CKD与CVD预后

REACTION研究基线横断面的结果显示，在纳入的239 832例≥40岁的观察对象中，eGFR与CVD的患病率、10年弗明汉的CHD风险评分及10年动脉粥样硬化性CVD的风险评分相关[14]。

一项基于"中国CKD调查"的横断面研究，将47 204例中国成年人截至2013年底的生存状态与死因登记数据进行链接，对CKD与全因死亡和心血管病死亡的关系进行Cox多元回归分析。结果显示，随着ACR的增高，全因死亡率及心血管死亡率增加。eGFR下降［＜60ml/（min·1.73m^2）］在非老年组（＜65岁）中与全因死亡相关[15]。

2.4.5 费用

2014年，合并CKD的住院患者平均花费为9500元（IQR 5600～16 600元），高于无CKD患者的7800元（IQR 4500～14 000元）。2015年，合并CKD的住院患者人均费用14 965元（IQR 8302～28 282元），高于无CKD患者的11 219元（IQR 5867～18 556元）[6,7]。

参 考 文 献

[1] ZHANG L, WANG F, WANG L, et al. Prevalence of chronic kidney disease in China: a cross-sectional survey [J]. Lancet, 2012, 379: 815-822.

[2] WANG S, CHEN R, LIU Q, et al. Prevalence, awareness and treatment of chronic kidney disease among middle-aged and elderly: the China health and retirement longitudinal study [J]. Nephrology (Carlton), 2015, 20: 474-484.

[3] MING J, XU S, YANG C, et al. China national diabetes and metabolic disorders study group. Metabolic syndrome and chronic kidney disease in general chinese adults: results from the 2007-08 China national diabetes and metabolic disorders Study [J]. Clin Chim Acta, 2014, 430: 115-120.

[4] DONG Y, WANG Z, CHEN Z, et al. Comparison of visceral, body fat indices and anthropometric measures in relation to chronic kidney disease among chinese adults from a large scale cross-sectional study [J]. BMC Nephrol, 2018, 19: 40.

[5] MNEG X, CHEN Y, JING J, et al. Association between polyvascular atherosclerosis and estimated glomerular filtration rate in patients with ischaemic stroke: data analysis of the patients in the chinese national stroke registry [J]. Neurol Res, 2015, 37 (5): 415-420.

[6] ZHANG L, WANG H, LONG J, et al. China kidney disease network (CK-NET) 2014 Annual data report [J]. Am J Kidney Dis, 2017, 69 (6S2): A4.

[7] ZHANG L, ZHAO M, ZUO L, et al. China kidney disease network (CK-NET) 2015 Annual data report [J]. Kidney Int Suppl (2011), 2019, 9 (1): e1-e81.

[8] ZHANG W, SHI W, LIU Z, et al. A nationwide cross-sectional survey on prevalence, management and pharmacoepidemiology patterns on hypertension in Chinese patients with chronic kidney disease [J]. Sci Rep, 2016, 6: 38768.

[9] CAI G, ZHENG Y, SUN X, et al; Survey of prevalence, awareness, and treatment rates in chronic kidney disease patients with hypertension in china collaborative group. prevalence, awareness, treatment, and control of hypertension in elderly adults with chronic kidney disease: results from the survey of prevalence, awareness, and treatment rates in chronic kidney disease patients with hypertension in China [J]. J Am Geriatr Soc, 2013, 61: 2160-2167.

[10] YAN Z, WANG Y, LI S, et al. Hypertension control in Adults with CKD in China: baseline results from the chinese cohort study of chronic kidney disease (C-STRIDE) [J]. Am J Hypertens, 2018, 31 (4): 486-494.

[11] LI Y, LI D, SONG Y, et al. Visit-to-visit variability in blood pressure and the development of chronic kidney disease in treated general hypertensive patients [J]. Nephrol Dial Transplant, 2019.

[12] YUAN J, ZOU XR, HAN SP, et al. Prevalence and risk factors for cardiovascular disease among chronic kidney disease patients: results from the Chinese cohort study of chronic kidney disease (C-STRIDE) [J]. BMC Nephrol, 2017, 18 (1): 23.

[13] GUO Y, GAO J, YE P, et al. Comparison of atrial fibrillation in CKD and non-CKD populations: a cross-sectional analy-

sis from the kailuan study［J］. Int J Cardiol，2019，277：125-129.

［14］LU J，MU Y，SU Q，et al. Reduced kidney function Is associated with cardiometabolic risk factors，prevalent and predicted risk of cardiovascular disease in chinese adults：results from the REACTION study［J］. J Am Heart Assoc，2016，5（7）.

［15］WANG J，WANG F，LIU S，et al. Reduced kidney function，albuminuria，and risks for all-cause and cardiovascular Mortality in China：a population-based cohort study［J］. BMC Nephrol，2017，18（1）：188.

2.5　代谢综合征

肥胖、糖耐量减低和糖尿病、高血压及脂代谢紊乱分别是心血管疾病独立危险因素，以上代谢相关的因素同时在同一个体聚集被称为代谢综合征，代谢综合征增加了心血管疾病的发生风险。

2.5.1　代谢综合征的诊断标准

2.5.1.1　成人代谢综合征的诊断标准

目前文献报道经常采用的成人代谢综合征（MS）的诊断标准包括：中华医学会糖尿病分会（CDS）MS诊断标准、中国成人血脂异常防治指南MS诊断标准（GCDCJ）、美国国家胆固醇教育计划（NCEP）专家委员会关于成年人高胆固醇血症的监测、评估和治疗的第三次报告（ATP Ⅲ）MS诊断标准，以及ATP Ⅲ修订标准、国际糖尿病联盟（IDF）MS诊断标准、国际多学会（IDF 和AHA/NHLBI）联合声明（JIS）诊断标准（表2-5-1）。

表2-5-1　代谢综合征主要诊断标准

学术机构	时间	定义内容	备注
NCEP-ATP Ⅲ	2001	具有以下5种情况中的3种情况即可诊断为MS　①向心性肥胖：腰围男性＞102 cm（男性），＞88 cm（女性）；②高甘油三酯≥1.7 mmol/L；③低HDL-C：男性＜1.0 mmol/L，女性＜1.3 mmol/L；④高血压：≥130/85 mmHg；⑤空腹血糖≥6.1mmol/L JAMA，2001，285：2486-2497.	2005年修订
CDS	2004	具备以下4项组成成分的3项或全部定义为MS　①超重和（或）肥胖：BMI≥25.0 kg/m²；②高血糖：空腹血糖≥6.1mmol/L和（或）2 h PG≥7.8mmol/L，和（或）诊断为糖尿病正在治疗者；③高血压：血压≥140/90mmHg和（或）确诊高血压病正在治疗者；④血脂紊乱：甘油三酯≥1.7mmol/L和（或）HDL-C男＜0.9mmol/L，女＜1.0mmol/L 中华糖尿病杂志，2004，12（5）：156-161.	未修订
NCEP-ATP Ⅲ修订	2005	ATP Ⅲ修订：以下5项中包含3项及以上者即为MS　①向心性肥胖：腰围≥102cm（华人男性为90cm）或≥88cm（华人女性为80cm）；②高甘油三酯：TG≥1.7mmol/L（150mg/dl），或已接受药物治疗；③低高密度脂蛋白（HDL-C）：HDL-C＜1.03mmol/L（40mg/dl）（男性）或＜1.3mmol/L（50mg/dl）（女性），或已接受药物治疗；④血压异常：收缩压≥130 mmHg或舒张压≥85 mmHg，或已接受药物治疗；⑤空腹血糖（FPG）异常：FPG≥5.6mmol/L（100mg/dl）或已接受药物治疗 Circulation，2005，112：2735-2752.	

续表

学术机构	时间	定义内容	备注
IDF	2005	腰围作为向心性肥胖的诊断指标。华人及南亚人为：男性＞90 cm，女性＞80 cm，日本人为男性＞85 cm，女性＞80 cm；欧洲人为男性＞94 cm，女性＞80 cm；美国人为：男性＞102cm，女性＞88 cm。同时合并以下4项指标中的任何两项 ①甘油三酯水平升高：＞1.7mmol/L，或已接受相应治疗；②HDL-C水平降低，男＜0.9mmol/L，女性＜1.3 mmol/L，或已接受相应治疗；③血压升高：收缩压≥130 mmHg，或舒张压≥85 mmHg，或此前已接受相应治疗，或此前已诊断高血压；④空腹血糖升高：≥5.6 mmol/L，或已接受相应治疗，或此前已诊断2型糖尿病，如果空腹血糖≥5.6 mmol/L，则强烈推荐口服葡萄糖耐量试验（OGTT） Lancet，2005，366（9491）：1059-1062.	2009年修订
GCDCJ	2007	具备以下的三项或更多 ①腹部肥胖：腰围男性≥90 cm，女性≥85 cm；②血TG≥1.70 mmol/L；③血HDL-C＜1.04 mmol/L；④血压≥130/85 mmHg；⑤空腹血糖≥6.1mmol/L或糖负荷后2 h血糖≥7.8 mmol/L或有糖尿病史 中华心血管病杂志，2007，35（5）：390-419.	未修订
IDF/AHA/NHLBI	2009	具备以下的三项或更多 ①腹部肥胖：根据不同的种族和国家，采用不同的标准；②血TG≥1.70 mmol/L（或已经治疗）；③HDL-C水平降低，男＜1.0mmol/L，女＜1.3 mmol/L，或已接受相应治疗；④血压升高：收缩压≥130 mmHg，或舒张压≥85 mmHg，或此前已接受相应治疗或此前已诊断高血压；⑤空腹血糖升高：≥5.6mmol/L，或已接受相应治疗或此前已诊断2型糖尿病 Circulation，2009，120：1640-1645.	

2.5.1.2 儿童代谢综合征的诊断标准

目前儿童代谢综合征诊断标准主要有3个：2003年Cook、2007年国际糖尿病联盟（IDF）及2012年中华医学会儿科学分会制定的儿童青少年代谢综合征诊断标准。

2.5.2 MS患病率

2.5.2.1 成人代谢综合征的患病率

2010～2012年中国居民营养与健康状况调查[1]，98 042例≥18岁调查对象，依据修订的NCEP ATP Ⅲ标准，代谢综合征的标化率为24.2%。另一项全国性调查，12 570人≥18岁调查对象，依据CDS标准，代谢综合征患病率为14.39%，标化率为9.82%[2]。代谢综合征患病率随着年龄增长而增加，男性患病率高于女性。

2014～2015年，一项针对40岁以上人群的全国性调查结果显示，依据ATP Ⅲ标准，代谢综合征患病率为18.4%；依据修订的ATP Ⅲ标准，患病率为34.0%，依据IDF标准，患病率为26.9%[3]。

对2014～2017年发表的28篇中国人群代谢综合征流行病学相关文献进行荟萃分析，结果显示，代谢综合征患病率为21.90%，东部地区患病率为23.60%，中部地区为22.40%，西部地区为19.30%；其中，男性的患病率为21.30%，女性患病率21.00%[4]。

我国不同地区代谢综合征流行调查及MS患病率见表2-5-2。

表2-5-2 不同地区MS患病率（％）

地区	调查年份	年龄（岁）	人群	样本量（例）	代谢综合征患病率		
					CDS/GCDCJ	IDF/NCEP	JIS
上海[5]	2010	≥40	社区居民	10 336		37.5（NCEP）	
贵阳[6]	2011	40～80	社区居民	10 140		40.5（IDF）	
南京[7]	2010～2013	≥18	社区居民	4818			33.1
温州[8]	2013	≥18	社区居民	3905		23.46（IDF）	
海南省[9]	2013～2014	≥18	社区居民	4879	11.8（CDS）		
北京石景山[10]	2015	18～79	农村居民	4867	19.25（GCDCJ）		

2.5.2.2 儿童青少年MS患病率

2010～2012年中国居民营养与健康状况监测，收集中国31个省、市、自治区150个监测点的10～17岁儿童青少年16 872人，依据中华医学会儿科学分会提出的诊断标准，代谢综合征患病率为2.4%；城市为2.8%，农村为1.9%；男性和女性分别为2.7%和2.0%。依据Cook标准代谢综合征患病率为4.3%[11]。

2.5.3 代谢综合征危险因素

2.5.3.1 饮食模式与代谢综合征

对2010～2012年中国居民营养与健康状况监测中34 923例≥18岁研究对象进行分析，根据2013年中华医学会糖尿病分会提出的中国人MS诊断标准。成年居民人均肉类食物摄入量为94.8 g/d。在男性中，肉类食物且摄入量≥300 g/d的人群发生MS的风险显著升高，$PR=1.46$（95% CI: 1.14～1.87），但未在女性中得到相似的结果[12]。对四川2013～2014年包含12个县7131例调查对象的横断面研究结果显示[13]，依据IDF代谢综合征诊断标准，每天红肉摄入量超过100g，代谢综合征的患病风险为1.51（1.09～2.10）。海南省18岁以上常住居民4879人调查结果显示，每天红肉摄入超过100g，代谢综合征的风险降低，$OR=0.71$（95% CI: 0.57～0.89）[9]。

2.5.3.2 大气污染与代谢综合征

中国33个社区健康研究（33CCHS）纳入15 477例研究对象，调整相关影响因素后，PM_1、$PM_{2.5}$、PM_{10}每增加10μg/m³，发生代谢综合征OR值分别为1.12（95% CI = 1.00～1.24）、1.09（95% CI = 1.00～1.18）、1.13（95% CI = 1.08～1.19）[14]。

2.5.3.3 其他代谢指标与代谢综合征

TSH与代谢综合征：贵阳市10 140例40～80岁居民调查结果显示，TSH是影响MS的危险因素，$OR=1.056$（95% CI: 1.004～1.111）[6]。

25-（OH）D与代谢综合征：一项包含2764例≥50岁研究对象的横断面研究结果显示，和25-（OH）D 25分位相比，25-（OH）D 75分位代谢综合征的发生风险降低，$OR=0.48$（95% CI: 0.28～0.84）[15]。

载脂蛋白与代谢综合征：上海一项包含1万余例≥40岁居民的横断面研究结果显示，与Lp（a）25分位相比，Lp（a）75分位代谢综合征的发生风险降低，$OR=0.45$（95% CI: 0.39～0.51）[5]。Apo B按五分位分组，代谢综合征发生风险分别为1.43（95% CI：1.13～1.82）、1.57（95% CI：1.25～1.98）、1.74（95% CI：1.38～2.18）和2.07（95% CI：1.66～2.58）[16]。

2.5.4 代谢综合征与心血管疾病

对19 464例糖尿病前期患者随访10年（中位数），1169例发生CVD事件，其中急性心肌梗死273例，脑卒中921例，具有代谢综合征的患者发生CVD的风险增加。CVD急性心肌梗死和脑卒中的HR分别为1.50（95% CI：1.31～1.73）、1.78（95% CI：1.34～2.36）及1.42（95% CI：1.21～1.67）[17]。

我国脑卒中筛查项目包含109 551例研究对象，依据不同代谢综合征诊断标准均显示，代谢综合征与CHD、脑卒中和CVD具有显著相关关系。依据IDF标准，危险度分别为1.41（95% CI：1.35～1.48）、1.24（95% CI：1.19～1.30）及1.31（95% CI：1.27～1.35）[18]。

2.5.5 代谢综合征干预措施

对25 454例2型糖尿病患者横断面调查结果显示，依据ATP Ⅲ修订标准，代谢综合征患病率为57.4%，代谢综合征患者中口服降糖药治疗率为53.4%，口服降糖药和胰岛素联合治疗率为37.5%。降压治疗和降脂治疗率分别为52.9%和28.2%。分别有37.5%、15.6%和32.9%患者糖化血红蛋白（<7%）、血压（<130/80 mmHg）和血脂（TC<4.5 mmol/L），仅2.1%的代谢综合征患者三项指标均控制达标[19]。

参 考 文 献

［1］LI Y, ZHAO L, YU D, et al. Metabolic syndrome prevalence and its risk factors among adults in China: a nationally representative cross-sectional study［J］. PLoS One, 2018, 13（6）: e0199293.

［2］LAN Y, MAI Z, ZHOU S, et al. Prevalence of metabolic syndrome in China: An up-dated cross-sectional study［J］. PLoS One, 2018, 13（4）: e0196012.

［3］LI W, SONG F, WANG X, et al. Prevalence of metabolic syndrome among middle-aged and elderly adults in China: current status and temporal trends［J］. Ann Med, 2018, 50（4）: 345-353.

［4］李文敏, 高凯. 2014—2017年我国居民代谢综合征患病率的meta分析［J］. 慢性病学杂志, 2018, 19（11）: 20-24.

［5］WU XY, LIN L, QI HY, et al. Association between Lipoprotein（a）Levels and Metabolic Syndrome in a Middle-aged and Elderly Chinese Cohort［J］. Biomed Environ Sci, 2019, 32（7）: 477-485.

［6］杨洋, 时立新, 张巧, 等. 贵阳市城区40～80岁居民正常血清TSH水平与代谢综合征及其组分的相关性研究［J］. 中华内分泌代谢杂志, 2018（1）: 34-37.

［7］孙睿旋, 郭宝福, 谢国祥, 等. 2010—2013年南京市成年居民代谢综合征患病情况及流行特征［J］. 卫生研究, 2019, 48（1）: 61-65, 75.

［8］苏依所, 倪建晓, 郑剑勇, 等. 瓯海区居民代谢综合征及相关慢性病患病情况调查［J］. 中国慢性病预防与控制, 2018,（8）: 597-600.

［9］符艳, 刘璞瑜, 王小焕, 等. 海南省成人居民代谢综合征流行病学分析［J］. 中国健康教育, 2018, 34（05）: 42-45, 49.

［10］安欣华, 张良, 李爽. 北京市石景山区居民代谢综合征患病情况及影响因素分析［J］. 慢性病学杂志, 2018（3）: 259-262.

［11］何宇纳, 赵文华, 赵丽云. 2010—2012年中国10～17岁儿童青少年代谢综合征流行情况［J］. 中华预防医学杂志, 2017, 51（06）: 513-518.

［12］何宇纳, 赵文华, 白国银, 等. 中国成年人肉类食物摄入与代谢综合征的相关性研究［J］. 中华流行病学杂志, 2018, 39（7）: 892-897.

［13］XU X, WU X, DENG Y, et al. The influence of diet and behaviour on metabolic syndrome and the prevalence of metabolic syndrome according to different definitions in west China［J］. Asia Pac J Clin Nutr, 2018, 27（5）: 1040-1047.

［14］YANG BY, QIAN ZM, LI S, et al. Long-term exposure to ambient air pollution（including PM1）and metabolic syndrome: The 33 Communities Chinese Health Study (33CCHS) [J]. Environ Res, 2018, 164: 204-211.

[15] WELDGIORGIS TZ, HIDRU TH, YANG XL, et al. Association between serum 25-hydroxyvitamin D concentrations and metabolic syndrome in the middle-aged and elderly Chinese population in Dalian northeast China: a cross-sectional study [J]. J Diabetes Investig, 2019.

[16] DU R, WU X, PENG K, et al. Serum apolipoprotein B is associated with increased risk of metabolic syndrome among middle-aged and elderly chinese: a cross-sectional and prospective cohort study [J]. J Diabetes, 2019, 11 (9): 752-760.

[17] CHEN Z, WU S, HUANG J, et al. Metabolic syndrome increases cardiovascular risk in a population with prediabetes: A prospective study in a cohort of Chinese adults [J]. J Diabetes Investig, 2019, 10 (3): 673-679.

[18] LI W, SONG F, WANG X, et al. Relationship between metabolic syndrome and its components and cardiovascular disease in middle-aged and elderly Chinese population: a national cross-sectional survey [J]. BMJ Open, 2019, 9 (8): e027545.

[19] JING Y, HONG T, BI Y, et al. Prevalence, treatment patterns and control rates of metabolic syndrome in a chinese diabetic population: China cardiometabolic registries 3B study [J]. J Diabetes Investig, 2018, 9 (4): 789-798.

2.6 睡眠障碍

近年越来越多的研究表明，睡眠障碍与心血管疾病的发生有着密切的关系，失眠、阻塞性睡眠呼吸暂停是最常见的睡眠障碍。

2.6.1 定义

2.6.1.1 失眠（insomnia）

指尽管有充足的睡眠机会和环境，仍持续出现睡眠起始困难、睡眠时间减少、睡眠完整性破坏或睡眠质量下降，并引起相关的日间功能损害的睡眠障碍。诊断失眠的三要素即持续存在睡眠困难、睡眠机会充足、与睡眠问题相关的日间功能损害。

根据失眠持续时间分为慢性失眠障碍（chronic insomnia disorder，CID）、短期失眠障碍（short-term insomnia disorder，STID）和其他失眠障碍[1]。CID指失眠和日间功能损害每周至少出现3次，至少持续3个月。STID指失眠和日间功能损害少于3个月并且没有症状与出现频率的要求。

2.6.1.2 阻塞性睡眠呼吸暂停（obstructive sleep apnea，OSA）

表现为睡眠期间上气道反复出现完全阻塞（呼吸暂停）或部分阻塞（低通气）事件，并导致血氧饱和度下降，常随睡眠中短暂觉醒而结束。通过多导睡眠监测（polysomnography，PSG）或睡眠中心外监测（out-of-center sleep test，OCST）显示，呼吸暂停低通气指数（apnea hypopnea index，AHI）≥5次/小时。常分为轻度（AHI 5～15次/小时）、中度（AHI 15～30次/小时）及重度（AHI>30次/小时）[1]。

2.6.2 流行病学

2.6.2.1 失眠与流行病学

（1）患病率

我国失眠患病率约为15%，平均患病年龄为43.7岁[2]。失眠可以出现在任何年龄段，一般首次起病在成年早期，患病率随着年龄的增长而升高。青少年患病率为16%[3]，青年人平均患病率为20.4%[2]，老年

125

人患病率为35.9%[4]。此外，2019年重庆地区老年人（60岁以上）失眠调查研究显示，老年人群中慢性失眠障碍患病率为93.1%、短期失眠障碍患病率为2.7%、其他失眠障碍患病率为4.2%[5]。

（2）危险因素

失眠的危险因素包括女性、老年、吸烟、饮酒、午睡等[6]。其中女性是失眠的主要危险因素，女性失眠的患病率约为男性的2倍。此外，月经也是失眠的危险因素之一[7]。

2.6.2.2　阻塞性睡眠呼吸暂停与流行病学

（1）患病率

多项流行病学调查发现，我国OSA患病率为3.5%～5.1%，男性患病率为4.7%～7.91%，高于女性患病率1.5%～3.88%（图2-6-1）[8-12]。

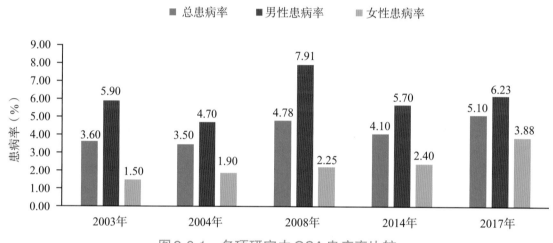

图2-6-1　多项研究中OSA患病率比较

此外，OSA的患病率与年龄密切相关。60岁前OSA患病率与年龄呈正相关，50～59岁为OSA患病率最高年龄段。60岁后OSA患病率呈现下降趋势。老年人OSA患病率为55%～65%[13,14]。

（2）危险因素

OSA最主要的危险因素为肥胖与男性[15]。

2.6.3　睡眠障碍对心血管疾病的影响

2.6.3.1　失眠对心血管疾病的影响

失眠可使心血管疾病发生风险增加1.2～3.9倍，并且发病风险与失眠症状的数量呈正相关[16,17]。此外，入睡困难、睡眠维持困难、早醒、日间功能受损是心血管疾病的危险因素[17]。

（1）高血压

失眠与高血压的发病率密切相关，老年人中高血压共病失眠障碍的患病率约为50.24%[18]。研究显示睡眠时间与高血压发病率成U形关系，即长睡眠及短睡眠均可导致高血压发病率上升，其中短睡眠（＜7h/d）是高血压独立危险因素[19,20]。尤其当睡眠时间＜5h时，其对高血压的影响甚至可以大于OSA[21]。睡眠剥夺试验也提示睡眠时间与高血压密切相关，睡眠剥夺会导致血压升高[22]。

（2）冠心病

失眠与冠心病风险升高、复发密切相关[18]。我国一项随访10年的队列研究显示，入睡困难、睡眠维持困难与急性心肌梗死密切相关；女性当中早醒是急性心肌梗死的危险因素[17]。

（3）心房颤动

失眠是房颤发病的重要危险因素，睡眠时间与睡眠效率可能会导致房颤的发生，尤其在年龄<40岁的人群中。此外，短睡眠患者有着更高的房颤发病率[23]。

（4）脑卒中

失眠是新发脑卒中的危险因素，其中入睡困难、睡眠维持困难、早醒、日间功能受损与卒中的发生密切相关。但研究显示，入睡困难、睡眠维持困难只对男性造成影响[17]。相较于无失眠症状的患者，存在失眠的患者有着更高的脑卒中发病率[24]。

2.6.3.2 阻塞性睡眠呼吸暂停对心血管疾病的影响

OSA是心血管疾病的危险因素[25]，与心血管疾病的发病率、复发率、死亡率、住院时间等密切相关。

（1）高血压

多认为约30%的高血压患者存在OSA，50%的OSA患者存在高血压；我国门诊高血压患者中6.7%存在有不同程度的阻塞性睡眠呼吸暂停[26]。大量的临床和流行病学证据表明OSA是高血压发生的独立危险因素，与原发性高血压、难治性高血压、隐匿性高血压等密切相关。难治性高血压患者中，约90%的男性及77%的女性患者共病OSA；84%的OSA患者存在夜间高血压；新发OSA患者中约30%存在隐匿性高血压。另外，在OSA患者中客观睡眠减少与夜间高血压呈线性增长关系[21]。同时研究发现高血压与OSA的严重程度呈剂量效应，随着OSA严重程度的增加，高血压出现的风险、伴随的其他心血管病危险因素、控制的难度和靶器官损害也随之升高[27-30]。

（2）冠心病

OSA是冠心病的危险因素。在冠心病患者中OSA的患病率为38%～65%，OSA患者中冠心病发病率为普通人群的2倍[31]。共病OSA的冠心病患者中，心绞痛及心肌梗死的发病率高于普通人群。OSA与在冠心病经皮冠状动脉介入（percutaneous coronary intervention，PCI）治疗术的预后密切相关。在PCI患者中，OSA患者再发严重心血管事件的概率约为普通人群1.52倍，心源性死亡率为普通人群2.05倍，冠状动脉重建术的概率为1.69倍，非致死性心肌梗死的发病率为普通人群1.59倍[32]。

（3）心力衰竭

OSA所引起的夜间睡眠中频繁觉醒，导致交感神经激活，造成心动过速和高血压，长期以往引起左心室肥大及心力衰竭[27]。

2.6.4 睡眠障碍的干预措施及意义

2.6.4.1 失眠的干预措施及意义

失眠常见的治疗方式包括失眠的认知行为治疗（cognitive behavioral therapy for insomnia，CBTI）及药物治疗。失眠症状的改善可以有效缓解心血管疾病的严重程度，并减少其发病率、复发率及死亡。如对高血压患者的失眠症状进行干预，可以使平均收缩压下降（3.4±2.5）mmHg、舒张压下降（2.7±2.1）mmHg[33]。

失眠的认知行为治疗是一种结构化治疗方式，通常与许多元素结合，其中包括睡眠卫生教育、睡眠限制、刺激控制、认知治疗等。越来越多的指南及研究推荐CBTI作为失眠和共病其他疾病的失眠首选治疗方式，但CBTI治疗中的睡眠限制使用时应谨慎，存在增加白天困倦的风险；在双相情感障碍患者中，可能会增加躁狂发作的风险[34]。CBTI可有效改善失眠症状，据统计CBTI治疗有效应答率为70%～80%，约40%的患者经过CBTI治疗其失眠症状可以达到临床治愈。主观睡眠潜伏期和睡眠清醒时间由60～70min减至35min，总睡眠时间平均可增加30min[34]。相较于药物治疗，CBTI适用于不同年龄段的人群，在儿童、青少年、老年人中，均有着较好的治疗效果[35]；并且CBTI有着较少的复发率，治疗后半年随访大部分患者均可保持每晚6.5h的总睡眠时间[34]。

目前国家食品药物监督管理总局（China Food and Drug Administration）批准用于治疗失眠的药物有部分苯二氮䓬受体激动剂、褪黑素受体激动剂、抗抑郁药和食欲素受体拮抗剂等。此外，其他抗抑郁药（曲唑酮、米氮平、氟伏沙明）、小剂量抗精神病药（奥氮平和喹硫平），还有抗癫痫药、抗组胺药和褪黑素等也经常在临床上使用[34]。在心血管疾病患者中，使用药物治疗时需综合考虑药物间的相互作用及不良反应，例如，苯二氮䓬类药物存在肌松作用及跌倒风险，因此，在药物治疗中通常不将苯二氮䓬类药物作为心血管疾病合并失眠的首选药物。

2.6.4.2 阻塞性睡眠呼吸暂停的干预措施及意义

OSA与心血管疾病关系密切，当心血管疾病患者存在可疑OSA风险时应及时进行PSG等筛查。当确诊或既往已患OSA时，应对疾病进行有效干预。

常见的OSA治疗方法包括减轻体重、药物治疗、侧位睡眠、外科手术、气道无创正压通气治疗等。对于中重度OSA而言，持续气道正压通气治疗（continuous positive airway pressure，CPAP）为一种有效的治疗手段。CPAP是一种在睡眠中通过正压负荷开放上气道来改善OSA的一种治疗措施，通常可使AHI降至5～10次/小时。呼吸暂停和低通气的有效消除可以升高动脉血氧饱和度，减少呼吸事件相关觉醒。

CPAP治疗可以有效改善心血管疾病共病OSA患者的心血管相关症状、致死和非致死性的心血管事件[36]，例如，高血压共病OSA的患者中，CPAP治疗可以有效改善日间收缩压，平均下降8mmHg[37]；接受过PCI治疗的中至重度OSA患者中，CPAP治疗降低再次血运重建风险[38]。

参 考 文 献

［1］AAoS. International classification of sleep disorders［M］. 3rd ed. Darien，IL：American Academy of sleep Medicine，2014.

［2］CAO X L，WANG S B，ZHONG B L，et al. The prevalence of insomnia in the general population in China：a meta-analysis［J］. PLoS One，2017，12（2）：e0170772.

［3］LIU X，ZHAO Z，JIA C，et al. Sleep patterns and problems among chinese adolescents［J］. Pediatrics，2008，121（6）：1165-1173.

［4］LU L，WANG SB，RAO W，et al. The prevalence of sleep disturbances and Sleep Quality in Older Chinese Adults：A Comprehensive Meta-Analysis［J］. Behav Sleep Med，2019，17（6）：683-697.

［5］ZOU Y，CHEN Y，YU W，et al. The prevalence and clinical risk factors of insomnia in the chinese elderly based on comprehensive geriatric assessment in chongqing population［J］. Psychogeriatrics，2019，19（4）：384-390.

［6］殷鹏，张梅，李镒冲，等. 中国15～69岁居民睡眠质量影响因素研究［J］. 中国慢性病预防与控制，2011，19（03）：224-225.

［7］LIU X，CHEN H，LIU ZZ，et al. Early menarche and menstrual problems Are associated with sleep disturbance in a large sample of chinese adolescent girls［J］. Sleep，2017，40（9）.

［8］胡庆磊，杜翠萍，杨扬，等. 上海市普陀区20岁以上人群阻塞性睡眠呼吸暂停低通气综合征流行病学调查［J］. 中国眼耳鼻喉科杂志，2017，17（01）：49-54.

［9］王蓓，邢景才，韩长旭，等. 太原市睡眠呼吸暂停低通气综合征的流行病学调查［J］. 中华结核和呼吸杂志，2004，11：40-42.

［10］林其昌，黄建钗，丁海波，等. 福州市20岁以上人群阻塞性睡眠呼吸暂停低通气综合征流行病学调查［C］. 2008年中国睡眠研究会第五届学术年会. 2008，中国云南昆明.

［11］LIU J，WEI C，HUANG L，et al. Prevalence of signs and symptoms suggestive of obstructive sleep apnea syndrome in Guangxi，China［J］. Sleep Breath，2014，18（2）：375-382.

［12］海市医学会呼吸病学分会睡眠呼吸疾病学组. 上海市30岁以上人群阻塞性睡眠呼吸暂停低通气综合征流行病学调查［J］. 中华结核和呼吸杂志，2003（05）：15-19.

［13］NG SS，CHAN TO，TO KW，et al. Prevalence of obstructive sleep apnea syndrome and CPAP adherence in the elderly Chinese population［J］. PLoS One，2015，10（3）：e0119829.

［14］潘悦达，王东博，韩德民. 我国成人阻塞性睡眠呼吸暂停低通气综合征患病率的Meta分析［J］. 医学信息，2019，32（07）：73-7，81.

［15］CHAN KC，AU CT，HUI LL，et al. How OSA Evolves From Childhood to Young Adulthood：Natural History From a 10-Year Follow-up Study［J］. Chest，2019，156（1）：120-130.

［16］ZHUANG J，ZHAN Y，ZHANG F，et al. Self-reported insomnia and coronary heart disease in the elderly［J］. Clin Exp Hypertens，2016，38（1）：51-55.

［17］ZHENG B，YU C，LV J，et al. Insomnia symptoms and risk of cardiovascular diseases among 0.5 million adults：A 10-year cohort［J］. Neurology，2019，93（23）：e2110-e2120.

［18］WANG Y M，SONG M，WANG R，et al. Insomnia and multimorbidity in the community elderly in China［J］. J Clin Sleep Med，2017，13（4）：591-597.

［19］FENG X，LIU Q，LI Y，et al. Longitudinal study of the relationship between sleep duration and hypertension in Chinese adult residents（CHNS 2004—2011）［J］. Sleep Med，2019，58：88-92.

［20］LI M，YAN S，JIANG S，et al. Relationship between sleep duration and hypertension in northeast China：a cross-sectional study［J］. BMJ Open，2019，9（1）：e023916.

［21］REN R，COVASSIN N，YANG L，et al. Objective but not subjective short sleep duration Is associated with hypertension in obstructive sleep apnea［J］. Hypertension，2018，72（3）：610-617.

［22］YUAN R，WANG J，GUO LL. The effect of sleep deprivation on coronary heart disease［J］. Chinese Medical Sciences Journal，2016，31（4）：247-253.

［23］HAN X，YANG Y，CHEN Y，et al. Association between insomnia and atrial fibrillation in a Chinese population：a cross-sectional study［J］. Clin Cardiol，2017，40（9）：765-769.

［24］HSU C Y，CHEN Y T，CHEN M H，et al. The association between insomnia and increased future cardiovascular events：a Nationwide population-based study［J］. Psychosom Med，2015；77（7）：743-751.

［25］LI X，WANG F，XU H，et al. Interrelationships among common predictors of cardiovascular diseases in patients of OSA：A large-scale observational study［J］. Nutr Metab Cardiovasc Dis，2020，30（1）：23-32.

［26］严治涛，张丽丽，韩瑞梅，等. 高血压专科就诊患者阻塞性睡眠呼吸暂停低通气综合征的检出率调查［J］. 中华高血压杂志，2012，20（03）：272-276.

［27］CAI A，WANG L，ZHOU Y. Hypertension and obstructive sleep apnea［J］. Hypertens Res，2016，39（6）：391-395.

［28］李南方，韩瑞梅，严治涛，等. 高血压合并阻塞性睡眠呼吸暂停低通气综合征患者心血管危险因素分析［J］. 中华高血压杂志，2011，19（04）：361-364.

［29］韩瑞梅，李南方，严治涛，等. 阻塞性睡眠呼吸暂停相关性高血压患者血压节律影响因素分析［J］. 中华心血管病杂志，41（9）：751-755.

［30］李南方，毕云伟，严治涛，等. 高血压合并阻塞性睡眠呼吸暂停综合征患者的代谢特点［J］. 中华高血压杂志，2011，019（009）：847-850.

［31］JIA L，FAN J，CUI W，et al. Endothelial cell-derived microparticles from patients with obstructive sleep apnea hypoxia syndrome and coronary artery disease increase aortic endothelial cell dysfunction［J］. Cell Physiol Biochem，2017，43（6）：2562-2570.

［32］QU H，GUO M，ZHANG Y，et al. Obstructive sleep apnea increases the risk of cardiac events after percutaneous coronary intervention：a meta-analysis of prospective cohort studies［J］. Sleep Breath，2018，22（1）：33-40.

［33］LI Y，YANG Y，LI Q，et al. The impact of the improvement of insomnia on blood pressure in hypertensive patients［J］. J Sleep Res，2017，26（1）：105-114.

［34］MORIN CM，BENCA R. Chronic insomnia［J］. The Lancet，2012，379（9821）：1129-1141.

［35］MA ZR，SHI LJ，DENG MH. Efficacy of cognitive behavioral therapy in children and adolescents with insomnia：a systematic review and meta-analysis［J］. Braz J Med Biol Res，2018，51（6）：e7070.

［36］MARIN J M，ARRIZO S J，VINCENTE E，et al. Long-term cardiovascular outcomes in men with obstructive sleep apnoea-hypopnoea with or without treatment with continuous positive airway pressure：an observational study［J］. The Lancet，2005，365（9464）：1046-1053.

［37］HUANG Z，LIU Z，LUO Q，et al. Long-term effects of continuous positive airway pressure on blood pressure and prognosis in hypertensive patients with coronary heart disease and obstructive sleep apnea：a randomized controlled trial［J］. Am J Hypertens，2015，28（3）：300-306.

[38] WU X，LV S，YU X，et al. Treatment of OSA reduces the risk of repeat revascularization after percutaneous coronary intervention [J]. Chest，2015，147（3）：708-718.

2.7 空气污染

2.7.1 中国空气污染情况

空气污染包括室外空气污染和室内空气污染，室外空气污染也称大气污染。《中国生态环境状况公报》显示，2018年全国338个地级及以上城市中，有121个城市大气质量达标，达标率为35.8%。与2013年相比，除了O_3以外，其他5项指标（$PM_{2.5}$、PM_{10}、SO_2、NO_2、CO）浓度均呈现下降趋势。所有重度以上污染天数中，以$PM_{2.5}$为首要污染物（空气质量指数＞50时，空气质量分指数最大的污染物为首要污染物）的天数占60%。我国大气$PM_{2.5}$污染的时空分布总体呈现北方高于南方、冬季高于夏季的特征[1]。最新利用卫星遥感反演技术评估了我国2000～2015年具有高分辨率（1km×1km）的大气$PM_{2.5}$平均浓度，结果显示京津冀地区$PM_{2.5}$污染最为严重，部分地区平均浓度超过95 $\mu g/m^3$[2]。大气污染的形成受到温度、湿度、风速、风向等多种气象因素的影响。

2.7.2 室外空气污染与心血管疾病

2.7.2.1 室外空气污染对心血管疾病的短期效应

大量流行病学研究证实了大气污染对心血管系统的影响，大气污染浓度升高与心血管病死亡率及发病率增加存在显著关联。目前多项覆盖全国范围的多中心时间序列研究提示$PM_{2.5}$及其他气态污染物（SO_2、NO_2、O_3、CO等）对心血管疾病的急性危害[3-7]。基于我国272个城市2013～2015年大气污染和死因逐日数据开展的系列研究发现，$PM_{2.5}$、O_3、SO_2、NO_2每升高10$\mu g/m^3$及CO每升高1mg/m³，心血管疾病死亡风险分别增加0.27%、0.27%、0.7%、0.9%和1.12%[8-12]。大气污染物暴露浓度升高还与冠心病、高血压的死亡风险增加有关（图2-7-1）。我国目前报道研究时间较长（2013～2018年）的130个区县时间序列研究表明$PM_{2.5}$每升高10$\mu g/m^3$，急性心肌梗死风险增加0.21%（95% CI：0.05～0.37），急性缺血性心脏病风险增加0.19%（95% CI：0.04～0.35），脑血管病风险增加0.19%（95% CI：0.02～0.21）[13]。我国34个区县开展的多中心时间序列研究结果显示[14]，与春、冬季节相比，夏、秋季节时O_3对心血管系统疾病死亡风险的影响更大。

近年来，有研究利用医院就诊数据评估大气污染对心血管疾病发病的影响。如在我国26个城市开展的研究[6,15,16]，发现$PM_{2.5}$暴露升高与心血管疾病、急性心力衰竭及心肌梗死入院数增多有关，SO_2、NO_2、CO可导致充血性心力衰竭和急性心肌梗死住院风险的增加。我国184个城市$PM_{2.5}$对心血管病住院的影响研究结果表明，$PM_{2.5}$当日暴露每升高10$\mu g/m^3$与心血管疾病入院增加0.26%（95% CI：0.17%～0.35%）相关，其中缺血性心脏病增加0.31%（95% CI：0.22%～0.40%），心力衰竭增加0.27%（95% CI：0.04%～0.51%），心律失常增加0.29%（95% CI：0.12%～0.46%），缺血性脑卒中增加0.29%（95% CI：0.18%～0.40%）[17]见图2-7-1。

2.7.2.2 室外空气污染对心血管疾病的长期效应

既往研究显示，与短期暴露于大气污染相比，长期暴露于大气污染对健康的影响更大。基于我国22省13 344位65岁以上老年人队列研究结果表明，$PM_{2.5}$每增加10$\mu g/m^3$全因死亡风险增加8%（95% CI：6%～9%）[18]。近年来，国内多项全国性或区域性前瞻性队列研究探讨了大气污染对心血管病的长期效

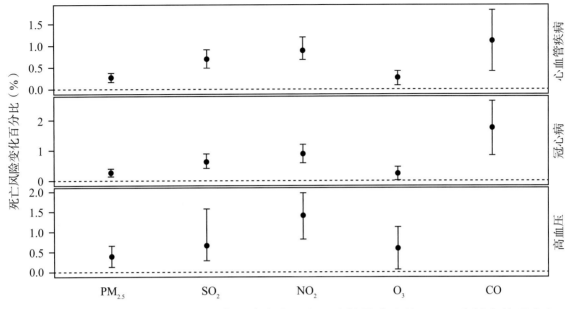

图2-7-1　室外空气污染对心血管系统疾病死亡风险的影响（基于272个城市的研究）

应[2,19,20]。我国首个评价大气污染长期健康效应的前瞻性队列研究覆盖我国31个城市7.09万成年人，发现总悬浮颗粒物、SO_2和NO_x每增加$10\mu g/m^3$，心血管病死亡风险分别增加0.9%（95% CI：0.3%～1.5%），3.2%（95% CI：2.3%～4.0%）和2.3%（95% CI：0.6%～4.1%）[19]。另一项在中国18.9万成年男性中开展的队列研究发现，$PM_{2.5}$年平均浓度每升高$10\mu g/m^3$，心血管病死亡、缺血性心脏病死亡和脑卒中死亡风险分别增加9%（95% CI：8%～10%）、9%（95% CI：6%～12%）和14%（95% CI：13%～16%）[20]。最新一项在中国11.7万成年人中开展的队列研究表明$PM_{2.5}$年平均浓度每升高$10\mu g/m^3$，总脑卒中、缺血性脑卒中和出血性脑卒中发病风险分别增加13%（HR = 1.13，95% CI：1.09～1.17）、20%（HR = 1.20，95% CI：1.15～1.25）和12%（HR = 1.12，95% CI：1.05～1.20）[2]（表2-7-1）。

表2-7-1　大气污染的长期健康效应

大气污染物及平均暴露浓度	队列人群样本量（例）	队列随访时间跨度（年）	结局指标	每增加10 μg/m³增加风险[%（95% CI）]
TSP 289μg/m³ SO₂ 73μg/m³ NOx 50μg/m³	70 947	1991～2000	心血管死亡	TSP 0.9（0.3～1.5） SO₂ 3.2（2.3～4.0） NOx 2.3（0.6～4.1）
PM₂.₅ 43.7μg/m³	189 793	1990～2006	心血管死亡	9（8～10）
			缺血性心脏病死亡	9（6～12）
			脑卒中死亡	14（13～16）
PM₂.₅ 64.9μg/m³		2000～2015	脑卒中发病	总脑卒中13（9～17） 缺血性脑卒中20（15～25） 出血性脑卒中12（5～20）
PM₂.₅ 50.7μg/m³	13 344	2008～2014	全死因	8（6～9）

2.7.2.3　室外空气污染与心血管疾病危险因素的关系

大气污染$PM_{2.5}$短期暴露与部分心血管疾病危险因素显著相关。北京市、上海市等地基于健康大学生、

2型糖尿病患者等的定组研究发现，$PM_{2.5}$升高与收缩压、舒张压的升高有关[21,22]；$PM_{2.5}$及其成分浓度升高还与血清可溶性P-选择素、血纤维蛋白原等的升高有关[23]。大型前瞻性队列随访证据表明，大气$PM_{2.5}$长期暴露与中国成年人高血压和糖尿病发病风险增加有关，$PM_{2.5}$浓度每升高$10\ \mu g/m^3$，高血压和糖尿病发病风险分别增加11%（95% CI：5%～17%）和16%（95% CI：6%～26%）[24,25]。

2.7.3　室内空气污染与心血管疾病

针对1990年和2013年中国不同省市归因于室内空气污染的疾病负担研究结果显示，脑卒中和缺血性心脏病位于室内空气污染导致的超额死亡的第二和第三位，仅次于慢性阻塞性肺疾病[26]。一项利用宣威队列中16 323例非吸烟女性（25～59岁）开展的研究发现，不论使用烟煤还是无烟煤，累积煤炭量使用量增加者发生缺血性心脏病死亡的风险均显著增加。尽管通常认为无烟煤是相对清洁燃料，其所带来的室内污染对心血管健康仍然具有危害[27]。在我国农村地区，使用固体燃料（煤炭、木柴等）做饭或取暖所产生的室内污染，会显著升高心血管死亡和全因死亡风险。与使用清洁燃料（燃气或电力）做饭者相比，使用固体燃料做饭者的心血管死亡和全因死亡风险分别增加20%（HR = 1.20，95% CI：1.02～1.41）和11%（HR = 1.11，95% CI：1.03～1.20）；使用固体燃料取暖者的心血管死亡和全因死亡风险分别增加29%（HR = 1.29，95% CI：1.06～1.55）和14%（HR = 1.14，95% CI：1.03～1.26）。而且，使用固体燃料的时间越长，死亡风险越高[28]。

2.7.4　空气污染与心血管疾病的干预措施和策略效果

自20世纪80年代至今，我国在国家政策、法规、行动计划，以及国家标准等多个层面均提出了大气污染和环境健康问题的应对举措。如2013年和2018年国务院分别印发《大气污染防治行动计划》（简称"大气十条"）和《打赢蓝天保卫战三年行动计划》，设定了量化的空气质量改善目标，降低主要大气污染物排放总量。2013年新版国家环境空气质量标准增加了$PM_{2.5}$大气污染监测指标，并降低了NO_2、PM_{10}等指标的浓度限值，并在全国范围建成了空气质量监测网络。经过数十年的发展，我国空气污染相关政策与法规标准已日趋完善，空气质量显著改善。研究者评估了我国空气质量改善所获得的健康收益，2017年较2013年空气质量改善减少全国超额死亡47 240例（95% CI：25 870～69 990），减少寿命损失710 020年（95% CI：420 230～1 025 460）[29]。另外一项心血管健康收益预测研究显示，2017～2030年，中国城市大气$PM_{2.5}$浓度将逐步降低至2008年奥运期间污染水平（$55\mu g/m^3$），将减少冠心病死亡数43.9万（95% CI：23.3～64.3）、脑卒中死亡数23.7万（95% CI：10.9～35.7）。如$PM_{2.5}$浓度逐步降低至中国空气质量二级标准（$35\mu g/m^3$）和世界卫生组织（WHO）推荐标准（$10\mu g/m^3$）将获得更高的心血管健康收益，且均高于WHO推荐的减少烟草使用（30%）和高血压患者收缩压控制（25%）的联合收益[30]。如空气质量按照生态环境十三五规划目标改善，2020年和2030年归因于$PM_{2.5}$的超额死亡比2010年分别可降低13.5%和22.8%，即超额死亡分别减少129 278例、217 988例[31]。室内污染改善所产生的心血管健康收益也是研究者关注的重点之一。大型前瞻性队列研究发现，使用清洁燃料（燃气或电等）替代固体燃料做饭或者取暖、安装通风设施可使心血管死亡和全因死亡风险显著降低。一项四川省开展的研究显示，使用清洁燃料可降低室内$PM_{2.5}$浓度，结合既往建立的暴露-反应关系进行估计，使用清洁燃料每年可减少中国西南6省4.8万例心血管超额死亡[32]。基于个体的空气污染健康防护和干预措施研究也日益增多。研究发现，使用膳食补充剂、口罩及空气净化器对部分空气污染所引起的健康危害具有保护作用。例如，食用鱼油对心血管亚临床指标（炎症、凝血、内皮功能、氧化应激和神经内分泌应激反应）具有保护作用[33,34]，短期佩戴口罩可以降低血压水平、增高心率变异性[35,36]。

2.7.5　空气污染的经济学评价

空气污染是心血管疾病和呼吸系统疾病重要的环境危险因素，不仅对居民健康带来不利影响，还会造成巨大的经济损失。一项研究结果显示，在珠江三角洲地区，2013年由于二氧化氮、臭氧和PM_{10}引起的短期全因死亡总数为13 217～22 800人，因此造成的经济损失总额为147.68亿～253.05亿美元，相当于本地GDP的1.4%～2.3%[37]。如何有效控制严重的区域性大气污染已成为近年来全球关注的焦点，我国于2013年颁布了《空气污染防治行动计划》。研究表明，2013～2017年，我国实施"行动计划"中的工业节能减排政策的总成本和总效益分别为118.39亿元和7481.5亿元，具有较好的成本-收益[38]。另一项研究表明，京津冀地区实施煤炭总量控制政策可以使2020年京津冀地区SO_2、NOx、CO、VOCs、PM_{10}和$PM_{2.5}$的排放量降低20%～40%，工业锅炉的污染物排放明显减少；其中，$PM_{2.5}$浓度下降11.27%，由此带来的健康效益经济总额达266.1亿元，占2013年GDP的0.43%（0.21%～0.63%）[39]。以呼吸道和心血管疾病导致的死亡率为健康终点的研究表明，与非合作减排模式（non-cooperative reduction model，NCRM）相比，合作减排模式（cooperative reduction model，CRM）更具有成本-效果[40]。

参 考 文 献

［1］MA Z，HU X，SAYER A M，et al. Satellite-based spatiotemporal trends in PM2.5 concentrations：China，2004—2013［J］. Environ Health Perspect，2016，124（2）：184-192.

［2］HUANG K，LIANG F，YANG X，et al. Long term exposure to ambient fine particulate matter and incidence of stroke：prospective cohort study from the China-PAR project［J］. BMJ（Clinical research ed），2019，367：l6720.

［3］CHEN C，ZHU P，LAN L，et al. Short-term exposures to PM 2.5 and cause-specific mortality of cardiovascular health in China［J］. Environmental Research，2018，161：188-194.

［4］LIN H，LIU T，XIAO J，et al. Mortality burden of ambient fine particulate air pollution in six Chinese cities：Results from the Pearl River Delta study［J］. Environment International，2016，96：91-97.

［5］LI H，CHEN R，MENG X，et al. Short-term exposure to ambient air pollution and coronary heart disease mortality in 8 Chinese cities［J］. International Journal of Cardiology，2015，197：265-270.

［6］LIU H，TIAN Y，CAO Y，et al. Fine particulate air pollution and hospital admissions and readmissions for acute myocardial infarction in 26 Chinese cities［J］. Chemosphere，2017，192：282.

［7］LIU H，TIAN Y，XIANG X，et al. Air pollution and hospitalization for acute myocardial infarction in China［J］. American Journal of Cardiology，2017，120（5）：753-758.

［8］CHEN R，YIN P，MENG X，et al. fine particulate air pollution and daily mortality：a nationwide analysis in 272 chinese cities［J］. American Journal of Respiratory & Critical Care Medicine，2017，196（1）：73-81.

［9］WANG L，LIU C，MENG X，et al. Associations between short-term exposure to ambient sulfur dioxide and increased cause-specific mortality in 272 Chinese cities［J］. Environment International，2018，117：33-39.

［10］LIU C，YIN P，CHEN R，et al. Ambient carbon monoxide and cardiovascular mortality：a nationwide time-series analysis in 272 cities in China［J］. Lancet Planetary Health，2018，2（1）：e12-18.

［11］CHEN R，YIN P，MENG X，et al. Associations between ambient nitrogen dioxide and daily cause-specific mortality：evidence from 272 chinese cities［J］. Epidemiology，2018，29（4）：482-489.

［12］YIN P，CHEN R，WANG L，et al. Ambient ozone pollution and daily mortality：a nationwide study in 272 chinese cities［J］. Environ Health Perspect，2017，125（11）：117006.

［13］CHEN C，TIANTIAN L，LIJUN W，et al. Short-term exposure to fine particles and risk of cause-specific mortality-China，2013—2018［J］. China CDC Weekly，2019，1（1）：8-12.

［14］SUN Q，WANG W，CHEN C，et al. Acute effect of multiple ozone metrics on mortality by season in 34 Chinese counties in 2013—2015［J］. Journal of Internal Medicine，2017，283（5）：481-488.

［15］HUI L，TIAN Y，XIAO X，et al. Ambient particulate matter concentrations and hospital admissions in 26 of china's largest cities［J］. Epidemiology，2017，29（5）：649-657.

［16］LIU H，TIAN Y，SONG J，et al. Effect of ambient air pollution on hospitalization for heart failure in 26 of China's largest cities [J]. American Journal of Cardiology, 2017, 21 (5): 628-633.

[17] TIAN Y, LIU H, WU Y, et al. Association between ambient fine particulate pollution and hospital admissions for cause specific cardiovascular disease: time series study in 184 major Chinese cities [J]. BMJ (Clinical research ed), 2019, 367: l6572.

[18] LI T, ZHANG Y, WANG J, et al. All-cause mortality risk associated with long-term exposure to ambient PM2.5 in China: a cohort study [J]. Lancet Public Health, 2018, 3 (10): e470-477.

[19] CAO J, YANG C, LI J, et al. Association between long-term exposure to outdoor air pollution and mortality in China: a cohort study [J]. Journal of hazardous materials, 2011, 186 (2-3): 1594-1600.

[20] YIN P, BRAUER M, COHEN A, et al. Long-term fine particulate matter exposure and nonaccidental and cause-specific mortality in a large national cohort of chinese men [J]. Environ Health Perspect, 2017, 125 (11): 117002.

[21] WU S, DENG F, HUANG J, et al. Does ambient temperature interact with air pollution to alter blood pressure? A repeated-measure study in healthy adults [J]. J Hypertens, 2015, 33 (12): 2414-2421.

[22] WANG C, CHEN R, CAI J, et al. Personal exposure to fine particulate matter and blood pressure: a role of angiotensin converting enzyme and its DNA methylation [J]. Environment International, 2016, 94: 661-666.

[23] WU S, DENG F, WEI H, et al. Chemical constituents of ambient particulate air pollution and biomarkers of inflammation, coagulation and homocysteine in healthy adults: a prospective panel study [J]. Part Fibre Toxicol, 2012, 1743-8977-9-49.

[24] HUANG K, YANG X, LIANG F, et al. Long-Term Exposure to Fine Particulate Matter and Hypertension Incidence in China: The China-PAR Cohort Study [J]. Hypertension, 2019, 73 (6): 1195-1201.

[25] LIANG F, YANG X, LIU F, et al. Long-term exposure to ambient fine particulate matter and incidence of diabetes in China: A cohort study [J]. Environment International, 2019, 126: 568-575.

[26] CHEN T, LIAO H. The disease burden of indoor air pollution from solid fuel use in China [J]. Asia Pacific Journal of Public Health, 2018, 30 (4): 387-395.

[27] BASSIG B A, DEAN HOSGOOD H, SHU XO, et al. Ischaemic heart disease and stroke mortality by specific coal type among non-smoking women with substantial indoor air pollution exposure in China [J]. International Journal of Epidemiology, 2019.

[28] YU K, QIU G, CHAN K H, et al. Association of solid fuel use with risk of cardiovascular and all-cause mortality in rural China [J]. JAMA, 2018, 319 (13): 1351-1361.

[29] HUANG J, PAN X, GUO X, et al. Health impact of China's Air pollution prevention and control action plan: an analysis of national air quality monitoring and mortality data [J]. The Lancet Planetary Health, 2018, 2 (7): e313-323.

[30] HUANG C, MORAN A E, COXSON P G, et al. Potential cardiovascular and total mortality benefits of air pollution control in urban China [J]. Circulation, 2017, 136 (17): 1575-1584.

[31] WANG Q, WANG J, ZHOU J, et al. Estimation of PM2.5-associated disease burden in China in 2020 and 2030 using population and air quality scenarios: a modelling study [J]. Lancet Planet Health, 2019, 3 (2): e71-80.

[32] SNIDER G, CARTER E, CLARK S, et al. Impacts of stove use patterns and outdoor air quality on household air pollution and cardiovascular mortality in southwestern China [J]. Environment International, 2018, 117: 116.

[33] JIANG Y, WANG C, LIN Z, et al. Alleviated systemic oxidative stress effects of combined atmospheric oxidant capacity by fish oil supplementation: A randomized, double-blinded, placebo-controlled trial [J]. Ecotoxicology and Environmental Safety, 2019, 184: 109598.

[34] LIN Z, CHEN R, JIANG Y, et al. Cardiovascular benefits of fish-oil supplementation against fine particulate air pollution in China [J]. Journal of the American College of Cardiology, 2019, 73 (16): 2076-2085.

[35] YANG X, JIA X, DONG W, et al. Cardiovascular Benefits of Reducing Personal Exposure to Traffic-Related Noise and Particulate Air Pollution: A Randomized Crossover Study in the Beijing Subway System [J]. Indoor Air, 2018, 28 (5): 777-786.

[36] SHI J, LIN Z, CHEN R, et al. Cardiovascular benefits of wearing particulate-filtering respirators: a randomized crossover Trial [J]. Environ Health Perspect, 2017, 125 (2): 175-180.

[37] LU X, YAO T, FUNG J C H, et al. Estimation of health and economic costs of air pollution over the Pearl River Delta region in China [J]. Science of the Total Environment, 2019, 566-567: 134-143.

[38] GAO J, YUAN Z, LIU X, et al. Improving air pollution control policy in China-A perspective based on cost-benefit analysis [J].

Science of the Total Environment, 2016, 543（FEB. 1PT. A）: 307-314.

［39］GUO X, ZHAO L, CHEN D, et al. Air quality improvement and health benefit of PM2.5 reduction from the coal cap policy in the Beijing-Tianjin-Hebei（BTH）region, China［J］. Environmental Science and Pollution Research, 2018, 25（32）: 32709-32720.

［40］XIE Y, ZHAO L, XUE J, et al. A cooperative reduction model for regional air pollution control in China that considers adverse health effects and pollutant reduction costs［J］. Science of the Total Environment, 2016, 573: 458-469.

第三部分　心血管病社区防治

3.1　国家慢性病综合防控示范区项目

3.1.1　概况

为贯彻落实《中共中央、国务院关于卫生改革与发展的决定》，推动以政府为主导、社区为基础、多部门协作、全社会参与的、以公共卫生措施为主要手段的、慢性非传染性疾病的综合防治工作，积极发展社区卫生服务，开展对心脑血管疾病、糖尿病等慢性非传染性疾病的防治工作，提高社区居民的健康素养，改善行为习惯，进而提高居民健康水平和生活质量。2010年，原卫生部启动了国家慢性病综合防控示范区（以下简称"示范区"）建设工作，在全国范围内以区/县为单位创建示范区，旨在通过慢性病综合防控示范区的建设形成示范和带动效应，进而推动全国慢性病预防控制工作的深入开展。截至2019年12月，已完成第四批示范区建设和第五批示范区现场评审工作，在全国31个省、市、自治区共建成365个国家级示范区。《中国防治慢性病中长期规划（2017 ~ 2025年）》要求到2020年国家级示范区分别覆盖全国15%的县（市、区）的示范区建设目标即将完成。《"健康中国2030"规划纲要》中明确指出，"实施慢性病综合防控战略，加强国家慢性病综合防控示范区建设"[1, 2]。

3.1.2　国家慢性病综合防控示范区案例介绍[3, 4]

3.1.2.1　上海市松江区：疾控机构-医院-基层医疗卫生机构三位一体

松江区建立的区域卫生信息化平台实现了"疾控机构-医院-基层医疗卫生机构三位一体"的信息共享和业务联动。信息化平台是以电子健康档案为基础，以居民身份证号码作为唯一标识，整合各级医疗卫生信息系统搭建而成，用于支持心血管病的发现、治疗、干预和管理。在平台支撑下，松江区每年心脑血管病和糖尿病门诊随访量达5万人次以上，占总随访量的53%。减少了社区全科医师上门随访的工作量，有效缓解了社区医师紧缺的矛盾。

3.1.2.2　浙江省宁波市：互联网＋慢性病管理模式的探讨

宁波市目前实现所辖10个县（市、区）国家级慢性病综合防控示范区覆盖率80%，浙江省以地、市为单位慢性病综合防控示范区全覆盖。宁波市依托"智慧健康"建设，围绕"一次采集，多方利用"的原则，实现了基于区域卫生信息平台的浙江省首家地市级慢性病智能平台直报，积极探索"互联网＋慢性病管理"路径，助力示范区全面提高质量。

宁波市鄞州区是第一批国家级慢性病综合防控示范区，较早建成了辖区内所有社区卫生服务机构、疾病预防控制机构和医疗机构等信息互联互通的公共卫生信息平台。通过辖区大数据实时分析利用，为慢性病防控提供精准化支持。构建市、县、乡三级慢性病管理信息系统，其内容主要包括区域慢性病数据中心、慢性病监测报告、医院管理及医疗活动中进行信息管理和联机操作的计算机应用（HIS）系统整合，以及慢性病管理协同服务等，并在宁波市医疗卫生机构中共享居民健康档案和电子病历，初步实现了慢性病医疗卫生信息的协同管理。截至目前，宁波市县（市、区）与市级医疗卫生协作平台联通，充分实现了对数据的共采与共享，实现对慢性病的信息化管理，并有63%的社区卫生服务中心已达到数字化社区卫生服务中心标准。宁波市鄞州区基于目前已建成的大数据平台，通过对居民健康数据的挖掘分析，逐步新建了血脂异常、高血压伴高同型半胱氨酸血症、脑卒中高危伴颈动脉斑块、糖尿病前期等当地重点疾病的筛查和干预体系。目前，全区血脂异常管理人数为15 574人，检出率为1.25%，规范管理率为85.5%，血脂控制率达32.0%。

3.2　高血压社区防控管理模式

随着分级诊疗制度的推行，社区医疗机构在高血压管理中的重要性和有效性越来越凸显。据估算，现患高血压患者中接受治疗的约为1.2亿，在基层医疗卫生机构管理的患者约为8600万人。在二级及以上医院治疗的高血压患者中适合分级诊疗基层管理的患者约占60%[5]。社区医疗机构针对高血压患病现状，大胆创新，形成了积极有效的高血压防控管理模式。

3.2.1　方庄智慧家庭医师优化协同模式

方庄社区卫生服务中心开展了智慧家庭医师优化协同的慢病管理模式（IFOC），以居民为中心，以信息技术为支撑，通过人工智能、互联网及物联网等信息手段，为签约居民提供防病、医病、康复、居家护理等协同一体化的健康照护（图3-2-1）。实现了高血压规范管理11 420人，血压达标数为8104人，血压控制率达70.96%，血压规范管理率达86%的成效。目前IFOC模式已逐步在北京地区的社区卫生服务机构中推广。有研究显示，相比于对照组，干预组血压可降低6.6～8.0mmHg，血压控制率可达63.6%～71.2%[6]。远程血压监测能提升血压的管理水平。

3.2.2　上海"1＋1＋1"高血压管理模式

上海市开展了"1＋1＋1"高血压管理模式，即1个家庭医师＋1个区级医疗机构＋1个市级医疗机构的家庭医师签约服务。居民可自愿选择一名辖区内社区卫生服务中心的家庭医师签约，并可再在全市范围内选择一家区级医院、一家市级医院进行签约。进行的"1＋1＋1"高血压管理效果评价，结果发现接受"1＋1＋1"组合签约后6个月、12个月的高血压患者服药依从性、治疗率、控制率显著提升，且家庭医师综合干预时间越长，患者的服药依从性、治疗率、控制率越高[7]。

3.2.3　厦门"三师共管"高血压管理模式

厦门市开展了以"社区－医院一体化"为基础的"三师共管"的高血压管理模式。所谓"三师共管"是指三级医院专科医师和社区全科医师、健康管理师组成的医疗团队模式，共同管理签约患者（图3-2-2）。

从厦门市38家社区中随机选取5个社区，进行"三师共管"干预研究，采用增量成本效果分析对模拟的长期效果进行经济学评价。结果发现"三师共管"组每提高1%的自我管理率、疾病认知率、血压治疗率与下转社区率的成本分别为54.3、64.3、67.0及113.7元；"三师共管"模式产生的人均净效益为602元，增量效益成本比为2.23∶1。高血压决策树－马尔科夫模型模拟100 000人在10年后各状态的情况，模拟结果为入网组每减少1例并发症，政府投入的人均成本为7.75万元；每减少1例死亡的发生，政府投入的人

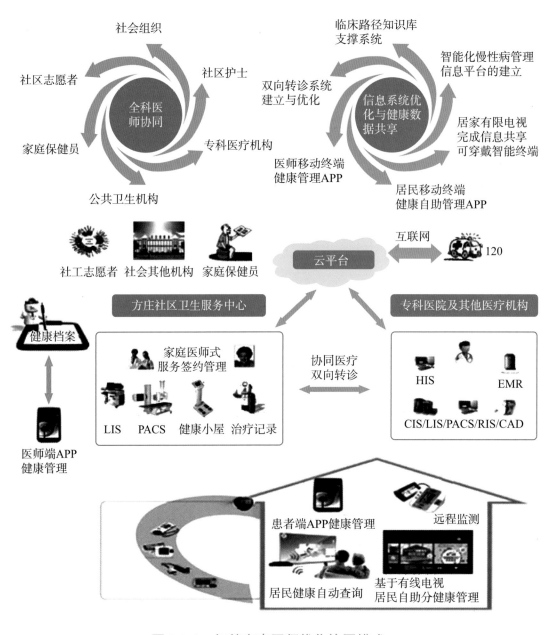

图 3-2-1 智慧家庭医师优化协同模式

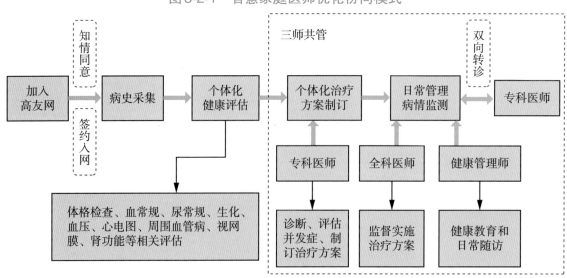

图 3-2-2 "高血压病友全程保健网"管理流程

均成本为5.86万元。根据世界卫生组织推荐的经济学评价标准，均具有经济学效益，可为高血压管理模式提供借鉴[8]。

以上模式各有其特点，在一定程度上实现了控制血压，减少并发症的发生和发展，提高了患者的自我管理能力，取得了良好的人群防治效果。

3.3　全国基层心血管疾病综合风险管理项目

3.3.1　概况

基层医务人员是心血管病防治的主力军。整体上，基层医疗卫生机构的基础设施、人员结构、服务能力相对不足，信息资源相对欠缺，新知识、新观念、新措施不能够在短期内有效传播，被基层医务人员所掌握。

为配合"分级诊疗"政策，响应"精准扶贫""健康扶贫"的号召，与"健康中国行动"，国家心血管病中心2015年在全国发起"健康心脏、健康社区、健康中国"行动，与区域医疗机构合作，通过实施"基层心血管病综合风险管理项目"系统地、持续地针对基层医务人员开展心血管病防治技能培训，促进心血管病危险因素（高血压、血脂异常、糖尿病）干预措施在基层推广、转化、应用，提高服务技能，降低心血管病综合风险，减少发病和死亡。

3.3.2　目标

项目的目标是构建一个以国家心血管病中心、区域医疗机构（省、市、县级）、社区卫生服务中心为纽带的心血管病防治网络。基于网络管理平台开展心血管病综合风险管理，培训基层医师使其掌握管理技能，管理心血管病高危患者（高血压、血脂异常、糖尿病）。降低接受管理患者的心血管病发病风险。

3.3.3　管理内容

3.3.3.1　基于互联网平台进行心血管病防治

项目搭建了"心血管病社区防治技术服务平台"，可提供的主要功能包括：

（1）采集患者基线信息资料，建立电子健康档案并记录随访。

（2）智能分析管理数据，动态显示危险因素水平随时间的变化趋势；及时信息反馈，有助于实时掌握患者血压、血糖和血脂波动情况，制订必要的干预措施，优化治疗方案。

（3）提供风险提示功能，包括访视期临近提醒，血压测量值升高到一定程度时提醒患者就诊和医师关注等，有助于控制病情变化，预防和减少心脑血管疾病发生。

（4）提供管理界面，以便不同权限的管理者及时了解各单位进展状况和存在问题。

（5）提供患者端APP，方便患者记录日常饮食、运动、服药等信息。

（6）提供针对社区医师的专家视频咨询与培训，通过互联网对社区医师进行视频咨询与培训。

3.3.3.2　依据权威指南，开展高血压、糖尿病、高血脂患者管理

以现行《中国高血压防治指南》《国家基层高血压防治管理指南》《中国糖尿病防治指南》《中国成人血脂异常防治指南》和《中国心血管病预防指南》为依据，将其作为后台支持程序，依据指南进行辅助诊断，危险评估，诊疗建议，随访提示。

目前累计有400多家机构单位，以不同的合作形式参与了平台的各项活动，有100个社区卫生服务中心或卫生室，作为远程血压监测站点进行针对高血压、血脂异常、糖尿病的"三高共管"监测。血压累计筛查7万余人。通过这种形式，为基层医疗机构提供技术支持，有效促进了"上下联动"。随着进一步落实和拓展，将对改善基层医疗机构心血管病防治能力，降低心血管病危害发挥积极作用。

3.4 心血管疾病高危人群早期筛查与综合干预项目

3.4.1 概况

"心血管病高危人群早期筛查与综合干预项目"（以下称"高危筛查项目"）自2014年被列入国家重大公共卫生服务项目。5年多来，通过开展人群心血管病风险的筛查与管理，实施并评价心血管病高危人群防控策略和措施。国家心血管病中心作为项目的国家级技术指导机构，在全国31个省、市、自治区选择了299个典型项目点，分步骤对社区35～75岁常住居民开展心血管病风险的初步筛查和深入调查，以及早发现高危对象和早期患者，进而开展针对性的干预管理和长期随访。

3.4.2 成果

截至2019年6月，高危筛查项目累计从248个区县筛查社区居民331.3万人，检出高危对象87.1万人，干预管理心血管病高危对象73.0万人，累计随访干预管理147.2万人次。结果揭示：年龄性别调整后高血压检出率为37%，检出的高血压患者中知晓率、治疗率和控制率分别为36%、23%和6%。其中教育水平低、收入少、年龄轻及男性患者的血压管理情况更差，西部地区和农村地区问题尤为突出[9]。

通过在3362家基层医疗卫生机构中收集过去一年的药房药品存储记录单和门诊处方等十大类原始文件，发现：①8%的基层医疗卫生机构没有任何降压药物，而配备所有四类降压药物的机构只占34%，其中西部地区机构和村卫生室的药物可及性更差；②33%的机构配备有指南推荐且价格较低的降压药物，而这类药物高血压门诊处方中的使用比例仅为11%[10]。

170万居民的心血管病高危比例为9.5%。男性的心血管病高危比例高于女性（11.8% vs. 8.0%）；农村地区心血管病高危比例高于城市地区（10.1% vs. 8.5%）。心血管病高危人群中危险因素仍普遍流行。高危对象中仅0.6%和2.4%的人分别服用他汀和阿司匹林，城市地区的一级预防用药情况稍好于农村地区。这一结果表明我国心血管病防控形势仍极其严峻，而有效地心血管风险干预手段尚未得到广泛应用[11]。

这些研究结果相互呼应，揭示出了我国心血管疾病防控面临的挑战，阐明了其中亟待改进的关键环节，为推进我国慢病管理提质增效提供了可靠的基础数据。在此基础上，项目还针对10个典型省份提供了针对性分析报告，支持其个性化防控策略的制订。

参 考 文 献

[1] 中共中央国务院. 中共中央国务院印发《"健康中国2030"规划纲要》[EB/OL].（2016-10-25）.[2018-01-03]. http://www.gov.cn/zhengce/2016-10/25/content_5124174.htm.

[2] 中华人民共和国国家卫生和计划生育委员会. 卫生部办公厅关于公布2011年度国家慢性病综合防控示范区考评结果的通知[EB/OL].（2011-12-13）.[2018-02-06]. http://www.nhfpc.gov.cn/zwgkzt/wsbysj/201112/53616.shtml.

[3] 孔灵芝，常继乐. 中国慢性病防治最佳实践核心案例[M]. 北京：人民卫生出版社，2016：91-97.

[4] 江宇，孔灵芝，李立明，等. 实施健康中国战略，加强国家慢性病综合防控示范建设[J]. 中华流行病学杂志，2018，39（4）：391-393.

[5] 中华人民共和国国家卫生和计划生育委员会. 高血压分级诊疗服务技术方案[J]. 中国实用乡村医生杂志，2016，023（010）：1-5.

[6] PAN，F Y，WU H，LIU C，et al. Effects of home telemonitoring on the control of high blood pressure：a randomised con-

trol trial in the fangzhuang community health center，beijing［J］. Australian Journal of Primary Health，2018，24.

［7］慕永红，刘帅，顾卫英，等. "1＋1＋1"组合签约模式下家庭医生服务对华漕社区高血压患者的管理效果评价［J］. 中国社区医师，2019，26：190-191.

［8］陈帆. 厦门市高血压"三师共管"模式卫生经济学评价［D］. 厦门大学，2018.

［9］LU J，LU Y，WANG X，et al. Prevalence，awareness，treatment，and control of hypertension in China：data from 1.7 million adults in a population-based screening study（China PEACE Million Persons Project）［J］. Lancet，2017，390（10112）：2549-2558.

［10］SU M，ZHANG Q，BAI X，et al. Availability，cost，and prescription patterns of antihypertensive medications in primary health care in China：a nationwide cross-sectional survey［J］. Lancet，2017，390（10112）：2559-2568.

［11］LU J，LU Y，YANG H，et al. Characteristics of high cardiovascular risk in 1.7 million chinese adults［J］. Annals of Internal Medicine，2019，170（5）：298-308.

第四部分 心血管病

4.1 流行趋势

4.1.1 心血管病患病情况

中国心血管病患病率处于持续上升阶段。推算心血管病现患人数3.3亿，其中脑卒中1300万，冠心病1100万，肺源性心脏病500万，心力衰竭890万，风湿性心脏病250万，先天性心脏病200万，下肢动脉疾病4530万，高血压2.45亿。

4.1.2 心血管病死亡情况 [1]

4.1.2.1 心血管病死亡率

2017年心血管病死亡率仍居首位，高于肿瘤及其他疾病（图4-1-1，图4-1-2）。农村心血管病死亡率从2009年起超过并持续高于城市水平（图4-1-3）。

2017年农村心血管病死亡率为311.88/10万，其中心脏病死亡率为154.40/10万，脑血管病死亡率为157.48/10万；城市心血管病死亡率为268.19/10万，其中心脏病死亡率为141.61/10万，脑血管病死亡率为

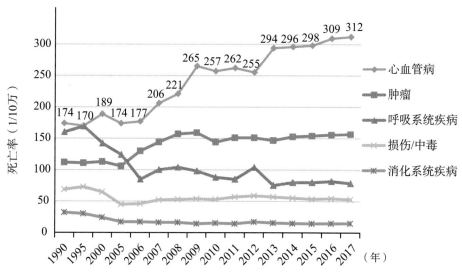

图4-1-1 1990～2017年中国农村居民主要疾病死亡率变化（1/10万）

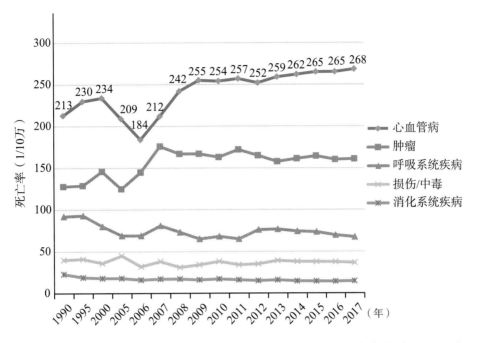

图 4-1-2　1990～2017年中国城市居民主要疾病死亡率变化（1/10万）

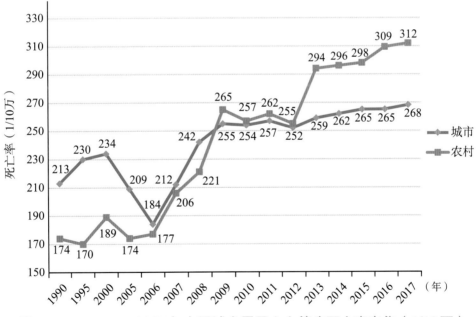

图 4-1-3　1990～2017年中国城乡居民心血管病死亡率变化（1/10万）

126.58/10万。

4.1.2.2　心血管病占死因构成比[1]

城乡居民疾病死亡构成比中，心血管病占首位。2017年农村、城市心血管病分别占死因的45.91%和43.56%（图4-1-4，图4-1-5）。每5例死亡中就有2例死于心血管病。

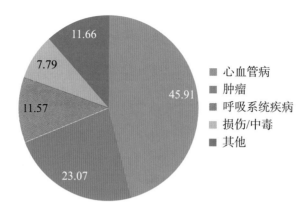

图4-1-4　2017年中国农村居民主要疾病死因构成比（%）

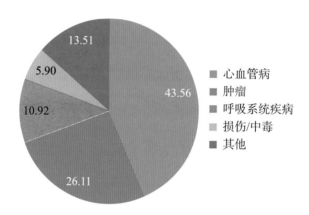

图4-1-5　2017年中国城市居民主要疾病死因构成比（%）

参 考 文 献

［1］国家卫生健康委员会. 中国卫生健康统计年鉴2018［M］. 北京：中国协和医科大学出版社，2018.

4.2 冠心病

4.2.1 流行病学

4.2.1.1 死亡率

根据《中国卫生健康统计年鉴2018》提供的数据，2017年中国城市居民冠心病死亡率为115.32/10万，农村居民冠心病死亡率为122.04/10万，农村地区高于城市地区。无论是城市地区还是农村地区，男性冠心病死亡率均高于女性（图4-2-1）。

2017年冠心病死亡率继续2012年以来的上升趋势（图4-2-2）。农村地区冠心病死亡率上升明显，到2016年已超过城市水平。

2002～2017年急性心肌梗死（AMI）死亡率总体呈上升态势，从2005年开始，AMI死亡率呈快速上升趋势，农村地区AMI死亡率不仅于2007年、2009年、2011年数次超过城市地区，而且于2012年开始农村地

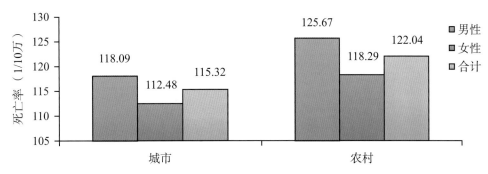

图4-2-1　2017年中国城乡不同性别人群冠心病死亡率

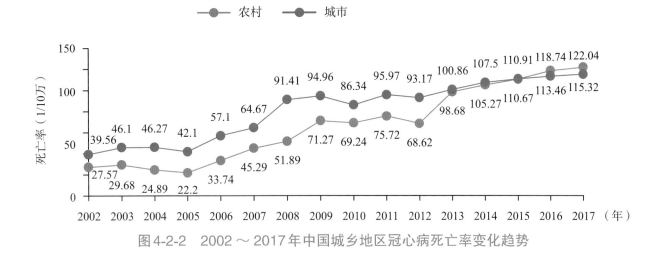

图4-2-2　2002～2017年中国城乡地区冠心病死亡率变化趋势

区AMI死亡率明显升高，于2013年超过城市平均水平（图4-2-3）。

AMI死亡率随年龄的增长而增加，40岁开始显著上升，其递增趋势近似于指数关系。无论城市、农村，男性、女性，2002～2017年各年度数据均可发现上述现象（图4-2-4、图4-2-5、图4-2-6、图4-2-7）。

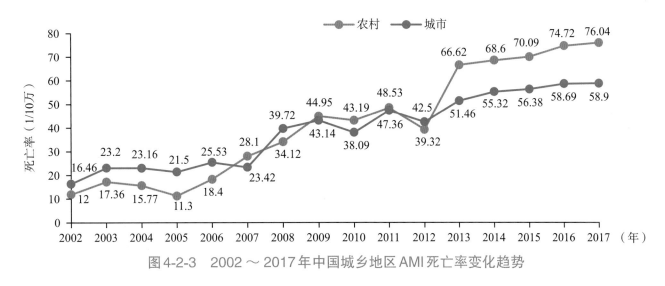

图4-2-3　2002～2017年中国城乡地区AMI死亡率变化趋势

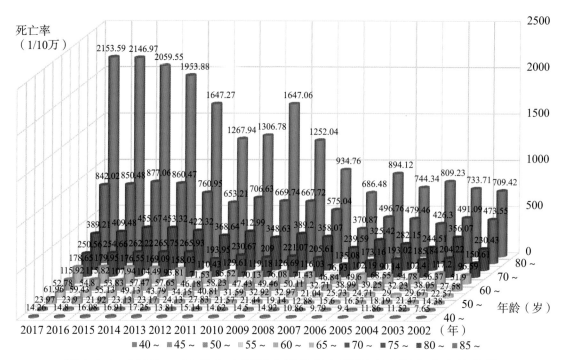

图 4-2-4　2002 ～ 2017 年中国城市男性各年龄别 AMI 死亡率变化趋势

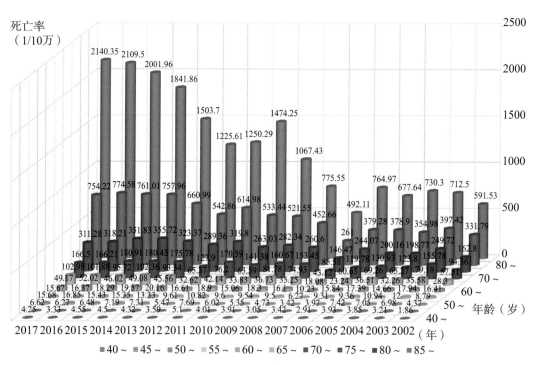

图 4-2-5　2002 ～ 2017 年中国城市女性各年龄别 AMI 死亡率变化趋势

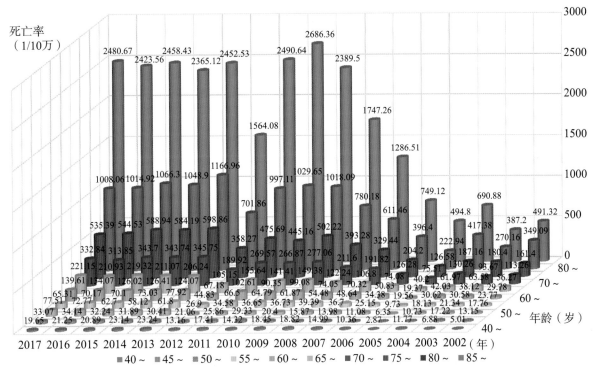

图4-2-6 2002～2017年中国农村男性各年龄别AMI死亡率变化趋势

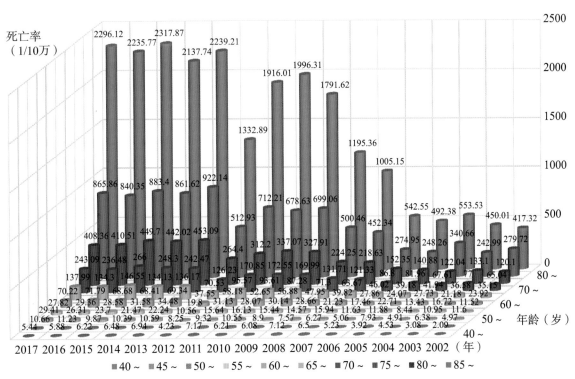

图4-2-7 2002～2017年中国农村女性各年龄别AMI死亡率变化趋势

4.2.1.2 患病率[1]

2013年中国第五次卫生服务调查：城市调查地区15岁及以上人口冠心病的患病率为12.3‰，农村调查地区为8.1‰，城乡合计为10.2‰。60岁以上人群冠心病患病率为27.8‰。

与2008年第四次调查数据相比（城市15.9‰、农村4.8‰、合计7.7‰）城市有所下降，农村和城乡合计患病率升高。2003～2013年3次国家卫生服务调查冠心病患病率见图4-2-8。2003年和2008年调查计算患病率的年龄范围为全年龄段，即0岁以上，而2013年调查为15岁及以上年龄段。

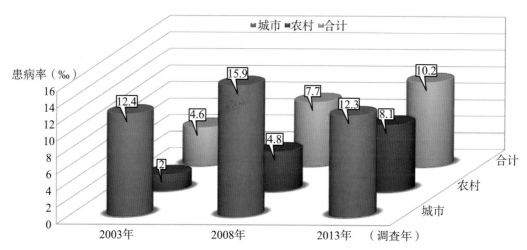

图4-2-8　2003～2013年3次国家卫生服务调查冠心病患病率比较

注：3次调查中，冠心病认定标准为：通过询问被调查对象在调查前半年内有经医务人员明确诊断的该疾病；或半年前经医师诊断有该疾病，且在调查半年内时有发作，同时采取了治疗措施

以此数据为基础，根据2010年第六次人口普查数据推算，2013年中国大陆15岁及以上人口冠心病的患病人数约为1139.6万人，而以2008年第4次国家卫生服务调查的数据估算当时全年龄段的冠心病患病人数约为1031.6万人，增加了108.0万人。

4.2.1.3 心肌梗死住院率

冠心病医疗结果评价和临床转化研究（China PEACE）[2]对全国31个省（自治区和直辖市）随机抽样确定了162家二、三级医院，入选13 815份研究病历，包括城市地区58家三级医院和5家二级医院，农村地区99家县级医院。发现在2001～2011年的10年，在全部AMI患者中，86%为ST段抬高型心肌梗死（STEMI），因STEMI住院患者的人数增加显著（图4-2-9）。

对北京2007～2012年77 943例AMI患者资料分析发现，北京心肌梗死住院率增加49.5%，年龄标化住院率增加31.2%，＜55岁组女性的AMI住院率增加最为明显，达到67.8%（表4-2-1）。

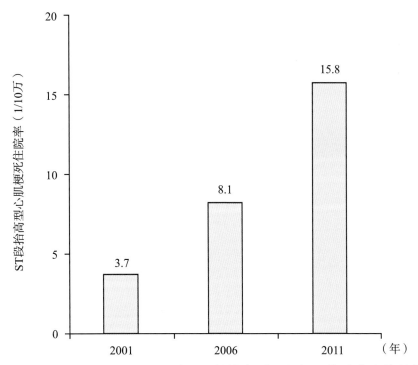

图4-2-9　中国2001 ～ 2011年ST段抬高型心肌梗死住院率变化趋势

表4-2-1　北京市2007 ～ 2012年不同年龄段男性和女性居民AMI住院率变化（％）

	2007年	2008年	2009年	2010年	2011年	2012年	相对变化 2007 ～ 2012年	趋势检验 P值
男性								
年龄组（岁）								
＜55	42.2	50.3	58.1	58.9	60.3	61.5	45.8	＜0.001
55 ～ 64	217.3	259.3	284.5	273.1	279.4	306.1	40.9	＜0.001
65 ～ 74	376.2	401.2	440.0	435.9	423.1	451.7	20.1	＜0.001
75 ～ 84	523.4	563.2	608.8	592.0	616.0	600.2	14.7	＜0.001
≥85	460.2	534.6	509.1	542.0	536.3	618.7	34.4	＜0.001
亚组								
STEMI（ST段抬高型心肌梗死）	64.9	64.0	63.3	60.7	59.4	59.3	−8.7	＜0.001
NSTEMI	8.1	16.4	20.9	23.9	26.2	33.5	311.8	＜0.001
未分类	2.5	4.2	10.1	8.5	8.8	7.1	187.8	＜0.001
男性合计	75.5	84.7	94.2	93.1	94.4	99.9	32.3	＜0.001
女性								
年龄组，岁								
＜55	4.1	5.2	6.0	5.9	6.7	6.8	67.8	＜0.001
55 ～ 64	64.2	76.2	81.7	80.4	78.8	82.7	28.8	＜0.001
65 ～ 74	247.8	255.7	292.8	278.2	297.2	296.7	19.7	＜0.001
75 ～ 84	417.2	463.6	514.2	493.2	539.9	537.3	28.8	＜0.001

续表

	2007年	2008年	2009年	2010年	2011年	2012年	相对变化 2007～2012年	趋势检验 *P*值
≥85	331.7	394.7	412.4	462.8	420.9	532.8	60.6	＜0.001
亚组								
STEMI	28.4	24.7	23.6	21.5	20.3	−28.4		＜0.001
NSTEMI	5.4	11.0	14.6	17.3	19.8	266.5		＜0.001
未分类	0.9	2.3	5.0	4.9	4.5	389.3		＜0.001
女性合计	34.7	38.0	41.1	43.7	44.7	28.5		＜0.001
总计								
粗率	80.5	93.3	106.3	106.8	112.8	120.4	49.5	＜0.001
年龄标化率	55.8	62.2	69.3	68.0	70.0	73.3	31.2	

北京市住院患者AMI亚型发生了明显改变[3]。2007～2012年，STEMI年龄标化住院率略有下降，而NSTEMI住院率增加了3倍（图4-2-10）。5年间，STEMI与NSTEMI患者的数量比值从6.5∶1降至1.3∶1；而女性NSTEMI的比例超过了STEMI。

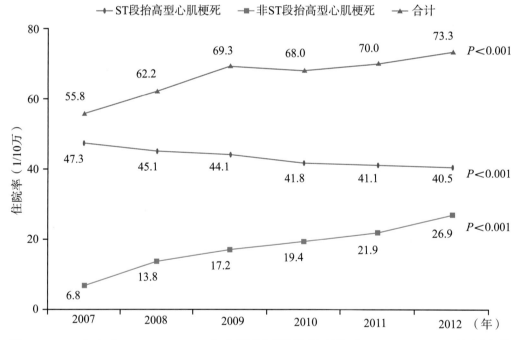

图4-2-10 北京市2007～2012年心肌梗死住院情况和STEMI/NSTEMI比例变化

4.2.1.4 急性心肌梗死住院病死率

有研究[4]纳入2004年1月1日～2014年12月31日在北京安贞医院住院治疗且主要出院诊断为AMI的所有患者共计23 864例，分析AMI亚型及住院病死率变化趋势。结果显示，2004～2014年STEMI患者的构成比逐年下降（*P*＜0.001），而NSTEMI患者的构成比逐年上升（*P*＜0.001）。11年内AMI患者住院病死率呈显著下降趋势，且NSTEMI患者的总体住院病死率明显低于STEMI患者（1.84% vs 2.74%，*P*＜0.001）。

中国急性心肌梗死（CAMI）注册研究[5]选取1972～1973年北京冠心病防治协进组数据库1314例AMI患者以及2013～2014年中国AMI登记数据库中北京市2200例AMI患者2个队列进行分析以比较其住院结局。结果表明与40年前相比，北京AMI患者住院病死率明显降低（20世纪70年代 vs 2010年：24% vs 2.6%；$P < 0.05$）。

4.2.2 预警征兆知晓率

一项针对北京市18个区县4627名居民进行的问卷调查[6]显示，75%的居民至少知晓任何一种心脏病发作症状，但超过70%居民不知道AMI的关键治疗手段（包括溶栓和急诊介入治疗）；小于50岁的人对心脏病发作的症状认知最差；教育和收入水平低的人对心血管病的认知较差；仅有31.7%的居民表示自己在心脏病发作时选择急救车去医院就诊。

China PEACE前瞻性心肌梗死研究[7]对53家医院2012年12月至2014年5月收治的3434例AMI患者分析发现，仅43%患者认为胸痛或胸部不适与心脏相关。27%的患者认为症状不严重未去急诊就诊，24%认为"等等症状就能缓解"。

4.2.3 临床表现、诱发因素和危险因素

China PEACE前瞻性心肌梗死研究[7]显示，中国94%的心肌梗死患者表现为胸痛或胸部不适，其他最常见症状为大汗（67.2%）、乏力（31%）、恶心（30.7%）、呼吸短促（29.1%）、肩颈部放射性疼痛（27.9%）、心悸（22.3%）及胃部不适或疼痛（12.8%）。0.2%的患者无急性症状。

CAMI注册研究[8]对14 854例心肌梗死患者分析发现，持续性胸痛及大汗是中国心肌梗死患者最典型临床表现，66.4%的患者发生持续性胸痛，63.7%的患者伴大汗。男性和女性无症状心肌梗死分别占1.2%和1.7%，男女症状比较见表4-2-2。约1/4的STEMI患者就诊时无典型胸痛症状（定义为持续时间超过20 min，休息或含服硝酸甘油不能缓解）；无典型胸痛患者就诊时间晚，接受急诊PCI的比例低，住院期间死亡率较高[9]。

表4-2-2 不同性别之间心肌梗死临床症状的对比分析 [例（%）]

临床症状	男性 （$n = 10\ 999$）	女性 （$n = 3855$）	P值
无	136（1.2）	66（1.7）	0.0323
持续前胸剧痛	7457（67.8）	2406（62.4）	<0.0001
大汗	7236（65.8）	2235（58.0）	<0.0001
胸闷	4145（37.7）	1428（37.0）	0.4835
放射痛	3411（31.0）	1386（36.0）	<0.0001
恶心/呕吐	2751（25.0）	1374（35.6）	<0.0001
气短	2402（21.8）	924（24.0）	0.0066
乏力	1901（17.3）	730（18.9）	0.0214
心悸	1454（13.2）	549（14.2）	0.1117
烦躁	464（4.2）	156（4.0）	0.6400
短时心绞痛多次发作	412（3.7）	135（3.5）	0.4868
持续后背痛	276（2.5）	139（3.6）	0.0005
黑矇/晕厥	305（2.8）	98（2.5）	0.4447

临床症状	男性 （ $n=10\,999$ ）	女性 （ $n=3855$ ）	P值
持续上腹痛	240（2.2）	129（3.3）	0.0001
持续牙/下颌疼痛	133（1.2）	42（1.1）	0.5500
大/小便失禁	33（0.3）	26（0.7）	0.0026

在CAMI注册研究的14 854例患者中，共有2879例（19.4%）患者存在明确的心肌梗死诱因（表4-2-3）[10]。对于<55岁AMI患者，20.8%的诱因为近期过度不良生活方式，14.6%为大量饮酒；对于≥75岁AMI患者，13.3%的诱因为天气或环境骤变，10.0%为疾病、手术或创伤。

表4-2-3　各年龄组之间心肌梗死诱发因素的比较［例（%）］

项目	<55岁组 （ $n=3950$ ）	55～64岁组 （ $n=4361$ ）	65～74岁组 （ $n=3759$ ）	≥75岁组 （ $n=2784$ ）	P值
体力应激	423（45.0）	498（54.5）	317（50.7）	157（39.3）	<0.001
近期过度不良生活方式	196（20.8）	109（11.9）	63（10.1）	36（9.0）	<0.001
大量饮酒	138（14.6）	47（5.1）	13（2.1）	5（1.3）	<0.001
精神应激	100（10.6）	95（10.4）	64（10.2）	45（11.3）	0.958
天气或环境骤变	26（2.8）	40（4.4）	38（6.1）	53（13.3）	<0.001
疾病或手术或创伤	12（1.3）	21（2.3）	38（6.0）	40（10.0）	<0.001

2013～2014年，CAMI注册研究入选了全国108家医院17 773例AMI患者，在可纠正的心血管危险因素中，吸烟（54.4%）、超重/肥胖（53.9%）和高血压（51.2%）位居前三位；其次为糖尿病（19.5%）和血脂异常（7.7%）。26.6%的患者有≥3个可纠正的危险因素，而8.7%的患者没有任何可纠正的危险因素。3.6%的患者有早发心血管病家族史。76.2%的患者经常进食肥腻饮食，79.6%的患者缺乏运动[11]。

4.2.4　治疗时间

China PEACE前瞻性心肌梗死研究最新结果提示，中国AMI患者从症状发生到入院的平均时间为4h，29%的患者超过6h[7]。

CAMI注册研究中，接受急诊介入治疗的STEMI患者从症状发作到介入治疗的平均时间为5.5h，明显长于其他国家的数据。至省级医院就诊的患者可能由于交通拥堵等问题，从症状发作到接受再灌注治疗的时间反而更长[12]。到院至溶栓（D2N）时间为52（28～90）min，仅13.1%能满足指南建议的D2N≤30min的要求；入院至球囊扩张（D2B）时间为105（70～150）min，仅32.6%能满足指南建议的D2B≤90min的要求[13]。

4.2.5　治疗

4.2.5.1　急性冠状动脉综合征（ACS）

在CAMI注册研究[14]纳入的全国107家医院2013年1月至2016年11月收治的10 266例NSTEMI患者

中，有40.9%接受冠脉血运重建，其中冠脉介入治疗占97.5%，心脏搭桥手术占2.5%。冠脉血运重建与院内主要不良心血管事件风险降低67%相关。省级医院分别有67.9%和58.9%的NSTEMI患者接受冠脉造影检查和冠脉介入治疗，县级医院分别为12.1%和10%。38.1%的患者院前延误超过24h。平均住院10d。双重抗血小板治疗和他汀类药物的应用率分别为92.9%和92.1%。

中国心血管病医疗质量改善项目（CCC）研究[15]对142家医院2014年11月1日至2016年2月29日收治的9953例非ST段抬高型ACS（NSTE-ACS，包括NSTEMI和不稳定型心绞痛）患者进行了分析，发现中危和高危患者接受冠脉造影或PCI比例明显高于极高危患者，但在指南要求时间内实施PCI的比例均较低。88.3%的患者接受了早期双联抗血小板治疗，接受PCI患者的双联抗血小板治疗率高于非手术治疗患者。接受PCI治疗患者的院内不良心血管事件发生率和病死率均低于接受非手术治疗的患者。

2001年以来，中国STEMI患者急诊PCI治疗率明显增加，溶栓治疗率下降，但总再灌注治疗率并没有提高。其他指南推荐药物的使用率增加，院内病死率有下降趋势（表4-2-4）。

4.2.5.2　冠状动脉介入治疗

（1）中国冠状动脉介入治疗数量

2018年国内冠心病介入治疗数据主要来源于网络直报数据（705 970例）、省级质控中心核实后增加的数据（159 522例），以及军队医院质控系统数据（49 764例）。因此，统计得出2018年国内冠心病介入治疗的数据来自于地方医院1788家及军队医院，总例数为915 256例（图4-2-11）。2018年全国平均百万人口病例数为651例，冠心病患者平均置入支架数为1.46个，冠状动脉介入手术死亡率为0.26%，急诊介入治疗占45.9%。

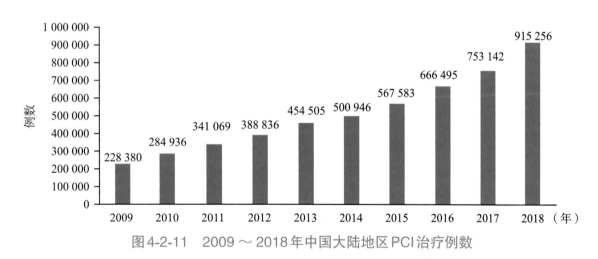

图4-2-11　2009～2018年中国大陆地区PCI治疗例数

（2）研究进展

1）评估Tivoli BES与Firebird药物洗脱支架在冠脉血运重建中的安全性和有效性（I-LOVE-IT 2）研究[21-23]。

I-LOVE-IT 2是一项前瞻性、多中心、随机对照非劣性研究，比较了可降解涂层雷帕霉素（SES）药物洗脱支架（BP-SES）和永久涂层SES洗脱支架（DP-SES）在冠脉血运重建治疗中的安全性和有效性。研究在中国32家中心进行，在入选的符合冠脉支架置入术标准的患者，对符合冠脉支架置入要求真实世界中的冠心病患者按2:1比率随机分组为Tivoli支架组和Firebird支架试验组，接受BP-SES（$n = 1860$）和DP-SES（$n = 930$）治疗。同时在Tivoli支架组内，按1:1的比例随机接受6个月或12个月的阿司匹林联用氯吡格雷双联抗血小板治疗（DAPT）。随访1年结果显示，BP-SES组（6.3%）与DP-SES组（6.1%）的主要终点靶病变失败（TLF）的差值为0.25%（95% CI: 1.67%～2.17%，非劣效性$P = 0.0002$），表明BP-SES不劣于DP-SES。两组中TLF各单项事件发生率，心源性死亡、靶血管心肌梗死及临床驱动的TLR均相似，明确

表4-2-4 中国STEMI患者再灌注治疗和药物治疗情况

研究时间	2001年	2004年9月~2005年5月	2006年	2006年3月~2006年7月	2011年	2007~2010年	2013年1月~2014年9月	2014年11月~2018年6月
研究名称	China-PEACE[2]	CPACS-1[16]	China-PEACE[2]	BRIG[17]	China-PEACE[2]	中美对比研究[18]	CAMI[19]	CCC研究[20]
医院	162家医院	41家三级医院 10家二级医院	162家医院	33家三级医院; 32家二级医院	162家医院	109家三级医院	108家医院	150家三级医院 42家二级医院
研究方法	多阶段分层整群抽样	注册研究	多阶段分层整群抽样	注册研究	多阶段分层整群抽样	多阶段分层整群抽样	注册研究（代表省、市、县级中心医院）	注册研究
平均年龄（岁）	65	64.4	66	64.2	65	62.6	62.0	63.1
样本量	917	1287	1689	1304	3278	32 228	18 744	50 203
急诊PCI（%）	10.2	12.1	17.0	二级医院: 2.5; 三级医院: 21.2	27.6	32.9	42.9	49.8
溶栓（%）	45	18.3	36.8	二级医院: 37.4; 三级医院: 14.5	27.4	—	9.9	6.2
阿司匹林（%）	78.8	二级医院: 95.5; 三级医院: 98.1	86.4	二级医院: 94.5; 三级医院: 95.4	90.0	—	88.4	
氯吡格雷（%）	—	二级医院: 36.5; 三级医院 63.0	45.7	二级医院: 25.8; 三级医院: 73.8	79.8	—	95.6	
他汀（%）	29.4	二级医院: 79.0; 三级医院: 88.5	74.8	二级医院: 69.3; 三级医院: 82.8	90.7	—	88.4	
β受体阻滞剂（%）	49.6	二级医院: 77.0; 三级医院: 74.7	63.9	二级医院: 72.8; 三级医院: 71.0	57.7	—	67.5	
ACEI/ARB（%）	62.0	二级医院: 82.9; 三级医院: 87.2	71.4	二级医院: 75.5; 三级医院: 75.1	67.6	—	56.2	
病死率（%）	8.4	8.0	9.4	5.6	7.0	8.23	6.4	女性: 3.68 男性: 1.71

及很可能的支架内血栓发生率均较低。连续随访第5年结果显示，BP-SES组TLF发生率为11.4%，DP-SES组TLF发生率为11.1%，$P = 0.89$，未见明显差异。亚组分析显示病变长度小于20 mm为TLF保护性因素。对5年临床随访结果进一步分析后发现，TLF各组成部分在两组之间对比均未见显著差异。针对PoCE（全因死亡，心肌梗死及血运重建）及其各组成部分的分析显示，两组间均无显著差异。明确及很可能的支架内血栓BP-SES组为22例（1.2%），DP-SES组为12例（1.4%），未见显著差异（$P = 0.80$）。

抗栓研究部分，在应用BP-SES的患者中，6个月抗血小板治疗与12个月抗血小板治疗各项终点事件均未见显著差异，18个月界标分析提示，18个月至5年的各项终点事件结果仍未见显著差异。

I-LOVE-IT 2研究5年随访结果的意义在于，首次证明新型生物可降解聚合物涂层SES支架的5年长期有效性和安全性，并证明新型生物可降解涂层SES支架术后6个月DAPT的有效性和安全性，为不能耐受长期双抗的缺血中低危冠心病（尤其是出血高危）患者提供了一种安全有效的选择。

2）国产NeoVas™完全生物可吸收支架（BRS）研究[24]

NeoVas生物可吸收支架是2019年国内首款获准上市的国产生物可吸收支架。其基体材质为国际通用的医疗级可吸收材料左旋聚乳酸（PLLA），药物为经典的抑制再狭窄药物雷帕霉素。其置入人体后，在经过血运重建、支架降解吸收和血管修复三个阶段，实现与金属支架一样的支撑狭窄血管功能后，可在3～5年被人体完全吸收，避免金属支架永久留存体内带来的极晚期安全性风险，血管结构及功能恢复到健康状态，实现"血管再造"的目标。同时，生物可吸收支架术后即可进行磁共振检查，避免了金属支架的弊端。这是继金属支架"血管再通"后心血管治疗领域的又一次革命，是PCI技术的又一个里程碑。

NeoVas支架患者的晚期获益包括：①临床事件发生率与金属药物支架高度一致；②支架完全消失，便于二次介入及CABG，对于年轻患者的远期获益更大；③血管弹性功能可得到恢复，完成了从"血管再通"到"血管再造"的跨越。

3）CRUSH研究[25-27]

DKCRUSH-Ⅱ、Ⅲ、Ⅴ研究均为前瞻性、国际多中心、随机对照研究。DKCRUSH-Ⅱ试验长达5年，观察和比较MACE发生率。其研究目的为针对以往比较单双支架术RCT的缺陷，在非选择人群中比较DK crush技术和PS技术治疗真性分叉病变的优劣，研究发现，虽然两组真性分叉患者DES术后5年的MACE发生率没有达到统计学显著性差异，但DK crush组术后5年TLR发生率显著低于PS组；DKCRUSH-Ⅲ研究对象为无保护左主干（UPLMCA）分叉病变，其研究目的是比较DK Crush及Culotte技术治疗UPLMCA的远期临床效果。该研究3年随访结果提示：对于UPLMCA分叉病变患者，Culotte术后3年MACE及TLR发生率显著高于DK crush术后，这在复杂的UPLMCA分叉病变患者中尤其明显。DKCRUSH-Ⅴ研究纳入482例左主干末端真性分叉病变患者，随机分入DK crush组（240例）或Provisional Stenting（PS）组（242例）置入DES治疗，主要终点为12个月TLF，其研究目的为比较DK Crush及PS术式治疗新发UPLMCA的长期临床效果。1年随访结果提示：DK crush组12个月TLF发生率为5.0%，而PS组的TLF发生率达到10.7%（$HR = 0.46$，$P = 0.022$），主要源于PS组TV-MI和TVR显著增加；在复杂左主干分叉病变的亚组人群中，DK crush技术能够更有效地降低TLF发生率（复杂病变组$HR = 0.27$，简单病变组$HR = 0.68$）。

上述DKCRUSH-Ⅱ、Ⅲ、Ⅴ研究均被2018 ESC/EACTS心肌血运重建指南引用，指南推荐对于真性左主干分叉病变，DK Crush技术优于Provisional T支架术。

4）ULTIMATE研究[28]

ULTIMATE研究为一项前瞻性、多中心、随机对照研究，共纳入1448例拟接受DES置入的患者，按1:1随机分至接受血管造影组和IVUS指导组，该研究旨在通过观察冠脉DES术后即刻IVUS预测患者1～3年的靶血管失败率（TVF），探讨IVUS指导PCI与1～3年MACE的相关性，主要终点为术后1年时TVF，包括心源性死亡、靶血管心肌梗死（TV-MI）和临床驱动的靶血管血运重建（CD-TVR），研究关于IVUS评估支架置入满意的标准为：①术后支架段MLA $> 5.0 \, mm^2$，或$> 90\%$的远端参考血管的管腔面积；②支架边缘5 mm内的斑块负荷$< 50\%$；③无深达中层长度超过3 mm的边缘夹层。3条标准均满足定义为支架置入满意，只要一条不满足则定义为支架置入不满意。随访1年结果显示，与血管造影组（5.4%）相比，IVUS组（2.9%）的TVF显著降低（$HR = 0.530$，95% CI: 0.312～0.901；$P = 0.019$）。ULTIMATE研

究认为患者在IVUS指导下行介入治疗均可获益。

5）RESTORE SVD China研究[29]

对于冠脉小血管病变，Restore药物涂层球囊（DCB）的疗效不劣于RESOLUTE药物洗脱支架（DES）。2016年8月至2017年6月从全国12家医院纳入230例冠脉小血管病变患者，1∶1比例随机分入DCB组（116例）或DES组（114例）。冠脉小血管病变是指病变血管直径处于2.25～2.75 mm。另外，以注册登记方式纳入32例接受DCB治疗的冠脉极细血管病变（血管直径2.00～2.25 mm）患者。结果显示，DCB组和DES组患者的9个月平均节段内直径狭窄百分比分别为29.6%和24.1%，DCB组非劣于DES组。两组的1年TLF也相似（4.4% vs 2.6%，$P = 0.72$）。

6）EARLY-MYO研究[30]

EARLY-MYO研究将350例STEMI患者随机分为药物介入干预组（$n = 175$）与急诊PCI组（$n = 175$），药物介入干预组患者先接受半量阿替普酶溶栓，之后3～24h接受冠状动脉造影或根据情况进行补救PCI。主要终点是PCI后实现完全心外膜及心肌再灌注（TIMI血流3级、TIMI心肌灌注3级、ST段回落≥70%）。研究发现与急诊PCI组相比，药物介入联合干预组的更多患者实现了完全再灌注（34.2% vs. 22.8%，非劣效性$P < 0.005$，优效性$P = 0.022$）。安全性方面，药物介入联合干预不会导致颅内出血；与直接PCI组相比，药物介入联合干预组的轻微非颅内出血发生率有所增加（26.9% vs. 11%，$P < 0.001$），非颅内出血之大出血发生率无差异（$P = 0.497$）。

7）应用NT-proBNP指导冠脉三支病变患者治疗[31]

一项单中心研究入选了6597例冠脉三支病变的患者，介入治疗2795例，旁路移植术治疗1988例，药物治疗1814例。研究发现对三支病变的患者采用生物标记物进行监测和追踪，有助于判断不同治疗方式下的长期预后情况。按照NT-proBNP水平四分位，除了处于最低四分位（<433.6 pmol/L）的患者，在减少主要不良心血管事件方面，冠脉介入治疗或心脏旁路移植术均优于药物治疗。NT-proBNP水平处于最低四分位的患者可能心肌缺血相对较轻，因此血运重建并没有带来比药物治疗更多的获益。而NT-proBNP水平处于最高四分位的患者左心室功能障碍更明显，因此心脏旁路移植术优于冠脉介入治疗。

8）EROSION系列研究

EROSION研究[32]对405例ACS患者进行光学相干断层扫描技术（OCT）检查发现，约1/4的ACS由斑块侵蚀引起，有60例患者的冠脉狭窄<70%，TIMI血流3级，且病情稳定。对其中仅应用肝素＋双联抗血小板治疗（阿司匹林＋替格瑞洛）的55例患者，随访1个月，有47例患者的血栓体积减少50%以上，22例患者完全无残留血栓。患者的血栓体积从3.7 mm^{3}降至0.2mm^3，最小血流面积从1.7 mm^{2}增至2.1 mm^2。EROSION研究首次证实了因斑块侵蚀导致的ACS完全可以从单纯抗栓治疗中获益，同时本研究也从OCT角度为新型抗血小板药物替格瑞洛在ACS侵蚀斑块患者中的应用提供了理论依据。

对822例STEMI患者进行OCT后发现[33]，209例（25.4%）存在侵蚀性斑块，564例（68.6%）有斑块破裂。侵蚀性斑块多出现于<50岁的急性STEMI患者中，尤其是女性患者。斑块破裂在左前降支（47%）和右冠状动脉（43.3%）中分布相当。而侵蚀性斑块多出现在左前降支（占61.2%）。侵蚀斑块和破裂斑块的病变长度相当，但侵蚀性斑块更多发生在冠脉分支处。

9）FAVOR Ⅱ China研究[34]

FAVOR Ⅱ中国研究于2017年6～7月从中国5家医疗中心入选308例至少一处病变狭窄30%～90%的患者，评估定量血流分数（QFR）对于血流动力学显著性冠状动脉狭窄［血流储备分数（FFR）≤0.80］的诊断能力。研究主要终点为以FFR为参考，对比QFR在识别冠状动脉造影期间仅存在功能性狭窄的冠状动脉疾病患者中的准确性。结果发现，QFR可显著改善冠状动脉造影的诊断价值。QFR对患者及血管病变诊断的准确性分别为92.4%和92.7%，超过了预设的主要终点目标值；对血流动力学显著性狭窄的诊断特异性及敏感性均显著高于定量冠状动脉造影。

10）PANDA Ⅲ试验[35]

PANDA Ⅲ试验从全国46家中心1∶1随机入选2348例接受冠状动脉介入治疗患者，主要研究终点为术后1年心源性死亡、靶血管心肌梗死（TV-MI）、缺血驱动的靶病变血运重建（ID-TLR）复合终点。目的是比较两种药物洗脱与涂层降解速度不同的生物可降解聚合物西罗莫司洗脱治疗冠心病的安全性和有效性。结果发现，BuMA支架在主要研究终点1年靶病变失败率上与Excel支架相似（6.4% vs. 6.4%，$P_{非劣效}$＝0.0003）；但BuMA组支架内血栓发生率显著低于Excel组（0.5% vs. 1.3%，P＝0.048），与此前关于BuMA支架小梁内膜覆盖率更高的OCT研究结果一致。

11）China PEACE回顾性冠脉造影和PCI研究[36]

研究纳入了中国55家城市医院中接受冠脉造影和PCI的患者，其中48.6%的患者接受了PCI治疗。2001～2011年，接受PCI治疗患者中糖蛋白Ⅱb/Ⅲa抑制剂、氯吡格雷硫酸氢盐和他汀的使用率有所增加，经桡动脉入路及使用药物洗脱支架，特别是国产药物洗脱支架的手术比例显著增加。术后院内病死率有下降趋势，但差异无统计学意义。出血事件发生率显著下降（表4-2-5）。

表4-2-5　PCI治疗患者治疗过程特征、住院期间药物使用情况及不良结局发生率

	2001年 %（95% CI）	2006年 %（95% CI）	2011年 %（95% CI）	趋势检验P值
PCI特征	$n=419$	$n=1476$	$n=3961$	
手术入路				
经股动脉	85.8（82.5～89.2）	60.3（57.8～62.8）	19.4（18.2～20.6）	＜0.001
经桡动脉	3.5（1.7～5.3）	37.4（35.0～39.9）	79.0（77.7～80.3）	＜0.001
经肱动脉	0.6（0.0～1.3）	0.4（0.1～0.8）	0.6（0.3～0.8）	0.75
未记录	10.1（7.2～13.0）	1.8（1.1～2.5）	1.0（0.7～1.4）	＜0.001
止血技术*				
指压止血	84.0（80.1～87.8）	84.0（81.7～86.3）	73.1（70.2～76.1）	＜0.001
止血带止血	0.3（0.0～0.8）	2.9（1.9～4.0）	1.4（0.6～2.2）	0.65
缝合止血	0.9（0.0～2.0）	2.5（1.5～3.4）	4.2（2.9～5.6）	＜0.001
其他	0.0（0.0～0.0）	0.1（0.0～0.3）	0.3（0.0～0.7）	0.19
未记录	14.8（11.1～18.6）	10.5（8.6～12.4）	21.0（18.2～23.7）	＜0.001
支架类型				
药物洗脱支架	18.0（14.2～21.7）	87.2（85.9～88.6）	97.3（96.9～97.7）	＜0.001
国产药物洗脱支架	1.6（0.0～4.4）	52.5（50.3～54.7）	74.8（73.7～75.8）	＜0.001
裸金属支架	54.7（49.8～59.5）	9.6（8.4～10.8）	0.8（0.6～1.1）	＜0.001
未记录	27.3（22.9～31.6）	3.1（2.4～3.9）	1.8（1.4～2.1）	＜0.001
药物使用情况	$n=407$	$n=1393$	$n=3660$	
低分子量肝素	64.7（60.0～69.3）	80.8（78.7～82.9）	74.6（73.2～76.0）	0.49
普通肝素	73.7（69.4～78.0）	50.6（48.0～53.2）	60.8（59.2～62.4）	0.98
比伐卢定	不适用	不适用	不适用	
磺达肝癸	不适用	不适用	5.2（4.5～5.9）	＜0.001
糖蛋白Ⅱb/Ⅲa抑制剂	不适用	6.5（5.2～7.8）	26.1（24.7～27.5）	＜0.001
阿司匹林	91.2（88.5～94.0）	94.0（92.7～95.2）	97.6（97.1～98.1）	＜0.001
氯吡格雷	11.1（8.0～14.1）	96.4（95.4～97.4）	98.7（98.3～99.1）	＜0.001
噻氯匹定	81.2（77.4～85.0）	1.1（0.5～1.6）	0.1（0.0～0.2）	＜0.001
他汀	60.1（55.4～64.9）	85.3（83.5～87.2）	94.6（93.9～95.4）	＜0.001

续表

	2001年 % (95% CI)	2006年 % (95% CI)	2011年 % (95% CI)	趋势检验P值
院内不良结局	$n = 419$	$n = 1476$	$n = 3961$	
死亡	0.8	0.9	0.5	0.08
死亡或放弃治疗	1.0	1.0	0.6	0.13
复合并发症	1.9	2.8	2.2	0.65
任何出血[#]	12.4	10.7	7.7	<0.001
大出血[##]	1.1	1.0	0.9	0.46
穿刺部位出血	4.8	4.8	1.3	<0.001
输血	1.2	1.2	0.9	0.33

注：[*]在经股动脉入路患者中

[#]任何出血：任何记录的出血事件或住院期间血红蛋白下降≥3g/ dl

[##]大出血：任何颅内出血，绝对血红蛋白下降50g/L以上，出血导致低血容量性休克或致命性出血（出血直接导致7d内死亡）

4.2.6 并发症

4.2.6.1 出血

CAMI研究分析了1568例溶栓治疗的STEMI患者，共有55例（3.5%）出血。其中消化道出血30例，脑出血9例，泌尿道出血2例，其他部位出血16例。发生出血的患者住院病死率明显高于未出血患者（20.0% vs 7.1%，$P = 0.0019$）。Logistic多元回归模型分析结果显示，高龄（≥75岁）与使用rtPA是出血的独立预测因素[37]。NSTEMI患者住院期间主要不良心血管事件发生率为6.7%。其中死亡率5.9%，大出血0.7%，脑卒中0.7%，再梗死0.6%，新发心力衰竭16%[14]。

4.2.6.2 心脏破裂

有研究[38]提示2004年1月至2015年12月连续就诊的4190例STEMI患者中，有75例（1.8%）发生了心脏破裂。其中42例游离壁破裂，33例室间隔穿孔。心脏破裂发生平均时间为症状发生后4 h至17 d，平均（4.41±3.48）d。

对2008～2017年7315例患者的分析发现，83例（1.13%）心脏破裂，33例（0.68%）发生游离壁破裂，50例（0.45%）发生室间隔穿孔。游离壁破裂的发生时间为（3.3±2.6）d，室间隔穿孔时间为（4.1±3.6）d。但仅2例（6.1%）游离壁破裂患者成功接受外科手术治疗，而25例（50.0%）室间隔穿孔患者成功接受外科手术治疗[39]。

4.2.7 再住院率

对全国不同地区53家医院3387例AMI发病24h内的患者的研究显示，30d内再入院率为6.3%，近50%发生于出院后5d内。其中77.7%因为心血管事件入院，包括心绞痛（31.2%）、心力衰竭（16.7%）和AMI（13.0%）等。再入院率与欧美等发达国家的前瞻性研究结果相近，但低于美国国立数据库（约7.5%）[40]。

4.2.8　生活方式建议

China PEACE研究分析了2001 ～ 2011年10年，全国162家医院16 100份AMI病历中的生活方式建议，包括饮食、运动、控制体重、定期复查血脂及戒烟建议（图4-2-12）。研究发现，2001 ～ 2011年大多数出院心肌梗死患者未接受到上述任何建议，虽然该情况随时间推移有所好转，但即便至2011年，仍有50%以上患者未接受到任何建议。

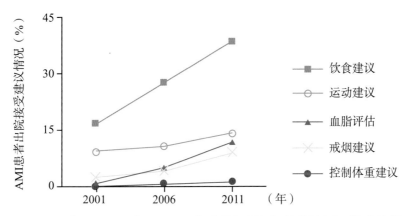

图4-2-12　2001年、2006年、2011年全国AMI患者出院时5条建议的建议率

注：AMI.急性心肌梗死

在上述5条改善生活方式建议中，建议率相对最高的饮食建议，2011年的比例尚不足40%；控制体重的建议率更是接近于0。2011年在体重指数≥24 kg/m²的人群中也仅为1.3%。即使接受到建议，多数接受1 ～ 2条建议，获得3 ～ 5条建议者寥寥无几。2011年接受到3 ～ 5条建议的比例为2.7%[41]。

4.2.9　质量提升

4.2.9.1　急性冠状动脉综合征

CPACS研究[42]从全国入选二、三级医院共75家，随机分为A组（早干预组）和B组（晚干预组），A组在收集基线资料后立即实施基于美国心脏协会（AHA）/美国心脏病学会（ACC）指南的临床路径，B组在A组干预12个月后才开始干预。每6个月从每家医院收集连续的50例患者数据，用于评估ACS治疗的关键医疗质量指标。A组在实施干预措施12个月后，与B组医院基线数据进行比较，结果发现，经过12个月的临床路径干预，出院时继续服用指南推荐药物的患者比例有显著提高。但对于其他关键质量指标，临床路径并未带来明显改善（表4-2-6）。

表4-2-6　临床路径干预对干预组和对照组关键医疗质量指标和临床结局的影响

	对照组 （$n = 1900$）	干预组 （$n = 1600$）	平均差值 RR（95% CI）*	P值#
平均住院时长（d）	11.31	12.05	−0.77（−2.15 ～ 0.62）	0.278
溶栓治疗"门针时间"（min）	99.00	79.06	18.06（−13.4 ～ 49.54）	0.261
PCI治疗"门球时间"（min）	130.09	141.09	−11.0（−45.2 ～ 23.22）	0.528
最终诊断（UAP/MI）与标志物检 　测结果一致患者比例	1720/1855（92.7%）	1398/1568（89.2%）	0.95（0.89 ～ 1.02）	0.163

	对照组 （n=1900）	干预组 （n=1600）	平均差值 RR（95% CI）*	P值#
低危#患者接受功能性检查比例	9/141（6.4%）	1/90（1.1%）	0.25（0.03～2.07）	0.197
高危#患者接受冠脉造影比例	689/1504（45.8%）	690/1350（51.1%）	1.02（0.81～1.29）	0.849
患者出院后接受适宜药物治疗比例	932/1822（51.2%）	976/1555（62.8%）	1.21（1.06～1.37）	0.004
STEMI患者接受适宜再灌注治疗比例	229/720（31.8%）	290/679（42.7%）	1.25（0.98～1.59）	0.070
临床结局				
死亡	78/1900（4.11%）	41/1596（2.57%）	1.78（0.85～3.72）	0.128
心源性死亡	60/1900（3.16%）	35/1596（2.19%）	1.37（0.67～2.80）	0.390
主要不良心血管事件	122/1900（6.42%）	92/1596（5.76%）	1.59（0.86～2.96）	0.142
大出血事件	42/1893（2.22%）	19/1596（1.19%）	1.91（0.59～6.15）	0.277

注：*校正医院等级，性别，主要职业（手工或商业），保险状况，早发冠心病家族史，既往确诊的脑卒中或TIA及吸烟史；#根据校正GRACE模型风险评分分层

UAP.不稳定型心绞痛

中国急性冠脉综合征临床路径研究三期研究（CPACS-3）[43]在中国15个省、市101家二级医院共纳入29 346例ACS患者。研究第一个阶段（6个月）所有医院均不干预；之后，将所有参加医院随机分为4组，每6个月（一个阶段）阶梯状群组随机启动一组医院开展干预；研究结束时，所有参加医院均接受了干预。在纳入的29 346例各类ACS患者中，14 809例（50.5%）为对照组，14 537例（49.5%）为干预组。经调整群组和时间效应后，两组患者住院期间的MACE发生率分别为4.4%（对照）和3.9%（干预），差异无统计学意义。次要终点关键绩效指标（KPI）综合评分在干预组为0.69，显著高于对照组的0.61（满分为1.0）。此外，有7个单项KPI在干预组得到改善，包括早期使用抗血小板药物治疗和出院时二级预防药物。其他10个单项KPI两组差异均未显示统计学意义。

China PEACE研究医疗质量评价研究[44]评价了指南中的六项治疗措施，包括再灌注治疗，入院24h内应用阿司匹林、氯吡格雷，住院期间应用β受体阻滞剂、ACE抑制剂/ARB和他汀类药物。发现2001～2011年10年中国STEMI患者医疗质量有大幅提高。2001年有56.8%的医疗行为符合指南推荐，在2011年则上升到80.5%。在2001年，中国能够完全实施全部6项指标的患者仅有14%，2006年为46%，2011年为42%。表现最好的医院在2011年能有77%的患者满足6项指标。

CAMI注册研究[13]分析了有急诊PCI能力的80家医院29 581例STEMI患者。研究结合中国和美国心肌梗死质量标准计医疗质量评分，将11项指标作为评价医院医疗质量的依据。研究发现，中国医院医疗质量评分为74分。较低质量（＜71.1分）医院有26家医院、中等质量（71.1～76.5分）医院有27家，较高质量（＞76.5分）有27家医院。较低医疗质量的医院心肌梗死患者院内病死率为7.2%、中等医疗质量的医院病死率为6.6%，较高医疗质量的住院病死率最低，为5.4%。多因素分析发现，与较高医疗质量的医院相比，中等医疗质量医院的住院病死率增加11%，较低医疗质量医院的住院病死率增加30%。

4.2.9.2　冠状动脉旁路移植手术

2004～2013年，中国城市教学医院的冠脉旁路移植手术相关院内病死率从2.8%降至1.6%，7d院内病死率从1.5%降至0.8%。与2004年相比，2013年冠脉旁路移植手术患者的院内死亡风险下降近40%。严重并发症发生率从7.8%降至3.8%。2004～2013年，术后住院时间从12d缩短至10d，总住院时间从22d缩短至20d。其中总住院时间超过30d的患者比例从24.8%降至17.4%[45]。

4.2.9.3　稳定型冠心病

一项多中心研究对中国4家心脏中心至少一支冠脉狭窄≥50%的5875例稳定型冠心病患者进行了评估，以《中国冠状动脉血运重建适宜性标准的建议》评价血运重建是否适宜[46]。发现中国稳定型冠心病患者，血运重建存在过度应用和应用不足两方面。一方面，约20%的冠脉介入治疗不适宜，另一方面有16.0%需要血运重建的患者接受了药物治疗。在3452例行介入治疗的患者中，20.9%指征选择不适宜，51.1%可能适宜，28.0%适宜。而在376例行心脏旁路移植术的患者中，仅3.5%指征选择不适宜，证实心脏旁路移植术比较规范（图4-2-13）。

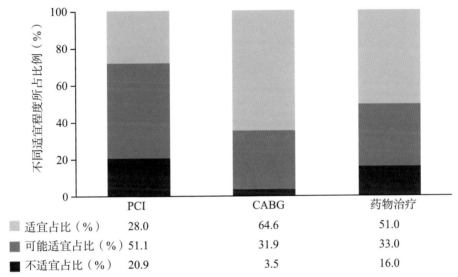

图4-2-13　5875例稳定型冠心病患者3种治疗决策的适宜程度

注：PCI.经皮冠状动脉介入治疗；CABG.冠状动脉旁路移植术

4.2.10　预测模型

4.2.10.1　China PEACE研究[47]

China PEACE研究确定了19个AMI患者出院后1年发生主要心血管事件的模型预测，该模型能够在患者出院时识别高危患者。队列纳入4227例AMI患者，1年病死率为2.7%，1年非致死性心血管事件的发生率为5.1%。危险因素包括患者年龄、大学学历、既往AMI史、室性心动过速或心室颤动史、高血压、心绞痛、射血分数<40%，肾功能异常、心率≥90次/分钟，血糖>216 mg/dl，收缩压<100 mmHg，白细胞计数>12 000/μl，入院前急救、症状至入院时间>4h及院内并发症。

4.2.10.2　CAMI研究[48]

CAMI研究建立并验证了简化CAMI-NSTEMI（SCAMI-NSTEMI）风险评分，用来预测NSTEMI患者住院期间的死亡风险。评分模型包括9个院内死亡的独立危险因素：年龄、体重指数、收缩压、Killip分级、心脏骤停、心电图显示ST段压低、吸烟状态、既往心绞痛发作、既往冠脉介入治疗。该评分模型的诊断价值优于GRACE风险评分（ROC曲线下面积分别为0.78和0.73）。

4.2.10.3 CPACS风险评分模型[49]

CPACS研究组推出了风险评分模型（CPACS评分），包括年龄、既往心绞痛、心肌梗死、脑卒中或TIA和糖尿病病史、之前应用抗血小板和他汀类药物、心律失常、收缩压、舒张压、心率、Killip分级和生物标志物水平升高。研究发现，对于疑为ACS的中国住院患者，GRACE风险评分明显高估了院内死亡风险。作者认为，CPACS评分模型更适合中国人群。与GRACE风险评分相比，CPACS风险评分的预测价值更高（男性：c-statistic 0.82 vs 0.87，$P = 0.012$；女性：c-statistic 0.78 vs 0.85，$P = 0.006$）。

4.2.10.4 OPT-CAD模型[50]

2017年1月开始入选，冠心病优化抗血小板治疗注册数据库已入选1.4万例受试者。基于冠心病优化抗血小板治疗数据库，开发适用于中国冠心病患者的缺血风险预测模型：OPT-CAD评分模型，采用10个临床常规指标进行风险评分，可预测冠心病患者的长期缺血事件风险，适用于接受PCI或非PCI的人群，其准确率优于经典的GRACE评分。

4.2.11 费用

2010～2014年全国基本医疗保险参保住院患者抽样数据库，每省抽取省会城市、1个地级市和2个县级统筹地区，分别按2010～2014年所享受过参保待遇的2%、5%和10%抽取调查对象，共2 523 265人次。在抽样数据库中共有1347例AMI患者，推算AMI年住院率为44.2/10万。中国城镇AMI患者的中位住院费用为3.1万元，住院时间为9d。在AMI患者中，接受PCI患者的中位住院费用为5.2万元，明显高于接受溶栓治疗（2.0万元）和非手术治疗（1.3万元）的患者[51]。

北京2007～2012年对77 943例AMI患者分析发现，AMI患者每次住院费用和总住院费用呈稳步上升趋势。在校正通货膨胀后，每次住院的费用增加3.2%。再加上心肌梗死需多次住院，2012年北京心肌梗死患者的总住院费用达6.9亿元，校正通货膨胀后，较2007年增加56.8%[52]。

参 考 文 献

［1］国家卫生计生委统计信息中心. 第五次国家卫生服务调查分析报告2013［M］. 北京：中国协和医科大学出版社，2016.

［2］LI J, LI X, WANG Q, et al. ST-segment elevation myocardial infarction in China from 2001 to 2011（the China PEACE-Retrospective Acute Myocardial Infarction Study）：a retrospective analysis of hospital data［J］. Lancet, 2015, 385（9966）：441-451.

［3］ZHANG Q, ZHAO D, XIE W, et al. Recent trends in hospitalization for acute myocardial infarction in Beijing：increasing overall burden and a transition from ST-segment elevation to non-ST-segment elevation myocardial infarction in a population-based study［J］. Medicine（Baltimore）, 2016, 95（5）：e2677. Doi: 10.1097/MD.0000000000002677.

［4］雍婧雯，王志坚，林徐泽，等. 急性心肌梗死患者患病构成比及住院死亡率变化趋势［J］. 中华心血管病杂志，2019，47（3）：209-214.

［5］ZHAO Q, YANG Y, CHEN Z, et al. Changes in characteristics, risk factors, and in-hospital mortality among patients with acute myocardial infarction in the capital of China over 40 years［J］. International journal of cardiology, 2018, 265：30-34.

［6］ZHANG Q T, HU D Y, YANG J G, et al. Public knowledge of heart attack symptoms in Beijing residents［J］. Chinese medical journal, 2007, 120（18）：1587-1591.

［7］GUAN W, VENKATESH A K, BAI X, et al. Time to hospital arrival among patients with acute myocardial infarction in China：a report from China PEACE prospective study［J］. European heart journal quality of care and clinical outcomes, 2019, 5（1）：63-71.

[8] 伏蕊, 杨跃进, 许海燕, 等. 中国不同性别急性心肌梗死患者临床症状及诱发因素的差异分析 [J]. 中国循环杂志, 2014, 29: 964-967.

[9] 伏蕊, 宋晨曦, 杨进刚, 等. 中国无典型胸痛ST段抬高型心肌梗死患者的临床特征和冠状动脉病变特征分析 [J]. 中国循环杂志, 2018, 33: 524-528.

[10] 伏蕊, 杨跃进, 窦克非, 等. 中国不同年龄的急性心肌梗死患者危险因素、症状和诱因的差异分析 [J]. 中华心血管病杂志, 2016, 44 (4): 298-302.

[11] 高晓津, 杨进刚, 杨跃进, 等. 中国急性心肌梗死患者心血管危险因素分析 [J]. 中国循环杂志, 2015, 30: 206-210.

[12] SONG F, YU M, YANG J, et al. Symptom-onset-to-balloon time, ST-segment resolution and in-hospital mortality in patients with ST-segment elevation myocardial infarction undergoing primary percutaneous coronary intervention in China: from China acute myocardial infarction registry [J]. American journal of cardiology, 2016, 118 (9): 1334-1339.

[13] 赵延延, 杨进刚, 许浩博, 等. 中国医院急性ST段抬高型心肌梗死医疗质量与住院死亡率的相关性分析 [J]. 中国循环杂志, 2019, 34: 437-443.

[14] LENG W, YANG J, FAN X, et al. Contemporary invasive management and in-hospital outcomes of patients with non-ST-segment elevation myocardial infarction in China: Findings from China Acute Myocardial Infarction (CAMI) Registry [J]. American heart journal, 2019, 215: 1-11.

[15] YANG Q, WANG Y, LIU J, et al. Invasive management strategies and antithrombotic treatments in patients with non-ST-segment-elevation acute coronary syndrome in China: findings from the improving CCC Project (Care for Cardiovascular Disease in China). Circulation-cardiovascular interventions, 2017, 10 (6): e004750. https://doi.org/10.1161/CIRCINTERVENTIONS.116.004750.Doi: 10.1161/CIRCINTERVENTIONS.116.004750.

[16] GAO R, PATEL A, GAO W, et al. On behalf of the CPACS investigators. Prospective observational study of acute coronary syndromes in China: practice patterns and outcomes [J]. Heart, 2008, 94: 554-560.

[17] 刘群, 赵冬, 刘军, 等. 中国ST段抬高急性冠状动脉综合征诊疗现况调查 [J]. 中华心血管病杂志, 2009, 37: 213-217.

[18] HAN H, WEI X, HE Q, et al. Comparison of in-hospital mortality and length of stay in acute ST-segment-elevation myocardial infarction among urban teaching hospitals in China and the United States [J]. Journal of the American heart association, 2019, 8 (22): e012054. https://doi.org/10.1161/JAHA.119.012054.Doi: 10.1161/JAHA.119.012054.

[19] 杨进刚, 许海燕, 高晓津, 等. 中国省、市和县级医院急性ST段抬高型心肌梗死住院患者再灌注治疗和二级预防用药分析 [J]. 中国循环杂志, 2017, 32 (1): 12-16.

[20] HAO Y, LIU J, LIU J, et al. Sex differences in in-hospital management and outcomes of patients with acute coronary syndrome: findings from the Improving Care for Cardiovascular Disease in China (CCC) project [J]. Circulation, 2019, 139 (15): 1776-1785.

[21] HAN Y, XU B, JING Q, et al. A randomized comparison of novel biodegradable polymer- and durable polymer-coated cobalt-chromium sirolimus-eluting stents [J]. Journal of the American college of cardiology-cardiovascular interventions, 2014, 7 (12): 1352-1360.

[22] HAN Y, XU B, XU K, et al. Six versus 12 months of dual antiplatelet therapy after implantation of biodegradable polymer sirolimus-eluting stent: randomized substudy of the I-LOVE-IT 2 trial [J]. Circulation-cardiovascular interventions, 2016, Feb; 9 (2): e003145. https://doi.org/10.1161/CIRCINTERVENTIONS.115.003145.Doi: 10.1161/CIRCINTERVENTIONS.115.003145.

[23] XU K, XU B, GUAN C, et al. Biodegradable polymer-versus durable polymer-coated sirolimus-eluting stents: the final 5-year outcomes of the I-LOVE-IT 2 trial [J]. EuroIntervention, 2020 Feb 11.pii: EIJ-D-19-00865.Doi: 10.4244/EIJ-D-19-00865.

[24] HAN Y, XU B, FU G, et al. A randomized trial comparing the NeoVas sirolimus-eluting bioresorbable scaffold and metallic everolimus-eluting stents [J]. Journal of the American college of cardiology-cardiovascular interventions, 2018, 11 (3): 260-272.

[25] CHEN S L, SANTOSO T, ZHANG J J, et al. Clinical outcome of double kissing crush versus provisional stenting of coronary artery bifurcation lesions: the 5-year follow-up results from a randomized and multicenter DKCRUSH-II study (randomized study on double kissing crush technique versus provisional stenting technique for coronary artery bifurcation lesions) [J]. Circulation-cardiovascular interventions, 2017, 10 (2). https://doi.org/10.1161/CIRCINTERVENTIONS.116.

004497. Doi：10.1161/CIRCINTERVENTIONS.116.004497.

［26］CHEN S L, XU B, HAN Y L, et al. Clinical outcome after DK crush versus culotte stenting of distal left main bifurcation lesions：the 3-year follow-up results of the DKCRUSH-III study［J］. Journal of the American college of cardiology-cardiovascular interventions, 2015, 8（10）：1335-1342.

［27］CHEN S L, ZHANG J J, HAN Y L, et al. Double kissing crush versus provisional stenting for left main distal bifurcation lesions：DKCRUSH-V randomized trial［J］. Journal of the American college of cardiology, 2017, 70（21）：2605-2617.

［28］ZHANG J, GAO X, KAN J, et al. Intravascular ultrasound versus angiography-guided drug-eluting stent implantation：The ULTIMATE trial［J］. Journal of the American college of cardiology, 2018, 72（24）：3126-3137.

［29］TANG Y, QIAO S, SU X, et al. Drug- coated balloon versus drug-eluting stent for small-vessel disease：The RESTORE SVD China randomized trial［J］. Journal of the American college of cardiology-cardiovascular interventions, 2018, 11（23）：2381-2392.

［30］PU J, DING S, GE H, et al. EARLY-MYO investigators. Efficacy and safety of a pharmaco-invasive strategy with half-dose alteplase versus primary angioplasty in ST-segment-elevation myocardial infarction：EARLY-MYO trial（Early Routine Catheterization After Alteplase Fibrinolysis Versus Primary PCI in Acute ST-Segment-Elevation Myocardial Infarction）［J］. Circulation, 2017, 136（16）：1462-1473.

［31］ZHANG C, JIANG L, XU L, et al. Implications of N-terminal pro-B-type natriuretic peptide in patients with three-vessel disease［J］. European heart journal, 2019, 40（41）：3397-3405.

［32］JIA H, DAI J, HOU J, et al. Effective anti-thrombotic therapy without stenting：intravascular optical coherence tomography-based management in plaque erosion（The EROSION Study）［J］. European heart journal, 2017, 38（11）：792-800.

［33］DAI J, XING L, JIA H, et al. In vivo predictors of plaque erosion in patients with ST-segment elevation myocardial infarction：a clinical, angiographical, and intravascular optical coherence tomography study［J］. European heart journal, 2018, 39（22）：2077-2085.

［34］XU B, TU S, QIAO S, et al. Diagnostic Accuracy of angiography-based quantitative flow ratio measurements for online assessment of coronary stenosis［J］. Journal of the American college of cardiology, 2017, 70（25）：3077-3087.

［35］XU B, GAO R, YANG Y, et al. Biodegradable polymer-based sirolimus-eluting stents with differing elution and absorption kinetics：The PANDA III trial［J］. Journal of the American college of cardiology, 2016, 67：2249-2258.

［36］ZHENG X, CURTIS J P, HU S, et al. Coronary catheterization and percutaneous coronary intervention in China：10-year results from the China PEACE-retrospective CathPCI study［J］. Journal of the American medical association internal medicine, 2016, 176（4）：512-521.

［37］何培源，范肖雪，杨进刚，等. 急性心肌梗死患者溶栓后出血预测因素分析［J］. 中国循环杂志, 2018, 33：953-957.

［38］HAO Z, MA J, DAI J, et al. A real-world analysis of cardiac rupture on incidence, risk factors and in-hospital outcomes in 4190 ST-elevation myocardial infarction patients from 2004 to 2015［J］. Coronary artery disease, 2020 Mar 12. Doi：10.1097/MCA.0000000000000877.

［39］李佳，罗晓亮，张峻，等. 急性心肌梗死并发游离壁破裂和室间隔穿孔患者的临床特征及预后比较［J］. 中国循环杂志, 2019, 34：653-657.

［40］LI J, DHARMARAJAN K, BAI X, et al. Thirty-day hospital readmission after acute myocardial infarction in China［J］. Circulation cardiovascular quality and outcomes, 2019, 12（5）：e005628. Doi：10.1161/CIRCOUTCOMES.119.005628.

［41］李响，关文池，张洪召，等. 中国急性心肌梗死出院患者生活方式改善建议的情况及十年趋势［J］. 中国循环杂志, 2018, 33：123-128.

［42］DU X, GAO R, TURNBULL F, et al. Hospital quality improvement initiative for patients with acute coronary syndromes in China：a cluster randomised, controlled trial［J］. Circulation cardiovascular quality and outcomes, 2014, 7（2）：217-226.

［43］WU Y, LI S, PATEL A, et al. Effect of a quality of care improvement initiative in patients with acute coronary syndrome in resource-constrained hospitals in China：a randomized clinical trial［J］. Journal of the American medical association cardiology, 2019, 4（5）：418-427.

［44］DOWNING N S, WANG Y, DHARMARAJAN K, et al. Quality of care in Chinese hospitals：processes and outcomes after ST-segment elevation myocardial infarction［J］. Journal of the American heart association, 2017, 6（6）：pii：e005040. Doi：10.1161/JAHA.116.005040.

［45］YUAN X, ZHANG H, ZHENG Z, et al. Trends in mortality and major complications for patients undergoing coronary artery bypass grafting among Urban Teaching Hospitals in China: 2004 to 2013 [J]. European heart journal quality of care and clinical outcomes, 2017, 3（4）: 312-318.

[46] 林深, 于春宇, 饶辰飞, 等. 稳定性冠心病患者冠状动脉血运重建指征适宜程度的多中心研究 [J]. 中国循环杂志, 2019, 34: 859-865.

[47] WANG Y, LI J, ZHENG X, et al. Risk factors associated with major cardiovascular events 1 year after acute myocardial infarction [J]. Journal of the American medical association network open, 2018, 1（4）: e181079. Doi: 10. 1001/jama-networkopen. 2018. 1079.

[48] SONG C, FU R, LI S, et al. Simple risk score based on the China acute myocardial infarction registry for predicting in-hospital mortality among patients with non-ST-segment elevation myocardial infarction: results of a prospective observational cohort study [J]. British medical journal open, 2019, 9（9）: e030772. Doi: 10.1136/bmjopen-2019-030772.

[49] PENG Y, DU X, ROGERS K D, et al. Predicting in-hospital mortality in patients with acute coronary syndrome in China [J]. American journal of cardiology, 2017, 120（7）: 1077-1083.

[50] HAN Y, CHEN J, QIU M, et al. Predicting long-term ischemic events using routine clinical parameters in patients with coronary artery disease: The OPT-CAD risk score [J]. Cardiovascular therapeutics, 2018, 36（5）: e12441. Doi: 10.1111/1755-5922. 12441.

[51] 杨进刚, 杨雪瑶, 杨跃进. 中国城镇基本医疗保险急性心肌梗死患者住院费用分析 [J]. 中国循环杂志, 2018, 33: 1094-1097.

[52] LIU J, ZHAO D, ZHANG Q. Recent hospitalization trends for acute myocardial infarction in Beijing [J]. European heart journal, 2016, 37: 3188-3189.

4.3　脑血管病

　　脑血管病是导致中国人口死亡的主要疾病之一，每5位死亡者中至少有1人死于脑卒中，死亡人数约占全球脑血管病死亡的1/3。中国现有脑卒中患者1300万。高血压、血脂异常、糖尿病，以及肥胖、吸烟、身体活动不足、不健康饮食习惯等是脑血管疾病主要的且可以改变的危险因素。对这些危险因素采取干预不仅能够预防或推迟脑血管疾病的发生，而且能够与药物治疗协同作用预防脑血管疾病的复发。

4.3.1　脑血管病流行病学

4.3.1.1　死亡率

（1）2017年中国脑血管病死亡率

　　2017年，中国居民脑血管病死亡率为147.04/10万，占总死亡人数的22.35%，位列恶性肿瘤（158.06/10万）和心脏病（150.08/10万）之后，为死因顺位的第3位[1]。根据第六次人口普查数据估算，2017年中国有152.5万人死于脑血管病。

　　根据《中国卫生健康统计年鉴2018》数据[2]，2017年中国城市居民脑血管病死亡率为126.58/10万，农村为157.48/10万，分别位居死因顺位的城市第3位和农村第1位。脑血管病死亡率男性高于女性，农村高于城市（图4-3-1）。

（2）2017年中国城市人群脑血管病性别年龄别死亡率

　　城市脑血管病死亡率随年龄的增长而增加，各年龄组的男性死亡率均高于女性。其递增趋势近似于指数关系（图4-3-2）。

（3）2017年中国农村人群脑血管病性别年龄别死亡率

　　农村地区脑血管病死亡率亦随年龄呈指数型递增，各年龄组男性死亡率均高于女性（图4-3-3），并且

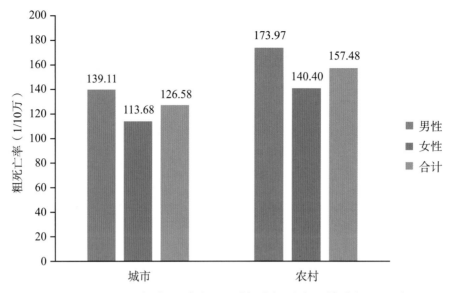

图 4-3-1　2017 年中国城乡不同性别人群脑血管病粗死亡率

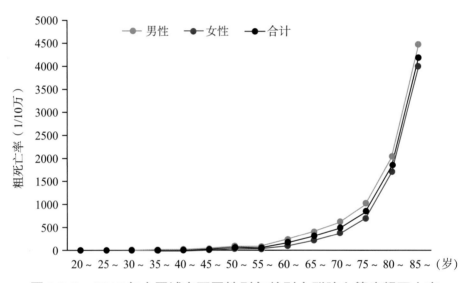

图 4-3-2　2017 年中国城市不同性别年龄别人群脑血管病粗死亡率

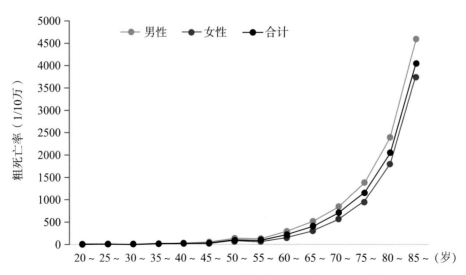

图 4-3-3　2017 年中国农村地区不同性别年龄别人群脑血管病粗死亡率

总体水平高于城市居民。

（4）2003～2017年中国脑血管病死亡率变化趋势

2003～2017年农村地区脑血管病死亡率总体高于城市。与2006年相比，2009年脑血管病死亡率城市上升1.41倍，农村地区上升1.44倍。2009～2012年的脑血管病死亡率呈下降趋势，但2013～2017年又略有上升，且农村地区相对显著（图4-3-4）。

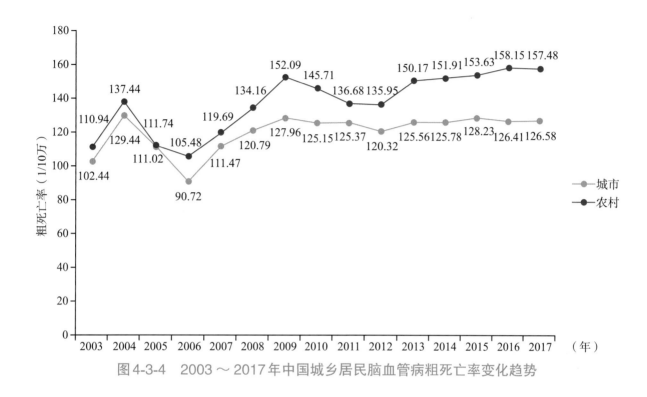

图4-3-4　2003～2017年中国城乡居民脑血管病粗死亡率变化趋势

4.3.1.2　发病率

（1）2013年中国脑卒中发病率

2013年，对中国31个省、市、自治区的155个城市及农村开展了全国脑卒中流行病学调查（NESS-China）。共调查≥20岁居民480 687例，其中1643例为新发脑卒中，发病率为345.1/10万。新发脑卒中患者的平均发病年龄为（66.4±12.0）岁。采用2010年第六次全国人口普查数据进行年龄标化后，脑卒中发病率为246.8/10万，男性（266.4/10万）高于女性（226.9/10万）；农村（298.2/10万）显著高于城市（203.6/10万）。脑卒中的流行呈现地域性，东北地区脑卒中发病率最高（365.2/10万），华南地区最低（154.6/10万）[3]。

（2）2013年全国短暂性脑缺血发作（TIA）发病率

2013年全国短暂性脑缺血发作（TIA）流行病学调查采用复杂多阶段抽样，对分布于155个疾病监测点的178 059户家庭进行面对面调查。经过初筛量表评估后，对于有TIA及脑卒中症状的调查对象，由神经病学医师结合检查及影像学资料进行诊断确诊。共有595 711人参与了发病情况分析。人群TIA加权发病率为23.9/10万，其中男性为21.3/10万，女性为26.6/10万。据估计，全国每年新发TIA为31万人[4]。

（3）中国部分地区的脑卒中发病率

随着中国疾病监测系统的发展，部分地区报告了当地人群脑卒中发病率情况，见表4-3-1。

表4-3-1　中国部分地区疾病监测系统中的脑卒中发病率（1/10万）

地区	调查例数	发病例数	调查时间	粗发病率	标化发病率
河南郑州[5]*	/	44 403	2015	617.45	405.30
	/	45 871	2016	624.09	397.46
	/	46 901	2017	624.87	325.59
江苏苏州[6]*	/	/	2015	490.21	285.09
	/	/	2016	531.52	303.44
	/	/	2017	532.77	296.11
广西壮族自治区[7]*	/	5569	2015	481.13	473.66
	/	5244	2016	448.44	415.52
	/	5760	2017	488.03	487.83
浙江台州[8]	/	25 508	2015	426.92	—
	/	25 230	2016	421.32	—
山东寿光[9]	1 086 722	6665	2016	613.31	—
重庆[10]*	30 484 309	106 615	2017	349.74	279.18
上海金山区[11]#	518 127	2193	2015	423.26	159.64

注：* 采用2010年第六次全国人口普查数据进行年龄标化；# 采用2000年第五次全国人口普查数据进行年龄标化

（4）脑卒中发病率变化趋势

1992年，天津脑研究纳入来自天津18个行政村的14 920例35～65岁农村居民，观察1992～2015年农村低收入青中年人群脑卒中发病率趋势。至2015年，共随访160 139人·年，发现520例首发脑卒中，三个不同时间段脑卒中标化发病率情况见表4-3-2。首发脑卒中标化发病率平均年增长11.9%，缺血性脑卒中标化发病率平均年增长10.7%，脑出血标化发病率平均年增长8.7%[12]。

表4-3-2　1992～2015年天津农村低收入青中年人群脑卒中标化发病率（1/10万）

卒中类型	1992～1999年	2000～2007年	2008～2015年
首发脑卒中	122.0	215.8	471.8
脑出血	31.0	64.8	120.9
缺血性脑卒中	90.9	150.9	351.0

4.3.1.3　患病率

（1）2013年中国脑卒中患病率

2013年，NESS-China显示，在480 687例≥20岁居民中7672例患有脑卒中，患病率为1596.0/10万。采用2010年第六次全国人口普查数据进行年龄标化后，脑卒中患病率为1114.8/10万，男性（1222.2/10万）高于女性（1005.7/10万）。脑卒中标化患病率最高的是华中地区（1549.5/10万），其次为东北地区（1450.3/10万），华南地区最低（624.5/10万）[3]。

2013年，中国脑卒中预防项目（CSPP）在中国31个省、市、自治区的76个社区进行脑卒中患病情况及危险因素流行情况调查。共纳入207 323例≥40岁的社区居民，平均年龄为57.72岁。年龄标化脑卒中患病率为2.08%，男性为2.38%，女性为1.82%，城市为1.90%，农村为2.29%。男性各年龄组的患病率均高于女性，农村的脑卒中标化患病率高于城市。分省市的脑卒中标化患病率显示，患病率最高的为吉林省（3.6%），最低的为广西省（0.49%）[13]。

（2）2013年中国短暂性脑缺血发作（TIA）患病率

2013年全国TIA流行病学调查，共有596 536人参与了患病情况分析。TIA加权患病率为103.3/10万，其中男性为92.4/10万，女性为114.7/10万。据估计，全国共有135万TIA患者[4]。

（3）不同年龄人群脑卒中患病率

中国脑卒中筛查项目（CNSSS）是一项覆盖全国31个省、市、自治区，基于社区人群的脑卒中筛查项目。分析2013～2014年数据库，在纳入的1 292 010例≥40岁成年人的代表性样本中，共筛查出脑卒中病例31 188例，脑卒中标化患病率为2.06%[14]。

利用CNSSS 2012年数据，纳入来自14个省、市144 722例≥60岁居民。分析显示，≥60岁人群脑卒中粗患病率为4.89%，其中男性为5.67%，女性为4.25%；农村脑卒中患病率（5.04%）略高于城市（4.82%）[15]。

2019年的一项研究[16]对中国北方12个省、市共计100个城乡地区的192 131例中老年（≥40岁）研究对象进行筛查，其中城市人群93 943例（48.90%），农村人群98 188例（51.10%）。研究结果显示缺血性脑卒中的患病率为2.88%，男性患病率（3.06%）高于女性（2.73%），农村地区患病率（3.32%）高于城市地区（2.43%），差异均有统计学意义（$P < 0.01$）。

4.3.1.4　中国脑卒中疾病负担

利用NESS-China数据，分析2013年中国脑卒中疾病负担。脑卒中的过早死亡寿命损失年（YLL）为1748/10万，伤残所致健康寿命损失年（YLD）为262/10万，伤残调整寿命年损失（DALY）为2010/10万，其中男性为2171/10万，女性为1848/10万。农村地区的YLL、YLD和DALY高于城市地区。在18个年龄组中，80岁以上年龄组的YLL最高。DALY最高的3个省（市、自治区）分别是天津市（3846/10万）、西藏自治区（3418/10万）和河北省（3199/10万），最低的3个省市分别是海南省（1060/10万）、广东省（984/10万）和上海市（453/10万）[17]。

中国疾病预防控制中心采用全球疾病负担（GBD）研究方法，分析1990～2017年中国的疾病负担情况。中国脑卒中YLL从1990年第3位，上升到2017年第1位。1990年和2017年脑卒中YLL分别为1198/10万和2633/10万，2017年比1990年上升了14.6%，年龄标化后，YLL下降了38.8%。1990年和2017年脑卒中死亡率分别为106/10万和149/10万，2017年比1990年死亡粗率上升了41%，年龄标化后，死亡率下降了33.5%。脑卒中是导致2017年DALY的第一位原因[18]。

4.3.2　脑血管病危险因素

4.3.2.1　空气污染

（1）主要空气污染物与住院风险

利用2014～2016年中国城镇职工基本医疗保险数据库，分析中国172个城市200多万例缺血性脑卒中住院患者主要空气污染物水平与当日脑卒中住院率的关系。研究发现，在单项污染物模型中，PM$_{2.5}$、二氧化硫（SO$_2$）、二氧化氮（NO$_2$）和臭氧（O$_3$）浓度每增加10μg/m^{3}及一氧化碳（CO）浓度每增加1mg/m^3，同日缺血性脑卒中住院率分别增加0.34%（95% CI：0.20%～0.48%）、1.37%（1.05%～1.70%）、1.82%（1.45%～2.19%）、0.01%（−0.14%～0.16%）和3.24%（2.05%～4.43%）。在双污染物模型中，SO$_2$和NO$_2$的关联很显著，PM$_{2.5}$和CO没有关联[19]。

2014年1月1日至2017年12月31日，全国184个大城市、约883.5万例心血管住院患者的时间序列研究表明，短期PM$_{2.5}$升高可显著增加心血管病住院风险，PM$_{2.5}$每增加10μg/m^3，当日心血管病住院人数增加

0.26%，其中缺血性脑卒中的入院人数增加0.29%（95% CI：0.18%～0.40%），但出血性脑卒中（−0.02%，95% CI：−0.23%～0.19%）住院的人数无明显变化。并且$PM_{2.5}$没有下限，即便达到环境质量标准（＜35μg/m^3），心血管病入院风险依然增加。与$PM_{2.5}$＜15μg/m^3时相比，$PM_{2.5}$处于15～25μg/m^3和25～35μg/m^3时，心血管入院人数分别增加1.1%（0%～2.2%）和1.9%（0.6%～3.2%）。$PM_{2.5}$为35～75μg/m^3和≥75μg/m^3时，心血管入院人数增加更明显，分别增加2.6%（1.3%～3.9%）和3.8%（2.1%～5.5%）。当$PM_{2.5}$＜50μg/m^3时，暴露反应曲线快速上升；当浓度在50～250μg/m^3时，曲线上升较缓慢；当超过250μg/m^3时，曲线出现平台期。这说明，在低浓度时，$PM_{2.5}$的健康危害效应可能更加显著。研究推算，当$PM_{2.5}$达到国家空气质量2级（35μg/m^3）、1级（15μg/m^3）、世界卫生组织（WHO）推荐水平（10μg/m^3）时，中国每年心血管病住院病例分别可减少3.6万、8.5万、近10万，住院费用可分别减少4.2亿元、9.8亿元、11.2亿元[20]。

（2）空气污染物暴露与缺血性脑卒中死亡的效应

利用第一次国家脑卒中登记研究数据，分析了12 291例缺血性脑卒中患者发病前3年环境PM_1、$PM_{2.5}$、PM_{10}和NO_2暴露水平与脑卒中发病后1年内死亡的关系。共随访到1649例1年内的死亡病例。在控制潜在的混杂因素后，观察到暴露于PM_1和$PM_{2.5}$与发生致死性缺血性脑卒中之间存在显著关联。PM_1和$PM_{2.5}$暴露每增加10μg/m^3，相应的风险比（95% CI）分别为1.05（1.02～1.09）和1.03（1.00～1.06）。PM_{10}或NO_2没有显著关联［风险比和95% CI分别为1.01（1.00～1.03）和1.03（0.99～1.06）］[21]。

（3）$PM_{2.5}$和PM_{10}与脑卒中死亡的短期效应

利用2014年1月1日至2016年12月31日北京市死因监测数据中死因为脑血管病者，与同期来源于北京市气象局及环保总站发布的气象资料及空气质量数据，研究$PM_{2.5}$和PM_{10}对脑血管病的急性短期效应，并分别分析其对缺血性脑卒中和出血性脑卒中的影响。研究期间，脑血管病死亡者48 122例，结果显示$PM_{2.5}$每升高10μg/m^3，脑血管病死亡风险增加0.27%，其中，缺血性脑卒中死亡风险增加0.23%，出血性脑卒中死亡风险增加0.37%。PM_{10}每升高10μg/m^3，脑血管病死亡风险增加0.19%，其中，缺血性脑卒中死亡风险增加0.16%，而出血性脑卒中死亡风险未见显著增加[22]。

（4）$PM_{2.5}$与脑卒中发生的长期效应

中国15个省开展的中国动脉粥样硬化性心血管疾病风险预测（China-PAR）项目，纳入基线时无脑卒中的117 575例中国男性和女性。从2000～2015年，受试者长期暴露于$PM_{2.5}$的平均水平为64.9μg/m^3（31.2～97.0μg/m^3）。随访900 214人·年，共发生3540例脑卒中事件，其中63.0%（$n=2230$）是缺血性卒中，27.5%（$n=973$）是出血性脑卒中。与最低四分位$PM_{2.5}$（＜54.5μg/m^3）相比，暴露于最高四分位$PM_{2.5}$水平（＞78.2μg/m^3）的受试者发生脑卒中的风险增加（HR=1.53，95% CI：1.34～1.74），缺血性脑卒中HR为1.82（95% CI：1.55～2.14），出血性脑卒中HR为1.50（95% CI：1.16～1.93）。$PM_{2.5}$浓度每增加10μg/m^3，发生脑卒中、缺血性脑卒中和出血性脑卒中的风险分别增加13%（95% CI：1.09～1.17）、20%（95% CI：1.15～1.25）和12%（95% CI：1.05～1.20）。长期暴露于$PM_{2.5}$与总体和亚型脑卒中间呈线性关系[23]。

4.3.2.2 行为因素

（1）新鲜水果消费

中国慢性病前瞻性研究（CKB）纳入基线30～79岁、无心血管病史、无降压治疗者451 665人，经过对320万人·年随访，记录到5173例心血管疾病死亡，2551例主要冠状动脉事件（致命或非致命），14 579例缺血性脑卒中和3523例脑出血。18.0%的人自报每天食用新鲜水果，与从不或很少食用新鲜水果者相比，每天吃新鲜水果者的心血管病调整死亡风险比（95% CI）为0.60（0.54～0.67），主要冠状动脉事件、缺血性脑卒中和出血性脑卒中的风险比（95% CI）分别为0.66（0.58～0.75）、0.75（0.72～0.79）和0.64（0.56～0.74）。上述各结局的发生率与新鲜水果消费量之间存在显著的对数线性剂量-反应关系[24]。

（2）身体活动

对CKB项目数据中基线30～79岁无心血管病史的487 334例调查对象的研究发现，休闲时间身体活动和工作相关身体活动均与心血管死亡风险呈负向的剂量反应相关性，与身体活动总量最少的五分位数组相比，活动量最多组的总心血管病风险降低23%（HR＝0.77，95% CI：0.74～0.80），日常总身体活动量每增加4个代谢当量（相当于慢跑1 h），缺血性和出血性脑卒中风险分别下降5%和6%，但如果工作时身体活动高达20个代谢当量时，则对出血性脑卒中的保护作用消失[25]。

（3）吸烟与戒烟

对CKB项目461 211例基线时30～79岁、无心血管病、癌症和糖尿病的调查对象中位随访7.2年后发现，与从不吸烟者相比，每日吸烟＜15支、15～24支和≥25支者，多因素调整后，发生缺血性脑卒中的相对危险度分别是1.17（95% CI：1.11～1.23）、1.22（95% CI：1.16～1.29）和1.22（95% CI：1.13～1.31）[26]。

一项针对中国40岁以上人群，包括12 704例研究对象的社区横断面研究发现，与从不吸烟者比较，戒烟时间＜5年、5～19年和≥20年的戒烟者，脑卒中多因素调整OR值（95% CI）分别是3.47（1.42～8.49）、3.37（1.95～5.80）和0.95（0.49～1.84）[27]。

（4）饮酒

CKB项目于2004～2008年从中国10个地区入选512 715例成年人，随访10年，监测酒精摄入量与心脑血管疾病发病率（包括脑卒中、脑出血和心肌梗死）之间的关系。在该研究人群中，随着饮酒量的增加，血压水平和脑卒中发病风险也在持续增加。对其中16万余例具有乙醛脱氢酶2和乙醇脱氢酶-1B基因数据的研究对象，首次采用孟德尔随机化方法，研究饮酒与脑卒中之间的因果关联。研究发现在基因型预测的平均男性酒精摄入量的范围内（每周摄入4～256g酒精），脑卒中风险持续增加。每周增加280g酒精摄入，总脑卒中RR值为1.38(95% CI：1.26～1.51)，缺血性脑卒中风险（RR＝1.27,95% CI：1.13～1.43）低于脑出血（RR＝1.58，95% CI：1.36～1.84）。每周增加100g酒精摄入，缺血性脑卒中、脑出血和总脑卒中相应RR值分别为1.09（1.04～1.14），1.18（1.12～1.24）和1.12（1.09～1.16）[28]。

4.3.2.3　生物因素

（1）糖尿病

CKB项目的488 760例基线时30～79岁无心血管病的调查对象中，5.4%（$n＝26 335$）自报患有糖尿病或经筛查检出糖尿病，经过7年随访发现，自报糖尿病者缺血性脑卒中（HR＝1.68，95% CI：1.60～1.77）及颅内出血（HR＝1.24，95% CI：1.07～1.44）的风险显著增加，并且随着糖尿病病程的延长，心脑血管病风险逐渐增加。检出糖尿病者，缺血性脑卒中（OR＝1.48，95% CI：1.40～1.57）及颅内出血（OR＝1.17，95% CI：1.01～1.36）的风险也显著增加[29]。

国内一项纳入53个前瞻性队列研究，共计1 611 339例糖尿病前期患者的荟萃分析显示，糖尿病前期（包括空腹血糖受损或糖耐量受损）显著增加脑卒中的发病风险，美国糖尿病协会（ADA）标准的空腹血糖受损（5.6～6.9 mmol/L）、WHO标准的空腹血糖受损（6.1～6.9 mmol/L）、糖耐量受损（7.8～11.0 mmol/L）者相应的脑卒中发病风险RR值分别为1.06、1.17和1.20；糖化血红蛋白升高（39～47 mmol/mol或42～47 mmol/mol）未增加脑卒中发病风险[30]。

（2）血脂异常

CKB项目中489 762例基线时30～79岁无脑卒中、TIA和冠心病的调查对象，经过中位数时间为9年的随访，共发生32 869例缺血性脑卒中和8270例脑出血事件。选择其中基线时无心血管病和癌症病史、未进行降脂、抗凝或抗血小板治疗的5475例缺血性脑卒中、4776例脑出血和6290例健康人，采用巢氏病例对照方法研究脑卒中发病风险，发现血浆LDL-C浓度与缺血性脑卒中发病风险呈正相关，与脑出血风险呈负相关，LDL-C浓度在1.7～3.2 mmol/L区间时，每升高1 mmol/L，缺血性脑卒中的发病风险增加17%，脑出血风险可减低14%。HDL-C每升高0.3 mmol/L，缺血性脑卒中的风险减少7%，与脑出血无相关性。甘油三酯水平每增加30%，缺血性脑卒中的风险增加2%，脑出血风险降低6%[31]。

（3）高同型半胱氨酸血症

中国脑卒中一级预防研究（CSPPT）纳入20 702例基线无脑卒中或心肌梗死病史的高血压患者。入选患者被随机分为依那普利（10 mg）联合叶酸（0.8 mg）组或单用依那普利（10 mg）组，随访4.5年，两组的主要终点事件（首次脑卒中）发生率分别为2.7%和3.4%（HR = 0.79，95% CI：0.68 ～ 0.93）[32]。利用其中 16 867 例研究对象分析血清总同型半胱氨酸（tHcy）水平变化与首次脑卒中风险的关系。结果显示，tHcy下降20%可使脑卒中风险降低7%（HR = 0.93；95% CI：0.90 ～ 0.97）。将tHcy下降百分比分为三分位数，与第1个三分位数的患者相比，第2和第3个三分位数的患者发生脑卒中的风险显著降低（HR = 0.79；95% CI：0.64 ～ 0.97）[33]。

4.3.2.4　心房颤动

利用国家脑卒中登记 II 数据，分析脑卒中后诊断心房颤动（AFDAS），脑卒中前已知心房颤动（KAF）和窦性心律（SR）与发病后1年内缺血性脑卒中复发和死亡风险的关系。研究包含 219 家城市医院 19 604 例急性缺血性脑卒中患者，其中 17 727 例 SR、495 例 AFDAS 和 1382 例 KAF。1年时，54 例（10.9%）AFDAS患者、182 例（13.2%）KAF患者、1008 例（5.7%）SR患者复发缺血性脑卒中（$P < 0.0001$）。AFDAS患者死亡率为22.0%，KAF患者死亡率为22.1%，SR患者死亡率为7.0%（$P < 0.0001$）。AFDAS相关的缺血性脑卒中复发调整风险高于SR（调整后的子分布HR = 1.61；95% CI：1.29 ～ 2.01），但与KAF无差异（调整后的子分布HR = 1.12；95% CI：0.87 ～ 1.45）。AFDAS 1年死亡的调整风险也高于SR（HR = 1.70；95% CI：1.37 ～ 2.12），与KAF无差异（HR = 1.10；95% CI：0.86 ～ 1.41）[34]。

4.3.2.5　心电图 - 左心室肥厚

心电图 - 左心室肥厚（ECG-LVH）与脑卒中之间的关系已在西方人群中得到很好的证实，中国人群的信息有限。中国一项评估ECG-LVH与卒中结局之间关系的研究共纳入来自中国脑卒中一级预防研究（CSPPT）的 19 815 例（95.7%）受试者。基线时 1599 例受试者（8.1%）为ECG-LVH。平均随访4.5年后，605 例（3.1%）受试者观察到新发脑卒中，随访期间 72 例（4.5%）出现ECG-LVH。多因素调整后，ECG-LVH仍然是脑卒中事件的独立危险因素（HR = 1.43；95% CI：1.10 ～ 1.84；$P = 0.007$）和男性脑卒中事件的独立危险因素（HR = 1.47；95% CI：1.07 ～ 2.03；$P = 0.019$）。亚组分析显示，基线ECG-LVH是65岁以下个体脑卒中的危险因素[35]。

4.3.3　脑血管病的风险评估

4.3.3.1　中国人群脑卒中10年和终身风险预测模型：China-PAR

China-PAR团队利用总样本量12.7万人的前瞻性队列数据，构建了脑卒中发病10年和终身风险预测模型。首先利用China MUCA队列（1998）和Inter ASIA的 21 320 例研究对象平均随访12.3年的数据进行建模；之后利用 84 961 例研究对象的独立队列进行验证。China-PAR脑卒中风险预测模型纳入的风险因素包括年龄、治疗和未治疗的收缩压、当前是否吸烟、是否患糖尿病、总胆固醇和高密度脂蛋白胆固醇水平、城镇化（是否为城市居民）、居住地（南/北方）。此外，男性模型还纳入父母亲脑卒中病史，女性模型还纳入了腰围。结果显示，China-PAR脑卒中发病风险预测模型可较为精确预测中国男性和女性的脑卒中10年和终生发病风险，与新版Framingham脑卒中风险评估算法相比，China-PAR预测模型在55 ～ 74岁的预测能力更好，观察到的脑卒中发病风险与风险预测值一致性良好，更加适合于中国成年人的脑卒中发病风险评估，为基层的脑卒中一级预防提供了重要依据[36]。

4.3.3.2　原发性脑桥出血的30d病死率及90d功能结局预测模型：新PPH评分

通过回顾性调查 2005 ～ 2012 年中国3家教学医院276例原发性脑桥出血（PPH）患者信息，最终对满足纳入标准的171例患者信息进行30d病死率及90d功能结局预测模型构建。新PPH评分包括两个评分因素：GCS评分和脑桥出血体积。利用2014年12月至2015年11月前瞻性收集的98例进行预测效果验证，结果显示新PPH评分预测30d病死率及90d功能结局具有较好的区分度［受试者工作特征（ROC）曲线下面积分别为0.902和0.927］，同时在预测30d病死率时的校准度也较好[37]。

4.3.3.3 心房颤动相关脑卒中的30d病死率风险预测模型：GPS-GF评分

将2013年6月至2015年6月陕西省多中心纳入的1077例患有非瓣膜性心房颤动的脑卒中患者随机分为两组，一组（718例）作为模型构建组，另一组（359例）作为模型验证组。GPS-GF评分中包括5个预测因素：GCS评分、肺炎、脑影像中线偏倚，血糖及性别，总分9分。GPS-GF评分在构建队列及验证队列中都表现出较好的区分度及校准度。同时与iScore的预测效果比较，GPS-GF评分在心房颤动性相关脑卒中人群中的预测效果更好[38]。

4.3.3.4 急性缺血性脑卒中肺炎风险预测模型：AIS-APS

AIS-APS利用2007年9月至2008年8月中国脑卒中登记研究中14 702例缺血性脑卒中病例数据进行肺炎预测模型构建及内部验证，同时应用中国颅内动脉粥样硬化研究（CICAS）中3037例缺血性脑卒中患者应用预测模型进行外部验证。AIS-APS预测模型中共11个预测因素，包括年龄分组、心房颤动、充血性心力衰竭、COPD、吸烟、脑卒中前mRS评分、入院时NIHSS评分、入院时GCS评分、吞咽困难、OSCP分型和入院时血糖。内部验证及外部验证均显示AIS-APS具有较高的区分度（ROC = 0.797；ROC = 0.792）及校准度（拟合优度检验 $P = 0.22$；$P = 0.30$）[39]。

4.3.4 脑血管病的二级预防

*ABCB1*基因多态性会影响轻型脑卒中或TIA患者氯吡格雷的疗效。急性非致残性脑血管事件高危患者（CHANCE）随机临床试验对中国73个中心的2836例患者（氯吡格雷加阿司匹林组1414例，单用阿司匹林组1422例）进行基因分型，分析*ABCB1*基因多态性与氯吡格雷对轻型脑卒中或TIA患者治疗效果的关系。与阿司匹林治疗组相比，氯吡格雷＋阿司匹林治疗可降低*ABCB1*-154 TT和3435 CC基因型患者3个月的新发脑卒中风险，风险比为0.43（95% CI：0.26 ～ 0.71）；但*ABCB1*-154 TC/CC或3435 CT/TT基因型患者3个月的新发脑卒中风险无显著降低（HR = 0.78，95% CI：0.60 ～ 1.03，交互作用 $P = 0.04$）。说明*ABCB1*基因多态性影响氯吡格雷的疗效。氯吡格雷＋阿司匹林治疗组3个月后的出血风险与*ABCB1*基因型无关。因此，当为这些患者开具氯吡格雷时，应考虑*ABCB1*的遗传多态性[40]。

4.3.5 脑血管病的治疗

4.3.5.1 院前和院内急救

脑卒中院前急救的关键是迅速识别疑似患者并尽快送到医院，目的是尽快对适合溶栓的急性缺血性脑卒中患者进行溶栓治疗或血管内取栓治疗。中国民众对缺血性脑卒中的知识仍较欠缺，对北京市西城区343例社区居民进行问卷调查结果显示，社区居民对缺血性脑卒中早期识别及溶栓决策的相关知识知晓率较低，对脑卒中常见危险因素的知晓率为36.7% ～ 48.8%，对缺血性脑卒中早期症状的知晓率为41.8% ～ 53.6%，对缺血性卒中溶栓治疗决策的知晓率为32.4% ～ 48.8%。由于公众对缺血性脑卒中不能快速识别并启动紧急救治流程，导致缺血性脑卒中患者丧失溶栓机会[41]。一项对北京等15个城市脑卒中患者院前时间及影响因素的研究发现：对脑卒中知识的认识不足是不能及时到达医院就诊的一个重要原因[42]。

中国7个城市31家中心急性缺血性脑卒中溶栓治疗调查，纳入1091例符合入选标准的患者，在754例（69.6%）急性缺血性脑卒中患者中共有20例（2.7%）患者溶栓，其中静脉rt-PA 15例、动脉rt-PA 2例、静脉尿激酶（UK）3例。在静脉rt-PA中，95.5%（14/15）存在方案违背。大部分病例（17/20）在2h内到达了医院。院前延迟平均中位时间为1.17 h。急诊接诊到获得检查（CT或磁共振）平均中位时间为0.67h。未进行溶栓的主要原因除年龄（＞80岁或＜18岁）（28.9%）、脑卒中症状太轻（24.0%）、病情迅速恢复（16.5%）、CT影像已有病灶（15.7%）、时间＞5 h（15.7%）、脑卒中症状太重（7.4%）等因素外，患者或家属主观拒绝占18.2%[43]。另一项基于医院的队列研究表明静脉溶栓的决策过程和实验室检查的时间对急性缺血性脑卒中静脉溶栓治疗中院内延迟的影响最大[44]。

4.3.5.2 介入治疗

一项研究从我国21个脑血管病中心纳入698例急性前循环大血管闭塞脑卒中患者，观察血管内治疗后的功能结局。其中43.6%（304例）3个月时功能独立，15.5%（108例）在血栓抽吸后72h内出现症状性脑出血，25.4%（177例）在90d内死亡。多因素分析显示，年龄（OR＝1.04）、入院时NIHSS评分[与≤10分相比，11～20分（OR＝2.38）、≥21分（OR＝3.66）]；基线血糖水平（OR＝1.09），发病至股动脉穿刺时间＞6h（OR＝1.88）、症状性脑出血（OR＝15.49）和肺炎（OR＝3.15）是功能预后不良的独立预测因子，而再灌注良好（OR＝0.26）、术前Alberta脑卒中项目早期CT评分8～10分（OR＝0.48）和侧支代偿良好（OR＝0.50）是保护因素。对36例急性基底动脉闭塞（ABAO）患者（年龄58.6岁±8.10岁），使用Solitaire装置进行机械血栓切除术，结果：30例患者（83.3%）患有闭塞动脉粥样硬化狭窄，25例患者接受了血管成形术（69.4%），34例患者（94.4%）再通成功，发生6例症状性颅内出血（16.67%），27.8%的患者（10/36）获得了有利的结果[改良Rankin量表（mRS）评分：0～2]。90d时总死亡率为30.6%（11/36）。结论：使用Solitaire装置的血管内治疗ABAO患者的再通率高，近1/3的患者获得有利的临床结果[46]。

4.3.6 就诊情况与医药费用

根据《中国卫生健康统计年鉴2018》结果，中国2017年脑出血出院人数为523 488人，平均住院日为14.5d，人均医药费为18 524.6元；脑梗死出院人数为3 122 289人，平均住院日为10.7d，人均医药费为9607.0元；各分项医药费支出情况详见表4-3-3[2]。

表4-3-3 2017年中国脑出血和脑梗死患者住院及医药费用

疾病名称	出院人数（例）	平均住院日（d）	人均医药费（元）					
			合计	药费	检查费	治疗费	手术费	卫生材料费
脑出血	523 488	14.5	18 524.6	6859.9	2094.9	3291.0	1943.3	2017.1
脑梗死	3 122 289	10.7	9607.0	4226.9	1531.0	1175.1	523.2	499.7

4.3.7 脑血管病医疗质量评价

2014年8月10日至2015年6月20日，一项基于医院的整群随机对照研究，将40家医院分为干预组和对照组，纳入发病在7d之内的急性缺血性脑卒中患者。20家干预医院接受多重医疗质量干预措施，包括急性缺血性脑卒中临床路径、急性缺血性脑卒中医疗服务质量指标操作手册、专职医疗质量协调员和质量评价和反馈信息平台。同时，20家对照医院进行常规治疗。共纳入4800例患者，3980例完成了1年随访。研究显示，与对照医院相比，干预医院在一定程度上提高了基于循证医学证据的缺血性脑卒中医疗质量的综合指标（88.2% vs 84.8%）。患者1年新发血管性事件率：干预医院为9.1%、对照医院为11.8%、差异为−3.1%（95% CI：−5.3% ～ −1.0%）；患者1年致残率：干预医院为12.7%、对照医院为14.7%、差异为−3.1%（−5.8% ～ −0.5%）；二组患者1年的全因死亡率无显著性差异[47]。

医疗过程质量指标与医疗机构和临床医务人员诊疗行为密切相关，也是持续改进和提高卒中医疗服务质量的关键环节。针对脑梗死单病种，国家神经系统疾病医疗质量管理平台对来自全国1323家脑梗死质控调查医院的234 237例脑梗死患者的医疗质量数据进行分析。2017年全国医疗质量监测医院脑梗死医疗服务质量过程性指标的执行情况见表4-3-4[48]。

表4-3-4　2017年脑梗死医疗服务过程指标执行情况

医疗质量过程指标	执行率，%（n_1/n_2）*
• 重组组织型纤溶酶原激活剂rt-PA静脉溶栓率#	21.49（10 217/47 537）
• 入院48h内抗血小板药物治疗率	85.54（195 948/229 064）
• 入院48h内不能自行行走的患者深静脉血栓（DVT）预防（抗凝药物使用）率#	15.50（11 652/75 170）
• 吞咽困难筛查率	75.51（174 973/231 701）
• 康复评估率	73.32（171 764/234 237）
• 出院时抗栓治疗率	88.51（201 062/227 158）
• 出院时合并房颤的脑梗死患者抗凝治疗率	46.61（6728/14 435）
• 出院时非心源性脑梗死患者他汀类药物治疗率	90.12（208 624/231 508）
• 出院时合并高血压的患者降压治疗率	80.18（113 568/141 635）
• 出院时合并糖尿病的患者降糖药物治疗率	87.48（50 299/57 498）

注：*n_1.适合脑梗死医疗质量过程指标并给予执行的患者数量；n_2.适合脑梗死医疗质量过程指标的患者数量

#rt-PA静脉溶栓率定义：单位时间内，急性脑梗死患者发病3.5h内静脉给予rt-PA溶栓治疗的例数占同期发病3.5h内到院的脑梗死患者例数的比例

入院48h内不能自行行走的患者深静脉血栓（DVT）预防率定义：单位时间内，入院48h内不能自行行走的脑梗死患者给予［包括血栓泵和（或）肝素类药物］DVT预防措施的例数，占同期不能自行行走脑梗死住院患者的比例

2017年全国质控医院监测的脑梗死结局数据分析见表4-3-5，脑梗死患者平均住院日为11d，病死率约4‰，三级医院在住院病死率、住院总费用、药物费用方面略高于二级医院[48]。

表4-3-5　2017年全国质控医院急性脑梗死住院患者结局情况

住院期间结局事件	二级医院	三级医院	合计
平均住院日［d，P_{50}（$P_{25} \sim P_{75}$）］	11（7 ～ 14）	11（8 ～ 14）	11（8 ～ 14）
住院病死率n（‰）	215（3）	737（5）	952（4）
住院总费用［元，P_{50}（$P_{25} \sim P_{75}$）］	7117（4871 ～ 10 519）	11 894（8123 ～ 17 640）	9942（6511 ～ 15 335）
药物费用［元，P_{50}（$P_{25} \sim P_{75}$）］	2962.5（1748 ～ 4842）	5133（3102 ～ 8351）	4230（2415 ～ 7199）

参 考 文 献

［1］中国疾病预防控制中心慢性非传染性疾病预防控制中心，国家卫生计生委统计信息中心. 中国死因监测数据集2017［M］. 北京：中国科学技术出版社，2018.

［2］国家卫生健康委员会. 中国卫生健康统计年鉴2018［M］. 北京：中国协和医科大学出版社，2018.

［3］WANG W，JIANG B，SUN H，et al. Prevalence，incidence，and mortality of stroke in China：results from a Nationwide Population-Based Survey of 480 687 adults［J］. Circulation，2017，135（8）：759-771.

［4］JIANG B，SUN H，RU X，et al. Prevalence，Incidence，prognosis，early stroke risk，and stroke-related prognostic factors of definite or probable transient ischemic attacks in China，2013［J］. Frontiers in neurology，2017，8：309. Doi：10.3389/fneur.2017.00309.

［5］孙文慧，李建彬，冯石献，等. 2014—2017年郑州市居民脑卒中流行病学特征分析［J］. 广东医学，2019，40（11）：1584-1588.

［6］华钰洁，王临池，黄春妍，等. 2008—2017年苏州市脑卒中发病率和死亡率变化趋势分析［J］. 现代预防医学，2019，46（13）：2492-2496.

［7］秦奎，杨进. 2015—2017年广西监测人群脑卒中发病情况分析［J］. 内科，2019，14（03）：364-367，2019，14（03）：360.

［8］李思瑜，刘令初，马美莉. 2013—2016年度台州市脑卒中发病特征分析［J］. 中国农村卫生事业管理，2018，38（07）：81-82.

［9］郑月花，隋英杰，张磊，等. 2016年寿光市居民脑卒中发病监测资料分析［J］. 慢性病学杂志，2019，20（04）：515-517.

［10］丁贤彬，毛德强，焦艳，等. 2017年重庆市脑卒中疾病负担分析［J］. 中国慢性病预防与控制，2019，27（4）：261-264.

［11］陈德喜，朱晓云. 2015年上海市金山区脑卒中发病分析［J］. 实用预防医学，2019，26（06）：717-719.

［12］NING X，SUN J，JIANG R，et al. Increased stroke burdens among the low-income young and middle aged in rural China［J］. Stroke，2017，48（1）：77-83.

［13］LI Q，WU H，YUE W，et al. Prevalence of stroke and vascular risk factors in China：a Nationwide Community-based Study［J］. Science reports，2017，7（1）：6402. Doi：10.1038/s41598-017-06691-1.

［14］GUAN T，MA J，LI M，et al. Rapid transitions in the epidemiology of stroke and its risk factors in China from 2002 to 2013［J］. Neurology，2017，89（1）：53-61.

［15］XIA X，YUE W，CHAO B，et al. Prevalence and risk factors of stroke in the elderly in Northern China：data from the National Stroke Screening Survey［J］. Journal of neurology，2019，266（6）：1449-1458.

［16］LI Y，ZHANG X，SANG H，et al. Urban-rural differences in risk factors for ischemic stroke in northern China［J］. Medicine，2019，98（21）：e15782. Doi：10.1097/MD.0000000000015782.

［17］GAO Y，JIANG B，SUN H，et al. The burden of stroke in China：Results from a nationwide population-based epidemiological survey［J］. PLoS one，2018 Dec 6；13（12）：e0208398. Doi：10.1371/journal.pone.0208398.

［18］ZHOU M，WANG H，ZENG X，et al. Mortality，morbidity，and risk factors in China and its provinces，1990—2017：a systematic analysis for the Global Burden of Disease Study 2017［J］. Lancet，2019，394（10204）：1145-1158.

［19］TIAN Y H，LIU H，ZHAO Z L，et al. Association between ambient air pollution and daily hospital admissions for ischemic stroke：A nationwide time-series analysis［J］. Plos medicine，2018，15（10）：e1002668. Doi：10.1371/journal.pmed.1002668.

［20］TIAN Y H，LIU H，WU Y Q，et al. Association between ambient fine particulate pollution and hospital admissions for cause specific cardiovascular disease：time series study in 184 major Chinese cities［J］. British medical journal，2019 Dec 30；367：l6572. Doi：10.1136/bmj.l6572.

［21］CHEN G B，WANG A X，LI S S，et al. Long-term exposure to air pollution and survival after ischemic stroke. The China National Stroke Registry Cohort［J］. Stroke，2019，50：563-570.

［22］ZHANG R H，LIU G F，JIANG Y，et al. Acute effects of particulate air pollution on ischemic stroke and hemorrhagic stroke mortality［J］. Frontiers in neurology，2018 Oct 2；9：827. Doi：10.3389/fneur.2018.00827.

［23］HUANG K Y，LIANG F C，Yang X L，et al. Long term exposure to ambient fine particulate matter and incidence of stroke: prospective cohort study from the China-PAR project［J］. British medical journal, 2019 Dec 30; 367: l6720. Doi: 10.1136/bmj.l6720.

［24］DU H, LI L, BENNETT D, et al. Fresh fruit consumption and major cardiovascular disease in China［J］. New England journal of medicine, 2016, 374（14）: 1332-1343.

［25］BENNETT D A, DU H, CLARKE R, et al. Association of physical activity with risk of major cardiovascular diseases in Chinese men and women［J］. Journal of the American medical association cardiology, 2017, 2（12）: 1349-1358.

［26］LV J, YU C, GUO Y, et al. Adherence to healthy lifestyle and cardiovascular diseases in the Chinese population［J］. Journal of the American college of cardiology, 2017, 69（9）: 1116-1125.

［27］GAN Y, WU J, LI L, et al. Association of smoking with risk of stroke in middle aged and older Chinese: Evidence from the China National Stroke Prevention Project［J］. Medicine, 2018 Nov; 97（47）: e13260. Doi: 10.1097/MD.0000000000013260.

［28］MILLWOOD I Y, WALTERS R G, MEI X W, Conventional and genetic evidence on alcohol and vascular disease aetiology: a prospective study of 500 000 men and women in China［J］. Lancet, 2019, 393: 1831-1842.

［29］BRAGG F, LI L, YANG L, et al. Risks and population burden of cardiovascular diseases associated with diabetes in China: a prospective study of 0. 5 million adults［J］. Plos medicine, 2016 Jul 5; 13（7）: e1002026. Doi: 10.1371/journal.pmed.1002026.

［30］HUANG Y, CAI X, MAI W, et al. Association between prediabetes and risk of cardiovascular disease and all cause mortality: systematic review and meta-analysis［J］. British medical journal, 2016 Nov, 23; 355: i5953. Doi: 10.1136/bmj.i5953.

［31］SUN L, CLARKE R, BENNETT D, et al. Causal associations of blood lipids with risk of ischemic stroke and intracerebral hemorrhage in Chinese adults［J］. Nature medicine, 2019, 25（4）: 569-574.

［32］HUO Y, LI J, QIN X, et al. Efficacy of folic acid therapy in primary prevention of stroke among adults with hypertension in China: the CSPPT randomized clinical trial［J］. Journal of the American medical association, 2015, 313（13）: 1325-1335.

［33］HUANG X, LI Y, LI P, et al. Association between percent decline in serum total homocysteine and risk of first stroke［J］. Neurology, 2017, 89（20）: 2101-2107.

［34］YANG X M, RAO Z Z, GU H Q, et al. Atrial fibrillation known before or detected after stroke share similar risk of ischemic stroke recurrence and death［J］. Stroke, 2019, 50（5）: 1124-1129.

［35］ZHAO Y, HUANG X, ZHANG P P, et al. Electrocardiographic-left ventricular hypertrophy and incident stroke among Chinese hypertensive adults［J］. Journal of human hypertension, 2020, 34（4）: 286-292.

［36］XING X, YANG X, LIU F, et al. Predicting 10-year and lifetime stroke risk in Chinese population［J］. Stroke, 2019, 50: 2371-2378.

［37］HUANG K, JI Z, SUN L, et al. Development and validation of a grading scale for primary pontine hemorrhage［J］. Stroke, 2017, 48（1）: 63-69.

［38］GAO H, SUN X, LI W, et al. Development and validation of a risk score to predict 30-day mortality in patients with atrial fibrillation-related stroke: GPS-GF score［J］. Neurology research, 2018, 40（7）: 532-540.

［39］JI R, SHEN H, PAN Y, et al. Novel risk score to predict pneumonia after acute ischemic stroke［J］. Stroke, 2013, 44（5）: 1303-1309.

［40］PAN Y S, CHEN W Q, WANG Y L, et al. Association between ABCB1 polymorphisms and outcomes of clopidogrel treatment in patients with minor stroke or transient ischemic attack: secondary analysis of a randomized clinical trial［J］. Journal of the American medical association of neurology, 2019, 76（5）: 552-560.

［41］赵洁, 常红, 王佳妹, 等. 社区人群对缺血性脑卒中早期症状识别及溶栓治疗决策的现状调查［J］. 中国急救复苏与灾害医学杂志, 2017, 12（11）: 1069-1072.

［42］毕齐, 张苗, 张微微, 等. 北京等15个城市脑卒中患者院前时间及影响因素研究［J］. 中华流行病学杂志, 2006, 27（11）: 996-999.

［43］王伊龙, 吴敌, 周永, 等. 中国七城市卒中患者急诊溶栓情况分析［J］. 中国卒中杂志, 2009, 4（1）: 23-28.

［44］HUANG Q, MA Q F, FENG J, et al. Factors Associated with In-Hospital Delay in Intravenous Thrombolysis for Acute Ischemic Stroke: Lessons from China［J］. Plos one, 2015, 10（11）: e0143145. Doi: 10.1371/journal.pone.0143145.

［45］ZI W, WANG H, YANG D, et al. Clinical effectiveness and safety outcomes of endovascular treatment for acute anterior circulation ischemic stroke in China [J]. Cerebrovascular disease，2017，44（5-6）：248-258.

［46］HUO X，GAO F，SUN X，et al. Endovascular mechanical thrombectomy with the solitaire device for the treatment of acute basilar artery occlusion [J]. World neurosurgery，2016，89：301-308.

［47］WANG Y L，LI Z X，ZHAO X Q，et al. Effect of a multifaceted quality improvement intervention on hospital personnel adherence to performance measures in patients with acute ischemic stroke in China：a randomized clinical trial [J]. Journal of the American medical association，2018，320（3）：245-254.

［48］国家神经系统疾病医疗质量控制中心. 神经系统疾病医疗质量报告2018 [M]. 北京：人民卫生出版社，2019.

4.4 心律失常

心律失常分为缓慢性心律失常和快速性心律失常。缓慢性心律失常包括病态窦房结综合征和房室传导阻滞，严重的缓慢性心律失常需要置入起搏器治疗。心房颤动（房颤）已成为最常见的快速性心律失常，近年来房颤患者接受抗凝治疗和导管消融治疗较为普遍。恶性室性心律失常可导致心脏性猝死的发生，临床上可接受置入心律转复除颤器（ICD）治疗和导管消融。

4.4.1 缓慢性心律失常

近年来中国在缓慢性心律失常的器械治疗方面有了较大的进展，起搏器置入量逐年增加。根据国家卫健委网上注册系统的资料统计（不包含部队医院），2018年置入起搏器比2017年增长7.9%（图4-4-1）；起搏器适应证方面：病态窦房结综合征的比例占48.3%，房室传导阻滞的比例占42.2%（图4-4-2），非心动过缓适应证起搏器置入患者在9.5%左右；双腔起搏器占比近74.8%，较2017年增加了1.9%。

置入起搏器患者的年龄、起搏器静脉穿刺入路和导线放置的位置有一定变化。国内20家医院2013年至2015年纳入5467例置入起搏器患者的注册研究显示[1]，植入患者最大年龄为103岁，最小年龄仅为6岁，85%的医师选择锁骨下静脉途径，5%以下选择头静脉切开，腋静脉穿刺升至10%左右。起搏器导线位置，92.3%的心房电极植入右心耳；心室电极间隔部起搏比例升高至45.3%。在起搏器选择方面国产起

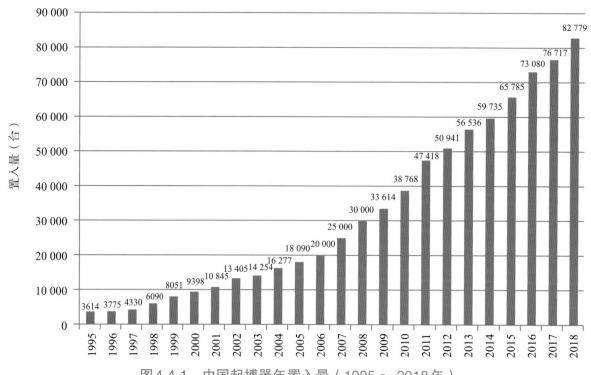

图4-4-1 中国起搏器年置入量（1995～2018年）

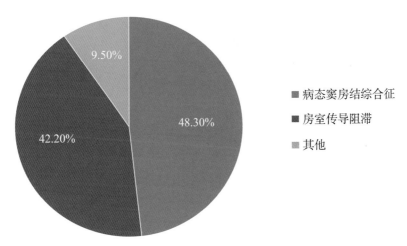

图4-4-2　2018年中国起搏器置入适应证

搏器的比例不足0.2%。国内研究已证实起搏器术后远程监测系统临床应用的安全性和有效性[2]。国内一项多中心注册研究入选了97家医院的628例起搏器患者，随访发现22.9%的患者至少发生过一次房颤事件，第一次房颤事件多在预定随访时间（术后3个月和6个月）前2个月时发生，经药物治疗后，6个月随访时房颤平均负荷从最初的12%降至2.5%，提示家庭监测有助于房颤（尤其是无症状房颤）的早期诊断和及时治疗，给患者带来临床长远益处[3]。

希氏束-浦肯野系统（希浦系统）起搏，包括希氏束或左束支起搏，2017年以来在国内发展迅速并已逐渐成为起搏领域的主流技术，相对比传统右心室起搏可保留左心室收缩同步性，在缓慢性心律失常患者中的可行性、安全性及有效性已经有多项临床研究证实[4,5]，左束支起搏长期应用的有效性和安全性尚有待大规模临床试验的进一步验证。

4.4.2　快速性心律失常

4.4.2.1　室上性心动过速

中国室上性心动过速类型分布：房室折返性心动过速（AVRT）患者占48.1%，房室结折返性心动过速（AVNRT）占51.9%；男性患者中AVRT占57.9%，AVNRT占42.1%；女性患者中AVRT占38.5%，AVNRT占61.5%[6]。儿童室上速57.6%于婴儿期起病，房室折返性心动过速最多见[7]。

无创治疗：使用改良的Valsalva动作，室上速转复窦律的比例为46%，显著高于标准Valsalva动作[8]。导管消融：使用三维电解剖标测可以减少医患双方X线辐射暴露，尤其对于儿童患者更为适用[9]。对于儿童患者使用冷冻技术可提高安全性[10]。

4.4.2.2　心房颤动

（1）患病率

2004年在中国10个不同地区（4个城镇和6个农村地区）的调查显示，年龄、性别校正后的房颤患病率为0.8%，其中，35～59岁人群房颤患病率为0.4%，60岁以上人群为1.8%。校正年龄、性别后发现心肌梗死病史、左心室肥厚、肥胖、饮酒是房颤的危险因素[11]。有研究调查了3922例60岁以上人群，基线房颤患病率男性为2.0%，女性为1.6%，平均随访3年，房颤发生率为4.0/（1000人·年）[12]。

2015年"十二五"课题对中国大陆31个省、市、自治区的31 230位社区居民进行分层多阶段随机抽样研究表明[13]，中国≥35岁居民的房颤患病率为0.7%，农村（0.75%）高于城市（0.63%），而其中34%的房颤患者并不知晓其房颤病史。另一项横断面研究显示，中国≥35岁农村居民的房颤患病率为1.2%，

35～44岁为0.1%，≥75岁为4.6%，各年龄组房颤患病率无性别差异[14]。

（2）类型

一项前瞻性观察性研究[15]入选中国20个急诊中心就诊的2016例房颤患者（54.8%为女性），结果显示：30.7%为阵发性房颤，22.4%为持续性房颤，46.9%为永久性房颤。

（3）伴随疾病和危险因素

中国房颤患者最常见的伴随疾病是高血压（55.5%）、冠心病（41.8%）和心力衰竭（37.4%）[15]。年龄≥75岁的房颤患者更多合并冠心病、高血压、脑卒中病史、认知障碍和慢性阻塞性肺病（COPD）[16,17]。

年龄、甲状腺功能亢进、冠心病和风湿性心脏病是房颤的独立危险因素[18]。也有报道显示，年龄>60岁、心肌梗死病史、左心室肥厚是房颤的独立危险因素；在女性房颤患者中，肥胖和吸烟与房颤发生相关；在男性房颤患者中，酗酒与房颤发生相关[16]。

（4）死亡率

中国房颤患者与窦性心律患者相比，全因死亡（HR＝1.87，95% CI：1.09～3.20）、心血管死亡（HR＝3.78，95% CI：2.17～6.58）和脑卒中死亡（HR＝6.31，95% CI：2.81～14.19）风险显著增加[12]。年龄≥75岁、合并多种心血管疾病的房颤患者，1年随访发生死亡和不良事件的危险增加2倍以上[17]。

（5）并发症

1）脑卒中

中国房颤患者脑卒中总体发生比例为17.5%。房颤患者比非房颤患者脑卒中发生率显著升高（13.0% vs 2.3%，P＜0.001）[18]。其中，瓣膜性房颤患者26.9%发生脑卒中，非瓣膜性房颤患者24.2%发生脑卒中[19]。在非瓣膜性房颤患者中，年龄>75岁（OR＝1.76；95% CI：1.08～2.98）、高血压（OR＝1.52；95% CI：1.28～1.80）、糖尿病（OR＝1.39；95% CI：1.11～1.76）和左心房血栓（OR＝2.77；95% CI：1.25～6.13）是发生脑卒中的独立危险因素[18]。

2）血栓

左心耳（LAA）形态被认为与缺血性脑卒中有关，非鸡翼LAA形态增加血栓栓塞事件的风险。但现有的LAA形态分类并不准确，尤其在解释LAA形态与脑卒中之间的关系时需谨慎[20]。另有研究发现，同型半胱氨酸水平升高可轻微增加低CHA2DS2-VASc评分的非瓣膜性房颤患者左心耳血栓形成的风险（OR＝1.048，95% CI：1.007～1.090，P＝0.022）[21]。

（6）房颤的血栓预防

1）口服抗凝药物治疗

国内房颤患者总体接受抗凝药物治疗的比例偏低，地区差异较大。中国房颤患者总体接受抗凝治疗率仅为2.7%[18]，而≥60岁居民的房颤患者中只有1%接受抗凝治疗[12]。中国房颤注册研究对2011～2014年32家医院7977例非瓣膜性房颤患者分析发现，中国房颤患者应用口服抗凝药物比例有很大提升，CHA2DS2-VASc评分≥2、1和0分的患者中接受口服抗凝药物治疗的比例分别为36.5%（2268/6210）、28.5%（333/1168）和21.4%（128/599）[22]。不同医院抗凝治疗差异较大，三甲医院9.6%～68.4%，非三甲医院4.0%～28.2%。在我国，有12%发生过缺血性脑卒中的患者合并有房颤，而该部分患者接受抗凝治疗率仅为2.2%，其中98.2%的患者应用药物为华法林[23]。在接受抗凝治疗的中高危脑卒中风险的患者中，阵发性房颤比持续性或永久性房颤患者发生脑卒中、全身栓塞和死亡风险更低，但大出血事件发生风险相似[24]。此外，在接受PCI的房颤患者中，双联抗栓治疗在降低总体出血发生风险方面安全性更好，其总体出血发生风险显著低于三联抗栓治疗[25]。

新型口服抗凝药物直接凝血酶抑制剂达比加群酯和直接Xa因子抑制剂利伐沙班在国内的应用逐渐增多。国内有小样本研究观察了达比加群酯对非瓣膜性房颤抗凝治疗的有效性和安全性，与华法林组相比严重出血事件差异无统计学意义（0% vs 3.3%，P＞0.05）；轻微出血事件差异亦无统计学意义（13.3% vs 20%，P＞0.05）；两组患者均无血栓栓塞事件发生[26]。达比加群酯在房颤消融围术期抗凝治疗与华法林同样有效和安全，可以作为华法林的替代药物[26]，术后应用达比加群可以明显降低住院天数[27]。利伐沙班在中国房颤人群的有效性及安全性（包括围术期）也得到验证，且在小样本研究中还证实利伐沙班可用于非瓣膜房颤合并左心房血栓患者，有效性及安全性不劣于华法林[28]。

2）左心耳封堵

置入左心耳封堵器是新兴的预防房颤左心房血栓的方法，近年来这一技术在中国推广迅速。2013年开展了左心耳封堵术的初步应用[29]。中国《心房颤动：目前的认识和治疗建议-2015》将左心耳封堵术推荐级别升高至Ⅱa，证据级别为B类，主要适用于不适合长期规范抗凝治疗或在长期规范抗凝治疗的基础上仍出现脑卒中事件或出血高危的患者（HAS-BLED评分在3分以上）[30]。至2017年全国已置入左心耳封堵器总数超过2000例。

（7）房颤的导管消融治疗

据全国房颤注册研究网络平台数据显示，房颤手术比例逐年增加，2016年、2017年和2018年房颤RFCA占总RFCA手术的比例分别为23.1%、27.3%和31.9%。目前房颤导管射频消融仍以环肺静脉电隔离为主，占总体消融量的60.2%[31]，围术期缺血性脑卒中发生率为0.4%，出血性脑卒中发生率为0.1%[32]。冷冻球囊消融在国内逐渐兴起，单次手术的成功率为72.9%，其中阵发性房颤和持续性房颤1年后的成功率分别是77.7%和61.1%[33]。Meta分析发现，房颤导管消融的有效性和事件发生风险存在显著的性别差异。与男性相比，女性患者导管消融有效性较低（OR = 0.75，95% CI：0.69～0.81；$P < 0.0001$），而脑卒中或TIA（OR = 1.42，95% CI：1.21～1.67；$P < 0.0001$）和全因死亡（OR = 1.53，95% CI：1.02～2.28；$P = 0.04$）的发生风险更高[34]。

2016年，国内学者开展了一站式左心耳封堵联合房颤导管消融术的组合策略，接受先封堵、后消融的患者随访时新出现封堵器周围残余漏的比例较低[35]。

（8）手术并发症

房颤消融的围术期并发症较为常见。房间隔穿刺损伤主动脉根部是一种严重的并发症，研究发现穿刺误入无冠窦和无冠窦球管交界处时，并发症尚不危及生命；而房间隔穿刺破入升主动脉时，则往往引起严重的心脏压塞需急诊开胸治疗[36]。左心房CT检查对于提高围术期的安全性有着重要意义，对于脑卒中风险低（CHA2DS2 < 2）的房颤患者，手术前左心房CT图像显示左心耳无晚期充盈缺损时，术前可以不行食管超声检查[37]。利用CT测量支气管与左心房的相对位置和角度有助于识别二代冷冻球囊术后咳血的高危人群[38]。

4.4.2.3　心房扑动

切口相关性右心房房扑中，右心房双环性房扑占18.4%[39]；对于围绕二尖瓣环折返的左心房房扑，基于心律失常基质的个性化消融策略十分必要，不应无差别地进行二尖瓣环峡部消融[40]。

4.4.2.4　室性心律失常

（1）危险因素

非持续性室速（NSVT）在缺血性心脏病患者中十分常见，有30%～80%的患者长时程心电图监测可以发现无症状性NSVT。发生在急性冠脉事件最初48h的NSVT并不预示患者远期预后较差；但发生在急性冠脉事件后48h后或更长时间的NSVT，即使为无症状性NSVT也会增加死亡率和致残率[41]。

肥厚型心肌病（HCM）患者NSVT的发生率为20%～30%，HCM合并NSVT的患者，年猝死率为8%～10%，而无NSVT的患者，年猝死率仅为1%[41]。阻塞性睡眠呼吸暂停（OSA）与肥厚型梗阻性心肌病患者出现NSVT独立相关，NSVT是其心脏性猝死和心血管病死亡的危险因素，NSVT的患病率随着OSA的严重程度而增加[42]。

扩张型心肌病（DCM）患者无症状性NSVT发生率高达40%～70%，大多数左心室功能下降的DCM患者可发生NSVT，这些人群的猝死风险也较高，但在心功能代偿的DCM患者中，仅有5%的患者可监测到NSVT，这些患者也并未显示有不良预后。随着LVEF进行性下降，NSVT的发生率增加，其猝死的风险也升高[41]。

（2）导管消融

国内学者针对起源于动脉窦、希浦系统的室性心律失常的诊断和消融进行了深入的研究。I导联R波振幅可以区分右冠窦和肺动脉窦的室性期前收缩[43]；利用反U弯法结合压力感知导管技术，可提高对肺动脉窦区域起源的室性心律失常的消融效率[44,45]，针对提前的舒张期电位、P电位等靶点消融大多可有效治疗希浦系统起源的室性心律失常[46,47]。

4.4.3 射频消融术（RFCA）

RFCA已在中国600余家医院广泛应用。国家卫健委网上注册系统资料显示，自2010年起导管射频消融手术量持续迅猛增长（图4-4-3），年增长率13.2% ～ 17.5%。2018年导管射频消融手术量达15.16万例。

心房颤动RFCA手术的比例逐年增加，2016年、2017年和2018年心房颤动RFCA占总RFCA手术的比例分别为23.1%、27.3%和31.9%。阵发性室上速射频消融比例约占43.0%，心房颤动占31.9%，心房扑动占3.5%，室性期前收缩和室性心动过速占17.4%，房性期前收缩和房性心动过速占4.2%（图4-4-4）。

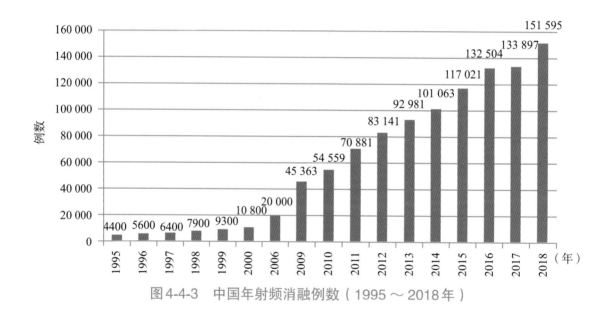

图 4-4-3　中国年射频消融例数（1995 ～ 2018年）

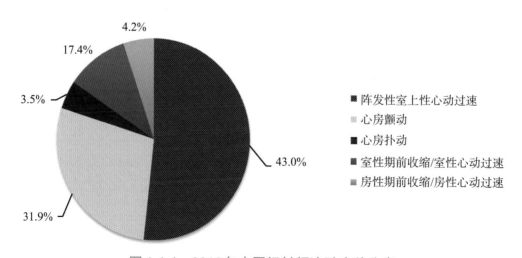

图 4-4-4　2018年中国行射频消融病种分类

4.4.4　心脏性猝死

4.4.4.1　发生率

2005年7月至2006年6月对678 718例人群随访1年，共2983例死亡，其中心脏性猝死（SCD）284例（9.5%），SCD发生率为41.8/10万，男性高于女性（44.6/10万 vs 39.0/10万），估测中国每年发生SCD 54.4万例[48,49]。

4.4.4.2　危险因素

心肌梗死和心力衰竭是猝死最重要的危险因素。一项前瞻性观察性研究[50]对1018例心肌梗死合并心力衰竭的患者平均随访2.8年发现，心脏性猝死发生率为5%（年发生率1.8%），全因死亡率为7.4%。心脏性猝死的独立预测因素包括年龄（HR＝1.05，95% CI：1.02～1.09）、LVEF≤25%（HR＝1.82，95% CI：1.04～3.21）和非血运重建治疗（HR＝3.97，95% CI：2.15～7.31）。目前临床通常用LVEF≤35%作为心脏性猝死高危人群的界值。2009～2014年接受ICD远程监测的853例患者全国多中心分析结果显示，基线时35%＜LVEF≤45%同时左心室舒张末直径（LVEDD）≥60mm的患者，在平均30个月的随访期内发生室性心律失常的风险明显升高[51]（图4-4-5）。

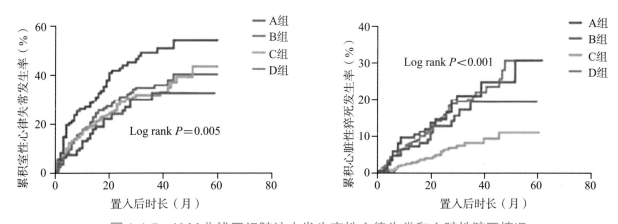

图4-4-5　K-M曲线四组随访中发生室性心律失常和心脏性猝死情况

注：A组.35%＜左心室射血分数（LVEF）≤45%和左心室舒张末直径（LVEDD）≥60mm；B组.LVEF≤35% 和LVEDD＜60mm；C组.35%＜LVEF≤45%和LVEDD＜60mm；D组.LVEF≤35%和LVEDD≥60mm

4.4.4.3　心脏性猝死的预防

2015年中华医学会急性STEMI诊治指南中提出[52]，对于STEMI患者，心肌梗死后40d（未完全血运重建）或90d（血运重建）需对患者心功能及猝死风险进行二次评估；对于STEMI 40d经最佳药物治疗仍存在心力衰竭（NYHA Ⅱ～Ⅲ级且LVEF≤35%）且预期寿命1年以上或STEMI 40d后，虽经最佳药物治疗后仍存在轻度心力衰竭症状（NYHA Ⅰ级），LVEF≤30%，且预期寿命1年以上者，推荐对猝死进行一级预防。新提出的"1.5级预防"是在一级预防的基础上，结合非持续性室性心动过速、频发室性期前收缩（＞10次/h）、晕厥或先兆晕厥和LVEF＜25%这四项指标，对SCD高危人群进行更精准的危险分层。

早期对国内31家医院2年间置入ICD的患者适应证分析显示，其中85.2%的患者符合2002年ACC/AHA/NASPE指南的ICD置入二级预防Ⅰ类适应证，仅10.6%符合一级预防Ⅱa类适应证[53]。国内ICD置入明显不足，有研究显示，497例符合ICD置入Ⅰ类适应证的患者中，只有22.5%的患者置入ICD，随访（11±3）个月发现ICD治疗组死亡率明显低于非手术组[54]（图4-4-6）。根据国家卫健委网上注册系统的资料统计，2017年共置入4092例［CRT-D在"心脏再同步治疗（CRT）"部分进行分析，仅为ICD数据］，近年来ICD置入量呈持续增长趋势（图4-4-7）。2018年置入ICD单腔和双腔的比例与2017年比较变化不大，单腔ICD占38.7%，双腔ICD占61.3%；ICD用于二级预防占52.4%，一级预防占47.6%。在适应证方面，2013～2015年国内20家中心440例ICD置入患者研究结果显示[55]，符合Ⅰ类适应证者约占75%，说明国内对于ICD适应证的把握程度较适中；在ICD置入途径方面，96.3%选择左侧锁骨下静脉途径；ICD置入存在明显的南北方差异（图4-4-8），南方患者一级预防比例明显高于北方（58.9% vs 41.1%）。置入ICD一级预防获益可能有限，国内尚需相关研究为临床ICD置入适应证的把握提供依据。

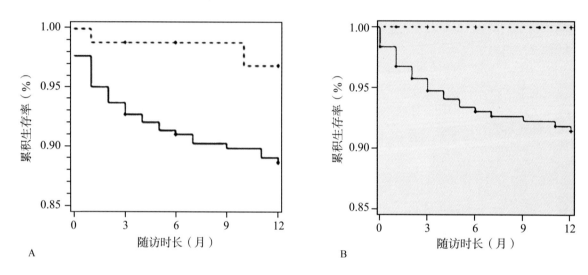

图4-4-6　K-M曲线ICD治疗组（虚线）和非手术组（实线）
全因死亡（A）和猝死发生率（B）

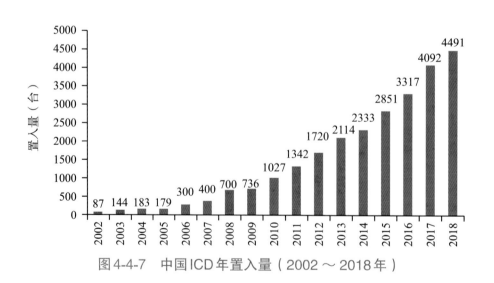

图4-4-7　中国ICD年置入量（2002～2018年）

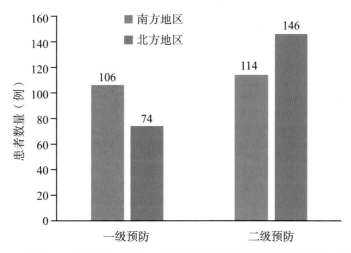

图 4-4-8　2013 ～ 2015 年中国一级预防和二级预防的 ICD 置入地区分布

4.4.5　遗传性心律失常

4.4.5.1　长 QT 综合征

超过 15 个基因突变与遗传性长 QT 综合征（LQTS）相关。在中国有 10 家医院 230 例 LQTS 患者中，LQT1 型（KCNQ1 突变，占 37%）、LQT2 型（KCNH2 突变，占 48%）和 LQT3 型（SCN5A 突变，占 2%）是其主要亚型，占 LQTS 的 81%[56]。中国离子通道病注册中心及国际项目协作小组研究显示，先证者平均发病年龄（17.3±14.2）岁，在 20 岁以前发病的占 60%，男性占 24%，女性占 76%，女性居多[57]。其中儿童 LQTS 恶性度高，临床表型多呈现为复杂心律失常，致病或可能致病的突变基因检出率为 71%[58]。香港地区回顾 59 例 LQTS 患者发现，平均发病年龄为 8.2 岁，男性占 56%，8.5% 合并先天性心脏病，1 年、5 年和 10 年的心脏事件发生率分别为 93.0%、80.7% 和 72.6%。在中国西南地区，33.7% 的不明原因猝死的患者携带 LQTS 相关突变基因（KCNQ1 和 KCNH2）[59]。

4.4.5.2　短 QT 综合征

短 QT 综合征（SQTS）是临床不常见的遗传性离子通道病，容易诱发心房颤动、室性心动过速和心脏性猝死，已报道 5 个相关致病基因。一项中国家系研究显示，14 例家系成员中有 4 例确诊为 SQTS，4 例早年发生心脏性猝死[60]。

4.4.5.3　Brugada 综合征

Brugada 综合征是一种获得性或遗传性的离子通道病，其特征是心前区导联 ST 段持续抬高（V$_{1～3}$），右束支传导阻滞，易发生室性心律失常和心脏性猝死。Brugada 综合征与至少 12 个离子通道相关基因的突变有关。国内有研究对 1998 年 1 月至 2008 年 12 月期刊报道的 Brugada 综合征患者的区域分布、临床特征与治疗情况进行分析，收集 Brugada 综合征患者 376 例，男性占 95.74%，主要分布于沿海与经济较发达地区，近 60% 患者晕厥发生时心电图或监护记录到室性心动过速或心室颤动，近 50% 患者经历过心肺复苏，院外猝死占 10.64%，ICD 置入率较低（12.5%）[61]。另一项收集 1998 年 1 月至 2013 年 6 月国内期刊发表的 182 例 Brugada 综合征患者资料分析显示，该病中青年为主，男性居多，晕厥为其最主要的临床表现，药物激发试验及心电生理检查阳性率高，治疗现状不规范，ICD 置入率低，猝死率高[62]。

不同地区 Brugada 样心电图改变的比例和其他特征见表 4-4-1。台湾地区 55 岁以上人群中 3.32% 有

Brugada样心电图改变，4年随访发现该心电图改变并不影响全因死亡和心脏性死亡[63]。香港地区50例Brugada综合征患者中，16%曾发生心脏性猝死而获救生还，有心脏性猝死或晕厥病史者预后较差[64]。

表4-4-1 不同地区Brugada样心电图改变的比例和其他特征

地区	人员和筛查例数	表现为Brugada样心电图的比例	其他特征
南京市[65]	健康体检的公务员（$N = 1069$）	0.75%	男性（100%），2型（50%），3型（50%）
广东省[66]	住院的非心脏病患者（$N = 23\,082$）	0.13%	男性（97%）
台湾省[63]	55岁以上人群队列（$N = 5214$）	3.32%	1型（0.077%）
香港地区[64]	7所公立医院50例Brugada综合征确诊患者	—	女性（94%），$SCN5A$突变（14%）

4.4.5.4 儿茶酚胺敏感性多形性室性心动过速

儿茶酚胺敏感性多形性室性心动过速（CPVT）是一种由肾上腺素诱导的室性心律失常伴晕厥和猝死为特征的家族性疾病，典型的心律失常为运动或儿茶酚胺诱发（如情绪或异丙肾上腺素等药物）的双向性室性心动过速。相关致病基因包括最为常见的$RYR2$（CPVT1）基因突变，较少见的$CASQ2$（CPVT2）基因突变，也有携带$KCNJ2$（CPVT3）、$TRDN$、$ANK2$和$CALM1$等基因突变。国内有研究纳入12例CPVT患者，平均发病年龄（8.4 ± 3.2）岁，2/3为男性，$RYR2$突变占75%，平均随访（0.92 ± 0.80）年后1例患者死亡[67]。

4.4.5.5 早期复极综合征

早期复极综合征是指以下壁或侧壁心电图导联记录到早复极波形，可有心搏骤停或室速/室颤发作为特征的综合征。国内研究对20～50岁职工健康普查早复极检出率为2.73%～3.99%，男性多见，中等以上劳动强度者出现比例较高[68]。早复极在13 405例高中或大学生的心电图筛查中检出率为1%，男性多见，发生部位以下壁导联最常见，其次是下壁合并侧壁导联，形态主要为顿挫型和切迹型。随访12～36个月，无1例发生心脏性猝死等心血管事件，仅1例有黑矇，但未发现心律失常[69]。对北京体育大学竞技体育类专业的1215名大学生运动员心电图进行分析发现，早复极检出率为35.9%，男性多见，部位以下壁导联最为多见，形态以顿挫型最多[70]。

4.4.6 心室起搏治疗心力衰竭

1999年中国开始使用双心室起搏治疗心力衰竭，2002～2007年，CRT置入量每年平均增长30%以上。根据国家卫健委网上注册资料（部队医院除外）统计，2018年较2017年和2016年分别增长7.1%和24.5%（图4-4-9）。因符合CRT-P适应证的患者同时符合CRT-D适应证，CRT-D的置入比例在逐年增长。2013～2015年22家中心纳入454例CRT-P/D的研究结果显示[71]，52.2%患者选择CRT-D。2017年接受CRT治疗的病例中CRT-D的比例进一步增长（占61%）。年置入40例以上的医院CRT-D置入比例更高，而GDP水平较低地区CRT-D的置入比例更低。

CRT的家庭远程监测功能也越来越受到重视，多中心研究总结分析了全国30家医院置入的具有家庭监测功能的CRT患者73例，随访6个月发现92.7%的患者可见异常报警事件，包括85%的疾病相关事件（房性心律失常事件、室性心律失常事件、CRT双心室起搏频率过低等）和15%的起搏系统相关事件（导线阻抗异常、感知功能异常）。家庭监测发现异常事件的时间均早于3个月和6个月门诊随访时发现相应事

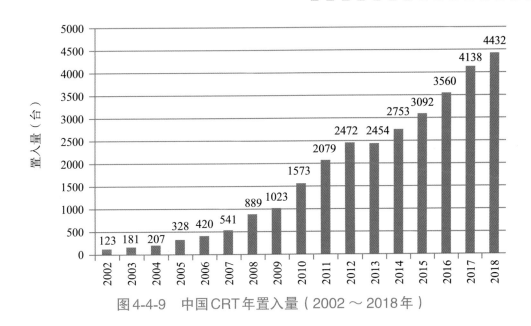

图4-4-9　中国CRT年置入量（2002～2018年）

件的时间，且6个月时发生的疾病相关事件数明显低于3个月，提示对于心力衰竭置入CRT的患者，远程家庭监测安全可靠，可给患者带来临床长远益处[72]。CRT适应证仍然以非缺血性心肌病为主，完全性左束支阻滞的心力衰竭患者占76.3%，高BMI患者能从CRT治疗中获益更多[73]。国内研究初步证实希氏束起搏和左束支起搏对于心功能不全患者具有较好的治疗效果[74,75]，长期效果尚待大样本研究进一步证实。

4.4.7　心律失常领域新技术

无导线起搏器较传统经静脉心脏起搏器可减少导线和囊袋相关并发症。2015年2月10日，阜外医院心律失常中心完成国内首例无导线起搏器置入[76]，开启了中国无导线起搏器治疗缓慢性心律失常的新时代。对5例置入无导线起搏器患者的3年随访结果显示，无导线起搏在中国患者中的应用安全有效[77]。心脏收缩力调节器（CCM）主要用于窄QRS（＜120ms）的慢性心力衰竭患者。阜外医院于2014年12月30日在中国大陆首次成功置入CCM[78]。截至2016年5月，全国已有5个中心共置入8台CCM设备，6个月随访结果显示，CCM安全性可靠，患者NYHA心功能分级、6min步行试验及明尼苏达生活评分等均明显改善[79]。阜外医院于2014年12月23日在中国大陆首次成功置入皮下置入式心律转复除颤器（S-ICD）[80]。截至2017年12月全国共置入27例S-ICD，主要用于有ICD置入指征但无合适静脉通路或者有高感染风险，同时无心动过缓起搏或者终止VT起搏或者置入CRT指征的患者。

参 考 文 献

［1］陈若菡，陈柯萍，华伟，等. 心脏起搏器临床应用现状（20家医院注册研究）［J］. 中华心律失常学杂志，2017，21（1）：22-25.

［2］戴研，杨杰孚，周玉杰，等. 家庭监测系统在双腔起搏器植入患者中的多中心注册研［J］. 中国循环杂志，2013，28（1）：29-32.

［3］CHEN K P，DAI Y，HUA W，et al. Reduction of atrial fibrillation in remotely monitored pacemaker patients：results from a Chinese multicentre registry［J］. Chinese medical journal，2013，126（22）：4216-4221.

［4］CHEN K，LI Y，DAI Y，et al. Comparison of electrocardiogram characteristics and pacing parameters between left bundle branch pacing and right ventricular pacing in patients receiving pacemaker therapy［J］. Europace，2019，21：673-680.

［5］LI X，LI H，MA W，et al. Permanent left bundle branch area pacing for atrioventricular block：feasibility，safety，and acute effect［J］. Heart rhythm，2019，16：1766-1773.

［6］孙奇，马坚，姚焰，等. 年龄和性别对阵发性室上性心动过速患者电生理机制的预测价值［J］. 中华心律失常学杂志，2017，21（1）：37-40.

［7］李小梅，戈海延，刘雪芹，等．儿童室上性心动过速临床特征及治疗多中心研究［J］．中华儿科杂志，2018，56（1）：13-18．DOI：10.3760/cma.j.issn.0578-1310.2018.01.005．

［8］CHEN C，TAM T K，SUN S，et al．A multicenter randomized controlled trial of a modified Valsalva maneuver for cardioversion of supraventricular tachycardias［J］．American journal of emergency medicine，2019 Aug 1．Doi：10.1016/j.ajem.2019.158371．

［9］陈晓杰，陈英伟，董建增，等．三维标测系统在儿童阵发性室上性心动过速射频消融中的应用［J］．中华心血管病杂志，2018，46（8）：617-621．

［10］JIANG H，LI X．Cryoablation of the right anteroseptal or midseptal accessory pathways in children：A 2-year single-center experience［J］．Pacing clinical electrophysiology，2018，41（9）：1123-1128．

［11］LI Y，WU Y F，CHEN K P，et al．Prevalence of atrial fibrillation in China and its risk factors［J］．Biomedical and environmental sciences，2013，26（9）：709-716．

［12］LI L H，SHENG C S，HU B C，et al．The prevalence，incidence，management and risks of atrial fibrillation in an elderly Chinese population：a prospective study［J］．BMC cardiovascular disorders，2015，15：31．

［13］WANG Z，CHEN Z，WANG X，et al．The disease burden of atrial fibrillation in china from a national cross-sectional survey［J］．American journal of cardiology，2018，122（5）：793-798．

［14］SUN G Z，GUO L，WANG X Z，et al．Prevalence of atrial fibrillation and its risk factors in rural China：a cross-sectional study［J］．International journal of cardiology，2015，182：13-17．

［15］ZHANG H，YANG Y，ZHU J，et al．Baseline characteristics and management of patients with atrial fibrillation/flutter in the emergency department：results of a prospective，multicentre registry in China［J］．Internal medicine journal，2014，44（8）：742 -748．

［16］YANG Y M，SHAO X H，ZHU J，et al．Risk factors and incidence of stroke and MACE in Chinese atrial fibrillation patients presenting to emergency departments：a national wide database analysis［J］．International journal of cardiology，2014，173（2）：242-247．

［17］SHAO X H，YANG Y M，ZHU J，et al．Comparison of the clinical features and outcomes in two age-groups of elderly patients with atrial fibrillation［J］．Clinical interventions in aging，2014，9：1335-1342．

［18］ZHOU Z，HU D．An epidemiological study on the prevalence of atrial fibrillation in the Chinese population of mainland China［J］．Journal of epidemiology，2008，18（5）：209-216．

［19］HU D Y，SUN Y H，ZHOU Z Q，et al．Risk factors for stroke in Chinese with non valvular atrial fibrillation：a case-control study［J］．Chin J Intern Med，2003，42：157-161．

［20］WU L，LIANG E，FAN S，et al．Relation of left atrial appendage morphology determined by computed tomography to prior stroke or to increased risk of stroke in patients with atrial fibrillation［J］．American journal of cardiology，2019，123（8）：1283-1286．

［21］YAO Y，SHANG M S，GAO L J，et al．Elevated homocysteine increases the risk of left atrial/left atrial appendage thrombus in non-valvular atrial fibrillation with low CHA2DS2-VASc score［J］．Europace，2018，20（7）：1093-1098．

［22］CHANG S S，DONG J Z，MA C S，et al．Current status and time trends of oral anticoagulation use among Chinese patients with nonvalvular atrial fibrillation：the Chinese atrial fibrillation registry study［J］．Stroke，2016，47（7）：1803-1810．

［23］GUO J，GUAN T，FAN S，et al．Underuse of oral anticoagulants in patients with ischemic stroke and atrial fibrillation in China［J］．American journal of cardiology，2018，122（12）：2055-2061．

［24］ZHANG W，XIONG Y，YU L，et al．Meta-analysis of Stroke and Bleeding Risk in Patients with Various Atrial Fibrillation Patterns Receiving Oral Anticoagulants［J］．American journal of cardiology，2019，123（6）：922-928．

［25］LOU B，LIANG X，WU Y，et al．Meta-Analysis Comparing Dual Versus Single Antiplatelet Therapy in Combination With Antithrombotic Therapy in Patients With Atrial Fibrillation Who Underwent Percutaneous Coronary Intervention With Stent Implantation［J］．American journal of cardiology，2018；122（4）：604-611．

［26］潘文麒，胡文瑛，林长坚，等．达比加群酯在心房颤动消融围术期的应用［J］．中华心律失常学杂志，2015，19（2）：104-107．

［27］王璇，王祖禄，杨桂棠，等．达比加群酯用于心房颤动射频导管消融术后抗凝治疗有效性及安全性研究［J］．中华心律失常学杂志，2015，19（2）：99-103．

［28］吕程，何燕，许键，等．利伐沙班与华法林对心房颤动伴左心房血栓形成患者的疗效观察［J］．中国循环杂志，2016，31（11）：1098-1101．

［29］姚焰，吴灵敏，侯炳波，等．经皮左心耳封堵术在心房颤动脑卒中高危患者应用初步经验三例［J］．中华心律失常学杂志，2013，17（2）：154-155.

［30］黄从新，张澍，黄德嘉，等．心房颤动：目前的认识和治疗建议-2015［J］．中国心脏起搏与心电生理杂志，2015，29（5）：377-434.

［31］黄从新，张澍，马长生，等．中国经导管消融治疗心房颤动注册研究-2008［J］．中华心律失常学杂志，2011，15（4）：247-251.

［32］LIU Y，ZHAN X，XUE Y，et al．Incidence and outcomes of cerebrovascular events complicating catheter ablation for atrial fibrillation［J］．Europace，2016，18（9）：1357-1365.

［33］林亚洲，陈林，连亮华，等．一代冷冻球囊消融治疗心房颤动的单中心一年随访结果［J］．中华心律失常学杂志，2017，21（1）：58-62.

［34］CHENG X，HU Q，GAO L，et al．Sex-related differences in catheter ablation of atrial fibrillation：a systematic review and meta-analysis［J］．Europace，2019，21（10）：1509-1518.

［35］DU X，CHU H，HE B，et al．Optimal combination strategy of left atrial appendage closure plus catheter ablation in a single procedure in patients with nonvalvular atrial fibrillation［J］．Journal of cardiovascular electrophysiology，2018，29（8）：1089-1095.

［36］CHEN H，FINK T，ZHAN X，et al．Inadvertent transseptal puncture into the aortic root：the narrow edge between luck and catastrophe in interventional cardiology［J］．Europace，2019，21（7）：1106-1115.

［37］ZHAI Z，TANG M，ZHANG S，et al．Transoesophageal echocardiography prior to catheter ablation could be avoided in atrial fibrillation patients with a low risk of stroke and without filling defects in the late-phase MDCT scan：A retrospective analysis of 783 patients［J］．European radiology，2018，28（5）：1835-1843.

［38］WEI H Q，GUO X G，ZHOU G B，et al．Predictors of hemoptysis in the setting of pulmonary vein isolation using the second-generation cryoballoon［J］．Journal of cardiovascular electrophysiology，2018，29（7）：958-965.

［39］YANG J D，SUN Q，GUO X G，et al．Right atrial dual-loop reentrant tachycardia after cardiac surgery：Prevalence，electrophysiological characteristics，and ablation outcomes［J］．Heart rhythm，2018，15（8）：1148-1157.

［40］YU J，CHEN K，YANG B，et al．Peri-mitral atrial flutter：personalized ablation strategy based on arrhythmogenic substrate［J］．Europace，2018，20（5）：835-842.

［41］中华医学会心电生理和起搏分会，中国医师协会心律学专业委员会．室性心律失常中国专家共识［J］．中华心律失常学杂志，2016，20（4）：279-326.

［42］WANG S，CUI H，SONG C，et al．Obstructive sleep apnea is associated with nonsustained ventricular tachycardia in patients with hypertrophic obstructive cardiomyopathy［J］．Heart rhythm，2019，16（5）：694-701.

［43］WANG Y，LIANG Z，WU S，et al．Idiopathic ventricular arrhythmias originating from the right coronary sinus：Prevalence，electrocardiographic and electrophysiological characteristics，and catheter ablation［J］．Heart rhythm，2018，15（1）：81-89.

［44］ZHANG J，TANG C，ZHANG Y，et al．Pulmonary sinus cusp mapping and ablation：A new concept and approach for idiopathic right ventricular outflow tract arrhythmias［J］．Heart rhythm，2018，15（1）：38-45.

［45］DONG X，TANG M，SUN Q，et al．Usefulness of reversed U-curve technique to EnhanceMapping and ablation efficiency in the treatment of pulmonary sinus cusp-derived ventricular arrhythmias［J］．American journal of cardiology，2018，122（5）：814-820.

［46］GUO X G，LIU X，ZHOU G B，et al．Clinical，electrocardiographic，and electrophysiological characteristics of left upper septal fascicular ventricular tachycardia［J］．Europace，2018，20（4）：673-681.

［47］ZHANG J，TANG C，ZHANG Y，et al．Catheter ablation of premature ventricular complexes arising from the left fascicular system［J］．Heart rhythm，2019，16（4）：527-535.

［48］HUA W，ZHANG L F，WU Y F，et al．Incidence of sudden cardiac death in China：analysis of 4 regional populations［J］．Journal of the American college of cardiology，2009，54：1110-1118.

［49］ZHANG S．Sudden cardiac death in China［J］．Pacing clinical electrophysiology，2009，32：1159-1162.

［50］FAN X，HUA W，XU Y，et al．Incidence and predictors of sudden cardiac death in patients with reduced left ventricular ejection fraction after myocardial infarction in an era of revascularization［J］．Heart，2014，100（16）：1242-1249.

［51］ZHAO S，CHEN K，SU Y，et al．High incidence of ventricular arrhythmias in patients with left ventricular enlargement and moderate left ventricular dysfunction［J］．Clinical cardiology，2016，39（12）：703-708.

［52］中华医学会心血管病学分会，中华心血管病杂志编辑委员会．急性ST段抬高型心肌梗死诊断和治疗指南［J］．中华

心血管病杂志，2015，43（5）：380-393.

[53] 华伟，张澍，牛红霞，等. 植入型心律转复除颤器在心脏性猝死一级和二级预防中的应用—全国31家医院植入型心律转复除颤器植入适应证分析［J］. 中华心律失常学杂志，2010，14：9-11.

[54] HUA W，NIU H，FAN X，et al. Preventive effectiveness of implantable cardioverter defibrillator in reducing sudden cardiac death in the Chinese population：a multicenter trial of ICD therapy versus non-ICD therapy［J］. Journal of cardiovascular electrophysiology，2012，23（s1）：s5-s9.

[55] 戴研，陈柯萍，华伟，等. 植入型心律转复除颤器临床应用现状（20家医院注册研究）［J］. 中华心律失常学杂志，2017，21（1）：26-30.

[56] GAO Y，LIU W，LI C，et al. Common Genotypes of Long QT Syndrome in China and the Role of ECG Prediction［J］. Cardiology，2016，133（2）：73-78.

[57] 李翠兰，张莉，胡大一，等. 85例中国人长QT综合征先证者的临床特征及有关基因突变研究现状［J］. 中华心律失常学杂志，2004，8（6）：328-334.

[58] 戈海延，李小梅，江河，等. 儿童先天性长QT综合征58例临床特征及治疗分析［J］. 中华儿科杂志，2019，57（4）：272-276.

[59] JIA P L，WANG Y B，FU H，et al. Postmortem analysis of 4 mutation hotspots of KCNQ1，KCNH2，and SCN5A genes in sudden unexplained death in southwest of China［J］. American journal of forensic medicine and pathology，2018，39（3）：218-222.

[60] 刘刚，郭继鸿，张萍，等. 短QT综合征一家系的临床研究［J］. 中华心血管病杂志，2009，37（3）：248-252.

[61] 张凤祥，陈明龙，杨兵，等. Brugada综合征在中国大陆发病与临床特征的文献统计分析［J］. 中国心脏起搏与心电生理杂志，2010，24（2）：122-124.

[62] 孟娟，雷娟，方昶，等. 国人Brugada综合征的临床分析［J］. 中国心脏起搏与心电生理杂志，2015，29（2）：121-127.

[63] JUANG J M，CHEN C Y，CHEN Y H，et al. Prevalence and prognosis of Brugada electrocardiogram patterns in an elderly Han Chinese population：a nation-wide community-based study（HALST cohort）［J］. Europace，2015，17（Suppl 2）：i54-i62.

[64] MOK N S，PRIORI S G，NAPOLITANO C，et al. Clinical profile and genetic basis of Brugada syndrome in the Chinese population［J］. Hong Kong medical journal，2004，10（1）：32-37.

[65] 杨兵，曹克将，单其俊，等. 1 065例健康汉族人Brugada心电图征发生率的初步调查［J］. 中华心律失常学杂志，2005，9（3）：214-217.

[66] 陈哲明，孟素荣，彭健，等. 非心脏病住院患者Brugada心电图征发生率的初步调查［J］. 中华心血管病杂志，2004，32（1）：20-22.

[67] JIANG H，LI X M，GE H Y，et al. Investigation of catecholaminergic polymorphic ventricular tachycardia children in China：clinical characteristics，delay to diagnosis，and misdiagnosis［J］. Chinese medical journal（English），2018，131（23）：2864-2865.

[68] 王小嘉，路宏，刘艳芳，等. 早期复极综合征流行病学普查研究［J］. 中华心血管病杂志，2007，35（8）：765-767.

[69] 刘文玲，周玉安，周广华，等. 中国部分区域青少年早复极的检出率及随访［J］. 中国心脏起搏与心电生理杂志，2012，26（6）：498-500.

[70] 曹晓娜，李瑜，王艳，等. 中国部分大学生运动员早复极发生率及相关导联和形态分析［J］. 中国心脏起搏与心电生理杂志，2015，29（2）：102-105.

[71] 樊晓寒，陈柯萍，严激，等. 选择心脏再同步治疗起搏器或除颤器的影响因素分析［J］. 中华心律失常学杂志，2017，21（1）：31-36.

[72] 陈柯萍，华伟，戴研，等. 家庭监测系统在心脏再同步治疗患者中的多中心注册研究［J］. 中华心律失常学杂志，2013，17（1）：46-49.

[73] CAI C，HUA W，DING L G，et al. Association of body mass index with cardiac reverse remodeling and long-term outcome in advanced heart failure patients with cardiac resynchronization therapy［J］. Circulation journal，2014，78（12）：2899-2907.

[74] 王娜，梁延春，于海波，等. 希氏束起搏在需要高比例心室起搏的窄QRS波群患者中应用探讨［J］. 中国心脏起搏与心电生理杂志，2017（31）：401-407.

[75] ZHANG W，HUANG J，LI R，et al. Cardiac resynchronization therapy by left bundle branch area pacing in patients with heart failure and left bundle branch block［J］. Heart rhythm，2019，16（12）：1783-1790.

［76］陈柯萍，戴研，郑晓琳，等. 经导管无导线起搏植入一例［J］. 中华心律失常学杂志，2015，19（2）：145-146.

［77］李玉秋，陈柯萍，戴研，等. 无导线起搏器在真实世界中的临床应用：3年随访结果分析［J］. 中华心律失常学杂志，2019，23（2）：120-123.

［78］华伟，樊晓寒，王靖，等. 植入心肌收缩力调节器治疗慢性心力衰竭一例［J］. 中华心律失常学杂志，2015（1）：65-66.

［79］HUA W，FAN X，SU Y，et al. The efficacy and safety of cardiac contractility modulation in patients with nonischemic cardiomyopathy：Chinese experience［J］. International journal of heart rhythm，2017，2：29-33.

［80］华伟，丁立刚，郑黎辉，等. 全皮下植入型心律转复除颤器的临床应用一例［J］. 中华心律失常学杂志，2014，18（6）：469-470.

4.5　瓣膜性心脏病

瓣膜性心脏病（VHD）包括主动脉瓣、二尖瓣、三尖瓣的各种疾病，本节主要对中国瓣膜性心脏病的流行状况、危险因素和治疗情况进行阐述。

4.5.1　流行状况

2016年对全国30个省、市、自治区的8929例老年瓣膜性心脏病患者的调查显示，我国老年人最常见的瓣膜病类型为联合瓣膜病（33.6%），其次分别为单纯二尖瓣反流（26.9%）、单纯主动脉瓣反流（10.6%）、单纯主动脉瓣狭窄（5.1%）、单纯二尖瓣狭窄（3.1%）、混合型单纯主动脉瓣病变（2.3%）和混合型单纯二尖瓣病变（1.3%），单纯右心瓣膜病为17.1%。退行性变是联合瓣膜病（31.1%）、单纯主动脉瓣狭窄（65.6%）、单纯主动脉瓣反流（56.7%）和单纯二尖瓣反流（29.7%）的第一位病因，风湿性疾病仍是二尖瓣狭窄的主要病因（83.6%）。吸烟、高血压、高脂血症和糖尿病为老年患者VHD的4种常见危险因素。不同区域危险因素比较见图4-5-1，差异有统计学意义。

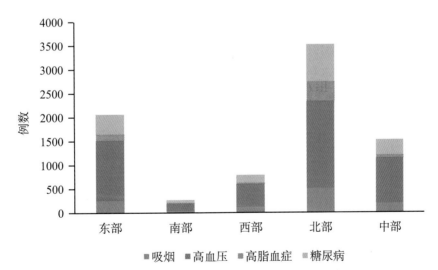

图4-5-1　瓣膜性心脏病4种常见危险因素在中国不同地域的分布情况

中国老年VHD住院患者注册登记研究（China-DVD）对2728例年龄＞60岁且病因为退行性变的中重度瓣膜病患者进行了分析，男女比为1.26∶1，平均年龄（72.19±7.75）岁。其中1359例（49.81%）二尖瓣关闭不全，989例（36.25%）三尖瓣关闭不全，934例（34.24%）主动脉瓣关闭不全；1581例（57.95%）合并高血压病；1841例（67.49%）临床表现为心功能不全；瓣膜性心脏病D期（有症状重度病变期）的患者最多见（1243例，占45.56%）[2]。

4.5.2 预测风险

4.5.2.1 接受瓣膜手术患者的风险

一项多中心研究探讨了中国VHD手术患者的风险评分问题。该研究在4493例单纯瓣膜手术患者中，对美国胸科医师协会（STS）心脏手术风险评分的预测效果进行了验证，结果发现，STS心脏手术评分对术后脑卒中、肾衰竭、呼吸机延迟撤机、住院时间延长等术后并发症具有良好的预测能力，上述四项并发症的ROC曲线下面积分别为0.714、0.724、0.727和0.713[3]。

4.5.2.2 影响老年二尖瓣反流患者治疗方式选择的相关因素

一项单中心研究探讨了中国老年二尖瓣反流患者的临床特点。该研究纳入2014～2015年在阜外医院接受治疗的二尖瓣反流患者1741例，其中年龄≥60岁者680例，年龄＜60岁者1061例。在≥60岁的老年患者中，原发性二尖瓣反流病因以退行性病变为主（41.18%），其次为风湿性病变（20.29%）、先天性心脏病（3.38%）和感染性心内膜炎（1.62%）；继发性二尖瓣反流以缺血性病变为主（18.24%），其次为心肌病（13.53%）[4]。

在该研究中，老年二尖瓣反流患者合并高血压、糖尿病、高脂血症的比例显著高于年轻患者（＜60岁）。45.29%的老年患者未进行瓣膜手术治疗，高龄、LVEF降低、瓣膜反流程度较低、高危EuroSCORE Ⅱ评分和糖尿病是患者未能进行手术的相关因素[4]。

4.5.3 治疗现状

4.5.3.1 瓣膜手术

（1）瓣膜手术量

中国生物医学工程学会体外循环学组统计，全国每年瓣膜手术8万例左右。中国心外科注册登记（CCSR）每年涵盖1万多例。CCSR结果显示，2014～2018年中国VHD手术量总体呈下降趋势，其中2014～2017年下降幅度为23.62%，2018年较2017年略有回升（图4-5-2）。

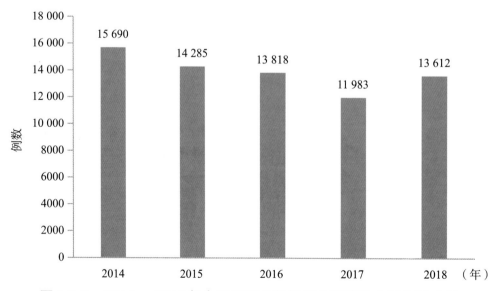

图4-5-2　2014～2018年中国CCSR数据平台瓣膜性心脏病手术量

2018年，接受瓣膜手术患者的男女比例为1.18：1，年龄段以50～60岁、60～70岁为主，分别占总体人数的30.91%和30.82%（图4-5-3）；2018年，主动脉瓣疾病和二尖瓣疾病病因仍以风湿性心脏病为主，分别为38.81%和55.90%。

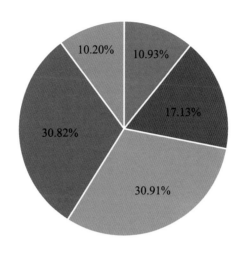

■ <40岁　■ 40～50岁　■ 50～60岁　■ 60～70岁　■ ≥70岁

图4-5-3　2018年CCSR数据平台接受瓣膜性心脏病手术患者年龄占比

（2）术后并发症

CCSR数据显示，2014～2018年，瓣膜病患者术后死亡率呈现增长趋势，从2014年的1.71%增至2016年的2.32%，2016～2018年术后死亡率基本持平。术后脑卒中发生率同样呈现增长趋势，从2014年的0.22%增至2018年的0.35%。ICU停留时间略有增长，从2014年的平均66.05h增加到2018年77.00h。平均住院时间处于波动状态，最长住院时间出现在2016年，为25.55d，最短住院时间出现在2017年，为23.78d（图4-5-4）。

4.5.3.2　经导管瓣膜治疗

在亚洲，中国经导管主动脉瓣置入术/置换术（TAVI/TAVI）起步较晚，目前能开展这项技术的中心仍然较少；但是与其他能开展经导管瓣膜手术的亚洲国家相比，中国和日本政府对于器材的审核、上市程序较为完备和规范。2017年经股动脉途径TAVI瓣膜Venus A和经心尖途径TAVI瓣膜J Valve上市，2019年中国国产的第三个TAVI瓣膜Vita Flow瓣膜正式上市。此外，还有爱德华Sapien瓣膜和国产Taurus One瓣膜已经完成临床上市前的多中心研究，有望随后正式上市[5]。

（1）经导管主动脉瓣置换术

目前，中国在TAVI方面开展的临床工作和使用的产品较多，2019年全国心脏内外科医师共完成2000例左右[5]。值得指出的是，尽管TAVI技术在亚洲国家开展很多，但仅中国和日本按照本国法律法规对上市产品进行了规范的审核。其中，Venus-A Valve系统是目前中国最常用的设备，也是最早经中国食品药品监督管理总局批准上市的产品。批准上市的依据是一项纳入101例患者的观察性临床研究：采用Venus-A Valve系统进行TAVI，成功率为84.2%；术后30d、2年全因死亡分别为5.3%和10.8%；30d心肌梗死、脑卒中、血管源性并发症、起搏器置入发生率分别为2.5%、1.3%、6.2%和18.8%[6]。

一项多中心前瞻性研究针对107例高危主动脉瓣疾病患者［平均年龄（74.4±5.2）岁；平均EuroSCORE（11.2±1.2）］应用J Valve瓣膜系统经心尖导管TAVI手术的近期结果和术后1年疗效进行了评价，结果发现该技术成功率为91.6%，术后1年死亡率5.0%，脑卒中发生率2.0%，置入永久起搏器发生率5.0%。随访期间，98.9%的患者NYHA分级从基线水平的Ⅲ～Ⅳ级提高到Ⅰ～Ⅱ级，生活质量评分显著提高（从0.6±0.2提高到1.0±0.1，$P < 0.001$），该研究表明J Valve瓣膜在高危主动脉瓣患者中的应用安全、

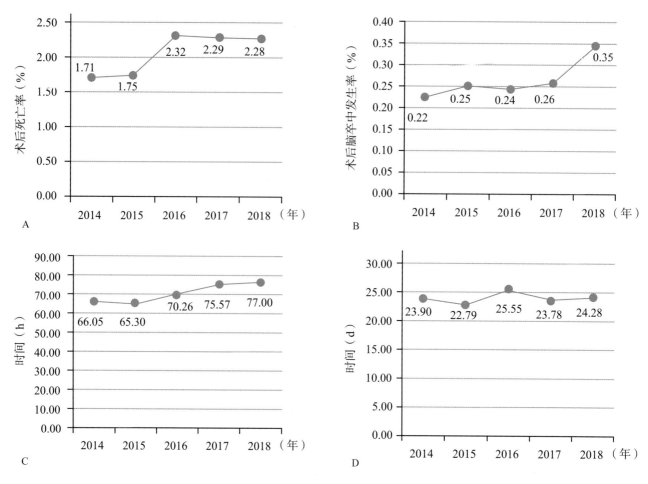

图4-5-4　2014～2018年中国CCSR数据平台瓣膜手术并发症变化趋势

A.术后死亡率（%）；B.术后脑卒中发生率（%）；C.平均ICU停留时间（h）；D.平均住院时间（d）

有效[7]。

　　与此同时，中国自主开发的J Valve瓣膜系统也投入了市场并接受了为期2年的临床评价，其安全性、有效性均得到认可[8]。2014年4月至2015年7月，来自3个医疗中心的43例高危主动脉瓣关闭不全患者接受了国产J-Valve™置入术，除1例患者术中转外科行主动脉瓣置换术之外，其余42例患者均成功置入J-Valve™系统；其中1例患者在围术期死亡，5例患者在术后2年内死亡，2例患者在随访期因瓣膜原因接受主动脉瓣置换术；在存活的36例患者中，跨瓣压差为（9.8±5.8）mmHg。

　　2014年4月至2018年5月国产J-Valve经心尖TAVI治疗高危主动脉瓣反流的多中心临床研究共纳入82例患者，所有患者均使用J-Valve™系统行经心尖途径TAVI。手术中转开胸为体外循环下手术3例，术后1周因瓣周漏、心功能降低开胸1例，瓣膜手术置入成功率为95.1%（78/82），器械成功率为93.9%（77/82）。住院期间因中度瓣周漏合并多器官功能衰竭死亡1例，肺部感染死亡1例。术后82.1%（64/78）患者微量或者没有残余主动脉瓣反流；16.7%（13/78）的患者轻度瓣周漏，7.6%（6/78）的患者因三度房室传导阻滞安置永久起搏器。术后主动脉瓣平均跨瓣压差为（9.5±4.1）mmHg。结果证实了对于单纯主动脉瓣反流的患者J Valve瓣膜可以获得非常良好的临床效果，达到国际领先水平[9]。

　　中国主动脉瓣疾病患者二瓣化比例高、瓣膜钙化严重，因此TAVI术后瓣周漏发生率高。第二代Venus A-Plus瓣可用于主动脉瓣TAVI手术，并且具备可收回、可调整位置的优点，这一新型瓣膜的性能有可能更适合中国患者的实际情况。中国于2018年进行了经导管Venus A-Plus瓣治疗主动脉瓣疾病的尝试，并为1例76岁重度主动脉瓣狭窄女性患者成功置入了Venus A-Plus瓣[10]。

　　（2）经心尖二尖瓣人工腱索置入术和二尖瓣夹合术

2018年10月，国产自主研发的经心尖二尖瓣人工腱索置入Mitral Stitch装置开始临床试验，可以进行心脏跳动下二尖瓣反流的成形，也可以进行双孔成形[11]。该装置利用心尖穿刺技术，在三维食管超声引导下，不用放射性辅助，经过定位在脱垂或者腱索断裂/延长位置置入人工腱索，而且还可以在前叶后叶同时置入人工腱索经过打结形成双孔的成形技术。目前已经在国内多中心开展上市前临床试验。

中国二尖瓣夹合术的临床应用尚处于起步阶段。2012年5月，复旦大学附属中山医院尝试使用MitraClip系统对3例重度二尖瓣反流患者实施股动脉途径经导管二尖瓣成形术[12]，3例患者均未出现并发症。初步经验显示MitraClip系统对经过选择的重度二尖瓣反流患者行经导管二尖瓣成形术的安全性和有效性。2013年10月至2014年6月，浙江大学医学院附属第二医院借助经食管超声心动图，为6名有症状的重度功能性二尖瓣反流患者经导管置入2枚MitraClip，以评估第2枚MitraClip的置入时机和介入治疗的即刻效果[13]。临床实践结果肯定了食管超声在经导管置入2枚MitraClip过程中的重要作用。

（3）生物瓣毁损的介入治疗

对于二次开胸手术高危的主动脉瓣生物瓣膜毁损的患者，TAVI手术提供了一种安全有效的方式，在原有毁损生物瓣内置入介入瓣膜，即"瓣中瓣"技术。国外研究结果表明在高风险的患者中，对生物瓣膜毁损的患者行TAVI手术具有较低的死亡率和并发症发生率，且对术后1年的血流动力学、功能和生活质量的改善有明显效果。可见对于外科换瓣术后生物瓣膜退化的外科高危患者，TAVI"瓣中瓣"也是一种合理的治疗选择。二尖瓣生物瓣毁损也可以在有经验的中心在伦理通过后利用主动脉瓣TAVI瓣膜进行，国外多应用爱德华Sapien瓣膜，经心尖和股静脉途径进行。其中经心尖途径短，定位简单，瓣膜置入同轴性好，效果最佳。2019年国内团队创新性国产J Valve瓣膜完成二尖瓣生物瓣、三尖瓣生物瓣的瓣中瓣技术获得成功，并在多中心进行推广[14]。

4.5.3.3 退行性变和风湿性二尖瓣成形技术的研究和推广

二尖瓣疾病是中国心脏瓣膜疾病最常见的种类，据不完全统计中国至少有250万左右风湿性二尖瓣疾病需要进行手术治疗，既往常规使用二尖瓣置换手术，但是无论机械瓣还是生物瓣均有很大局限性。机械瓣带来的终身抗凝的出血/血栓风险，生物瓣带来的毁损问题均严重影响患者的身心健康。配对研究显示风湿性二尖瓣成形可以保持更完整的左心室结构，因此与风湿性二尖瓣置换相比术后发生左心功能不全的比例更低，而且出血/血栓比例更低[15]。近年来有研究小组进行风湿性二尖瓣成形技术的研究，根据风湿性二尖瓣病变的病理分型，总结并提出了包括交界切开等四步法[16]，对216例风湿性二尖瓣狭窄患者随访3个月至7.1年后发现，二尖瓣成形组心力衰竭发生率明显低于置换组。此技术在国内十余家大型医疗中心进行了推广。

参 考 文 献

[1] 叶蕴青，许海燕，李喆，等. 中国不同区域老年瓣膜性心脏病构成和病因分析 [J]. 中华老年心脑血管病杂志, 2019, 21（7）: 676-682.

[2] 齐喜玲，许海燕，刘庆荣，等. 中国老年退行性心脏瓣膜病住院患者诊疗现状分析 [J]. 中国循环杂志, 2019, 34（8）: 771-776.

[3] WANG C, JIN L, QIAO F, et al. Performance of the Society of Thoracic Surgeons 2008 cardiac risk models for major postoperative complications after heart valve surgery in a Chinese population: a multicenter study [J]. Heart surgery forum, 2018, 21（4）: E281-E285.

[4] ZHUGE R Q, HOU X P, QI X L, et al. Clinical features and treatment options for mitral regurgitation in elderly inpatients [J]. Journal of geriatric cardiology, 2018, 15（6）: 428-433.

[5] GIANNINI F, BALDETTI L, GALLONE G, et al. Transcatheter valve replacement in Asia pacific: current practice and perspectives [J]. Journal of the American college of cardiology, 2018, 72（24）: 3189-3199.

[6] SONG G, JILAIHAWI H, WANG M, et al. Severe symptomatic bicuspid and tricuspid aortic stenosis in China: characteristics and outcomes of transcatheter aortic valve replacement with the Venus-A valve [J]. Structural heart, 2018, 2（1）: 60-68.

［7］TUNG M，WANG X，LI F，et al．A versatile transapical device for aortic valvular disease：One-year outcomes of a multi-center study on the J-Valve system［J］．Journal of cardiology，2018，72（5）：377-384.

［8］刘欢，杨晔，陆云涛，等．经心尖经导管主动脉瓣置换术治疗高危单纯无钙化主动脉瓣关闭不全多中心临床研究2年结果［J］．中华外科杂志，2018，56（12）：910-915.

［9］罗一纯，刘路路，石峻，等．应用J-Valve瓣膜经导管主动脉瓣置换术治疗高危单纯主动脉瓣反流多中心研究早期临床结果［J］．中国胸心血管外科临床杂志，2019，28（8）：737-743.

［10］LIU X B，HE Y X，LIU C H，et al．First-in-man implantation of the retrievable and repositionable VenusA-Plus valve［J］．World journal of emergency medicine，2018，9（1）：64-66.

［11］WANG S，MENG X，LUO Z，et al．Transapical beating-heart mitral valve repair using novel neochord implantation system［J］．Annals of thoracic surgery，2018，165（5）：265-267.

［12］葛均波，周达新，潘文志，等．经导管二尖瓣成形术治疗重度二尖瓣反流的初步经验［J］．中华心血管病杂志，2013，41（2）：99-102.

［13］余蕾，蒲朝霞，刘先宝，等．经食管超声心动图在经导管二尖瓣夹合术中引导两枚MitraClip置入的价值［J］．中华心血管病杂志，2015，43（4）：347-351.

［14］张海波，孟旭，王胜洵，等．经导管二尖瓣生物瓣毁损的瓣中瓣治疗技术［J］．中华胸心血管外科杂志，2019,35(6)：331-333.

［15］LUO T，MENG X，YAN Z，et al．Commissuroplasty as a main operative technique in rheumatic mitral valve repair：surgical experiences and mid-term results［J］．Heart lung and circulation，2019 Jul 2．https：//doi.org/10.1016/j.hlc.2019.05.189. Doi：10.1016/j.hlc.2019.05.189.

［16］JIAO Y，LUO T，ZHANG H，et al．Repair versus replacement of mitral valves in cases of severe rheumatic mitral stenosis：mid-term clinical outcomes［J］．Journal of thoracic disease，2019，11（9）：3951-3961.

4.6 先天性心脏病

先天性心脏病（简称先心病）是中国主要的先天性畸形，在全国多地均位居新生儿出生缺陷的首位。既往调查的先心病检出率结果存在地区差异，多在2.4‰～10.4‰。外科开放手术仍为目前先心病的主要治疗手段，而先心病介入治疗手术例数逐年增加。截至2018年年底，全国24省份已开展先心病产后筛查工作。

4.6.1 流行病学调查

4.6.1.1 先天性心脏病的检出率

目前中国正在逐步开展出生监测，出生缺陷监测系统可以为先心病的研究提供较为可靠的监测数据。表4-6-1是近几年来不同数据来源的先心病的检出率。

表4-6-1 不同数据来源的先天性心脏病的检出率

调查地区	年龄	人数（例）	调查时间（年）	检出率（‰）	数据来源
四川攀枝花[1]	3～14岁	133 017	2015～2017	3.03	先心病筛查
西藏自治区[2]	3～17岁	12 878	2012～2016	4.37～13.35	先心病筛查
新疆南部[3]	5～14岁	39 350	2013～2014	5.16	先心病筛查
浙江余姚[4]	≤7岁	90 638	2016	7.16	监测资料

续表

调查地区	年龄	人数（例）	调查时间（年）	检出率（‰）	数据来源
江苏南京[5]	孕28周至出生后7d围生儿	64 807	2012～2016	4.75	监测资料
湖北武汉[6]	活产新生儿	39 009	2012～2015	10.36	先心病筛查
广东省[7]	孕28周至出生后7d围生儿（包括活产、死胎死产及7d内死亡者）	3 286 009	2015～2016	4.74	监测资料
北京朝阳区[8]	孕13周至出生后7d围生儿	106 370	2013～2015	8.08	监测资料
辽宁省[9]	孕28周至出生后7d围生儿	486 575	2012～2015	2.62	监测资料
云南德宏州[10]	4～12岁	139 178	2017	2.41	先心病筛查
陕西西安市[11]	孕28周至出生后7d围生儿	755 989	2010～2015	2.65	监测资料
河北省[12]	新生儿	14 474	2015～2016	7.60	先心病筛查

4.6.1.2　先天性心脏病的死亡率

《中国卫生健康统计年鉴2018》显示[13]，2017年中国城市居民先天性心脏病死亡率为0.92/10万，农村地区先天性心脏病死亡率高于城市地区。无论是农村地区还是城市地区，男性先天性心脏病死亡率均高于女性（图4-6-1）。

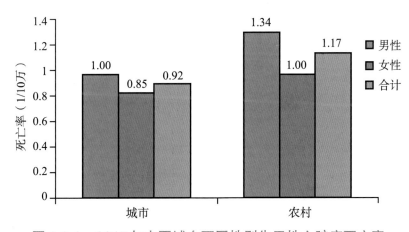

图4-6-1　2017年中国城乡不同性别先天性心脏病死亡率

4.6.2　先天性心脏病的治疗

外科开放手术为目前治疗先心病的主要手段。近年来，先心病介入治疗手术例数逐年增加。

4.6.2.1　开放手术治疗

2018年，全国各大心脏外科中心先心病手术量仍居心血管外科治疗病种中的首位。以国家心血管病中心阜外医院为例，其先天性心脏病手术例数为4434台，而死亡率仅为0.3%（图4-6-2）。先心病手术量居心血管外科治疗病种的首位，占所有心脏及主动脉外科手术量的32.2%（图4-6-3）。其中，复杂先天性心脏病手术比例达到60.3%（图4-6-4）。

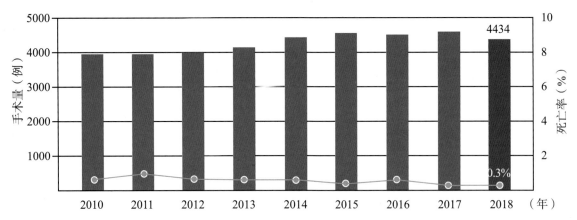

图 4-6-2　2010～2018 年国家心血管病中心先天性心脏病矫治手术数量（柱状图）及死亡率（曲线）

注：数据来源于国家心血管病中心中国医学科学院阜外医院《2018外科年度报告》

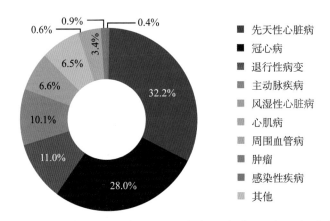

图 4-6-3　2018 年国家心血管病中心先天性心脏病手术在心脏及主动脉手术总量中占比

注：数据来源于国家心血管病中心中国医学科学院阜外医院《2018外科年度报告》

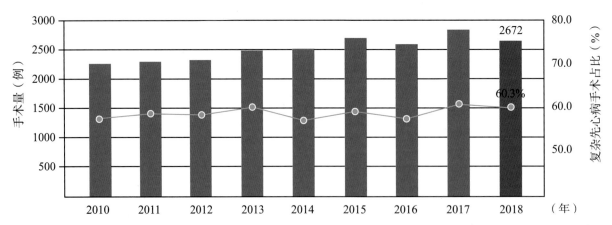

图 4-6-4　2010～2018 年国家心血管病中心复杂先天性心脏病矫治手术量（柱状图）和占比（曲线）

注：数据来源于国家心血管病中心中国医学科学院阜外医院《2018外科年度报告》

4.6.2.2　先天性心脏病介入治疗

综合国家卫健委先天性心脏病介入治疗网络直报系统和军队医院先天性心脏病介入治疗网络直报系统的资料，2018年中国先天性心脏病介入治疗总量为36 705例（图4-6-5）。

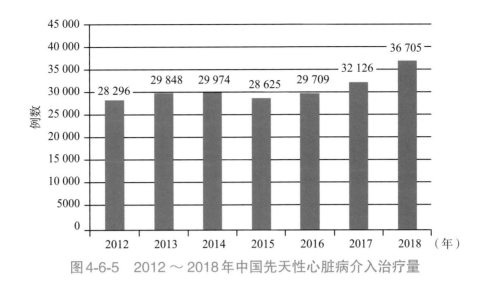

图 4-6-5 2012 ~ 2018 年中国先天性心脏病介入治疗量

其中，地方医院2018年先心病介入治疗量为32 961例，较2017年有所增加；治疗成功率98.4%，严重并发症发生率为0.12%，死亡率为0.01%。2018年我国地方医院先天性心脏病介入治疗例数排名前5位的省市依次为：云南、北京、上海、广东、四川。地方医院先心病介入治疗病种分类情况见图4-6-6。

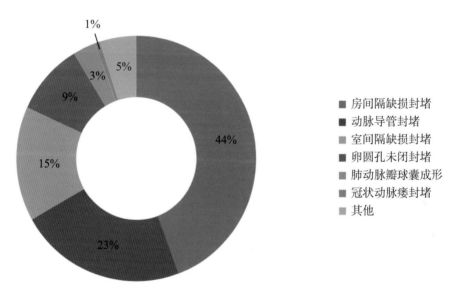

- 房间隔缺损封堵
- 动脉导管封堵
- 室间隔缺损封堵
- 卵圆孔未闭封堵
- 肺动脉瓣球囊成形
- 冠状动脉瘘封堵
- 其他

图 4-6-6 2018 年中国大陆先天性心脏病介入治疗病种分类

4.6.3 治疗费用对先心病预后影响

2018年6月，柳叶刀儿童和青少年健康子刊（*Lancet Child Adolesc Health*）刊发了阜外医院的一项研究，结果显示，如果家庭经济情况较差，中国复杂先心病患儿术后死亡和再住院风险明显升高[14]。研究者发现，低、中和高收入家庭患儿3年生存率分别为88.5%、93.1%和96.3%；3年内无计划外再住院生存率分别为56.3%、68.4%和82.4%。在调整人口学、体重、心脏病诊断类别、手术类型和住院时间等因素后，低收入家庭患儿的全因死亡及计划外住院风险是高收入家庭的2.66倍和4.17倍，中等收入家庭是高收入家庭的1.95倍和2.44倍（图4-6-7）。自2012年起，对于需要先天性心脏病手术治疗的低中收入家庭患儿，国家和各类社会慈善机构实施了财政补助，但术后仍缺乏完善的相应治疗和后续的财政帮助。

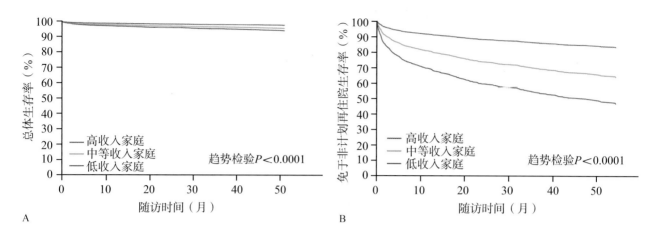

A   B

图4-6-7　不同家庭经济情况先天性心脏病患儿术后死亡率及计划外再住院情况

4.6.4　先天性心脏病公益基金救助项目

2018年，超过万例先天性心脏病患儿获得社会公益基金救助，完成先天性心脏病手术治疗。其中，春苗基金会资助先天性心脏病患儿93人，资助金额220万元；中国青少年发展基金会资助576人；爱佑慈善基金会资助7281人，资助金额1亿2千万元，近3年来爱佑慈善基金会共救助先天性心脏病患儿21 817人，累计金额超过3亿8千6百万元（图4-6-8）。除上述基金会外，中国还有数十家基金会投入到先天性心脏病患儿的慈善救助工作中。

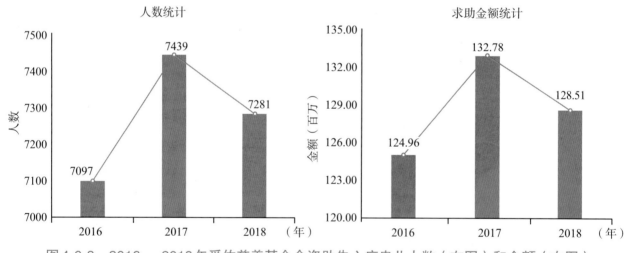

图4-6-8　2016～2018年爱佑慈善基金会资助先心病患儿人数（左图）和金额（右图）

4.6.5　全国新生儿先天性心脏病筛查项目启动

通过筛查可早期发现先天性心脏病，及时采取必要的诊疗措施，降低新生儿和婴幼儿死亡率，并有效改善患儿预后。一项前瞻性多中心研究[15]采用心脏听诊和经皮脉搏血氧饱和度检测双指标法，为出生后6～72h的新生儿进行筛查。研究筛选了122 738例连续新生儿（120 707例无症状和2031例有症状），发现先天性心脏病1071例（157例严重先心病和330例主要先心病）。在无症状新生儿中使用脉搏血氧饱和度加临床听诊的方法，对严重先天性心脏病的诊断敏感度为93.2%，对其他主要先心病的诊断敏感度为90.2%。在临床心脏听诊的基础上加用经皮脉搏血氧饱和度检测可将严重先天性心脏病诊断的敏感度从77.4%提高至93.2%，将严重先天性心脏病检测的假阳性率从2.7%降至0.3%。耗时短且对新生儿无伤害。基于这项研究成果，2018年8月国家卫生健康委员会妇幼司在上海市、河北省等24个省市启动实施新生儿先天性心脏病筛查项目，采用心脏听诊和经皮脉搏血氧饱和度检测双指标法，为出生后6～72h的新生儿进行筛查。

值得指出的是，在中国社会经济迅速发展的背景影响下，现代医学设备与治疗技术均得到了有效更新和升级，尤其超声检查技术与使用水平更是得到了全面提高。近年来，国内多家大型医疗中心利用胎儿心脏超声筛查能够经过多个切面对胎儿的心脏进行全面扫描检测，检查方法更加细致，保证操作简单的同时，具有更高的检查准确性，胎儿心脏超声检查的检出率更高，该技术值得进一步推广应用。

参 考 文 献

[1] 胡朝阳，刘静魁，景其强，等. 攀枝花市3～14岁儿童现存先天性心脏病流行病学调查 [J]. 四川医学，2019，40（2）：71-73.

[2] 李东韬，赵力，曹毅，等. 西藏不同海拔地区儿童先天性心脏病患病率的横断面研究 [J]. 河北医药，2019，41（12）：1894-1898.

[3] 张国明，何丽芸，马松峰. 新疆少数民族儿童先天性心脏病流行病学调查分析 [J]. 中国妇幼健康研究，2017，28（5）：593-594.

[4] 叶挺，褚亚苏，黄素. 余姚市7岁以下儿童出生缺陷及残疾监测调查 [J]. 中国优生与遗传杂志，2018，26（4）：89-90.

[5] 王晓玲. 2012—2016年南京市鼓楼区围产儿先天性心脏病发生率及变化趋势分析 [J]. 现代预防医学，2018，45（13）：2346-2349.

[6] 张丹，杨少萍，张斌，等. 武汉市新生儿先天性心脏病的筛查与随访资料分析 [J]. 中国妇幼保健，2018，33（16）：3749-3752.

[7] 罗灿，徐昊立，汤柳英，等. 广东出生缺陷检出情况的空间聚集性分析 [J]. 中国妇幼健康研究，2018，29（3）：334-337.

[8] 袁丽，夏荣明，李秋菊. 北京市朝阳区860例先天性心脏病监测资料分析 [J]. 中国妇幼保健，2018，33（3）：588-591.

[9] 刘彦吉，李武鸣，于秋爽. 1274例围产儿先天性心脏病发病情况分析 [J]. 当代医学，2018，24（2）：53-55.

[10] 郭雨龙，卢江，段玉印，等. 云南省德宏州4—12岁儿童先天性心脏病流行病普查 [J]. 中国优生与遗传杂志，2018，26（2）：79-80.

[11] 章琦，相晓妹，宋辉，等. 2010—2015年西安市围产儿出生缺陷的流行特征 [J]. 西安交通大学学报（医学版），2017，38（3）：375-379.

[12] 姚洁，朱晓丽，贺新建，等. 河北省新生儿先天性心脏病免费筛查项目模式的构建 [J]. 中国妇幼保健，2017，32（16）：3705-3708.

[13] 国家卫生健康委员会. 中国卫生健康统计年鉴2018 [M]. 北京：中国协和医科大学出版社，2018.

[14] XIANG L，SU Z，LIU Y，et al. Effect of family socioeconomic status on the prognosis of complex congenital heart disease in children：an observational cohort study from China [J]. Lancet child and adolescent health，2018，2（6）：430-439.

[15] ZHAO Q M，MA X J，GE X L，et al. Pulse oximetry with clinical assessment to screen for congenital heart disease in neonates in China：a prospective study [J]. Lancet，2014，384（9945）：747-754.

4.7 心肌病和心力衰竭

4.7.1 心肌病

心肌病的定义和分类是一个长期争议的问题，目前主要有1995年WHO、2006年美国心脏协会（AHA）、2008年欧洲心脏病学会（ESC）和2013年世界心脏联盟（WHF）等推荐的标准。综合上述指南，结合传统观念和临床现状，本节以2008年ESC分类为依据，将心肌病定义为一组存在心肌结构和（或）功能异常，而用高血压、冠状动脉粥样硬化、心脏瓣膜病和先天性心脏病不足以解释其病因的心肌疾病。包括肥厚型心肌病（HCM）、扩张型心肌病（DCM）、致心律失常型心肌病（ACM，又称为致心律失常性右心室心肌病，ARVC）、限制型心肌病（RCM）和未分化型心肌病五大类。

4.7.1.1 流行病学

（1）肥厚型心肌病（HCM）

2001年10月至2002年2月，我国9个省市（区）针对8080例居民（其中男性为4064例，女性为4016例）的分层整群抽样调查显示，人群HCM粗患病率为0.16%（表4-7-1），男性患病率（0.22%）高于女性（0.10%），经年龄、性别校正后的患病率为80/10万，据此估计我国成年人HCM患者超过100万[1]。

HCM是35岁以下患者心脏性猝死（SCD）最常见的原因。一项入选1999～2010年阜外医院529例HCM患者随访（4.7±3.2）年的研究显示，HCM患者心血管死亡年发生率约为1.7%[2]。

表4-7-1　HCM患者不同年龄和性别的分布情况

年龄组（岁）	调查人数（例）	HCM患者（例）	
		男性	女性
18～29	1369	0	0
30～39	1746	1	0
40～49	1751	4	1
50～59	1590	3	1
60～74	1624	1	2
合计	8080	9	4

（2）扩张型心肌病（DCM）

根据对9个省市（区）调查，我国DCM患病率为19/10万[3]。2011年7月至2011年12月，中国北方非克山病地区DCM患病率调查研究，实际调查7个省120村共49 751例，平均年龄（42.7±19.8）岁，其中男性22 815例，占45.86%，共检出DCM6例，估计患病率为1.2/万（表4-7-2）[4]。一项纳入793例住院DCM患者的研究显示患者院内病死率约4.4%，出院后1年、2年及3年无心脏移植存活率分别为88.4%、82.3%和78.8%[5]。

表4-7-2　中国北方7个省非克山病地区DCM病例分布

省份	调查人数（例）	DCM患者（例）	患病率（1/万）
甘肃	13 169	1	0.8
河北	3841	1	2.6
黑龙江	12 482	1	0.8
吉林	8376	1	1.2
辽宁	1863	0	0
内蒙古	5752	1	1.7
山西	4268	1	2.3
合计	49 751	6	1.2

　　DCM是心力衰竭的重要病因。中华医学会心血管病学分会对国内42家医院1980年、1990年、2000年3个全年段10 714例心力衰竭患者进行分析，3个时间段DCM比例分别为6.4%、7.4%和7.6%[6]。中国心力衰竭注册登记研究入选2012～2015年132家医院的13 687例出院心力衰竭患者，16%的患者为DCM[7]。

4.7.1.2　遗传学基础

　　遗传因素是心肌病的主要病因。HCM的致病基因以编码肌小节蛋白的基因为主，可在约50%患者中检测到明确致病突变。国内一项研究对529例HCM患者进行基因检测发现，43.9%的患者可检测到明确致病突变，其中占比最多的是*MYH*7和*MYBPC*3基因（表4-7-3和图4-7-1）[2]。ACM主要由编码桥粒蛋白基因突变导致，国内研究数据显示63.3%的患者可检测到致病基因突变，其中占比最多的为*PKP*2（表4-7-4，图4-7-2）[8]。最近研究发现，纯合的*DSG*2基因的Founder变异p.Phe531Cys是中国ACM的患病因素，占比高达8%，且外显率高[9]。DCM的遗传检出率相对较低，国内早期研究显示家族性DCM发生率为8.8%[10]，但目前国内暂无DCM患者基因突变检出率的相关数据报道。

表4-7-3　国人HCM患者明确致病基因及检出率

基因名称	基因 ID	遗传模式	占比（%）
*MYH*7	4625	AD	21.9
*MYBPC*3	4607	AD，极少AR	18.5
*TNNI*3	7137	AD	3.2
*TNNT*2	7139	AD	3.0
*MYL*2	4633	AD	1.5
*MYL*3	4634	AD，极少AR	1.5
*ACTC*1	70	AD	0.4
*TPM*1	7168	AD	0.2

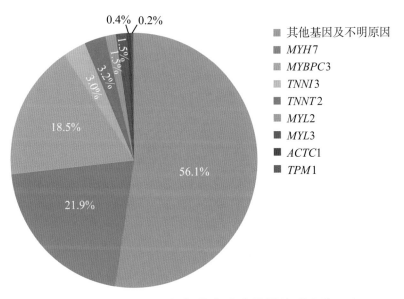

图4-7-1　HCM患者明确致病基因构成占比

表4-7-4　国人ACM患者明确致病基因及检出率

基因名称	基因ID	遗传模式	占比（%）
PKP2	5318	AD	46.7
DSG2	1829	AD	18.9
DSP	1832	AD，极少AR	6.7
DSC2	1824	AD	3.3
JUP	3728	AR，极少AD	2.2
TMEM43	79 188	AD	2.2

注：AD为常染色体显性遗传，AR为常染色体隐性遗传

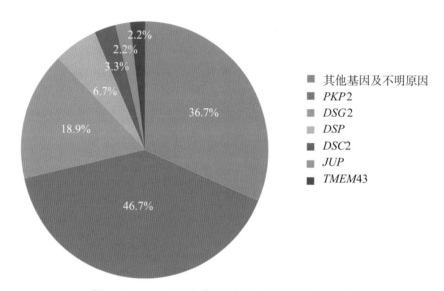

图4-7-2　ACM患者明确致病基因构成占比

4.7.1.3　诊断进展

影像学检查和传统的心电学仍是心肌病常用的诊断方法，随着对心肌病机制的深入认识和测序技术的发展，遗传检测成为近年来心肌病早期诊断和鉴别诊断的新手段。指南推荐所有临床诊断为HCM、DCM、ACM的患者进行基因检测（Ⅰ类推荐，A级证据），先证者发现致病基因突变时，推荐家系直系亲属进行同一基因突变检测（Ⅰ类推荐，A级证据）[11-13]。目前至少26种疾病累及心脏的临床表现与HCM相似，包括Fabry病、Danon病、糖原贮积病、系统性淀粉样变等。它们被统称为HCM拟表型疾病，常规临床方法与HCM很难鉴别，但可通过基因检测协助诊断并指导治疗。一项研究对310例临床诊断为"肥厚型心肌病"的患者进行遗传性心肌病相关96个基因的二代测序、一代验证及生物信息学分析，结果筛查出6例先证者及2例家属为携带GLA基因突变的Fabry病患者，修正了原诊断[14]。

4.7.1.4　危险分层和危险因素

（1）危险分层

2011年美国心脏病学会基金会/美国心脏协会（ACCF/AHA）指南和2014年ESC指南分别推荐了不同的危险分层模型用于评估HCM患者发生SCD的风险及是否需要置入埋藏式心律转复除颤器（ICD）。对于中国人群，两种危险分层模型预测的事件率均低于实际发生率，2014年ESC指南危险分层模型预测的事件

率比2011年ACCF/AHA指南的更接近真实结果[15]。

（2）危险因素

除早发猝死家族史、非持续性室性心动过速（NSVT）、左心室重度肥厚、不明原因的晕厥、运动血压反应异常、发病年龄轻、左心室流出道梗阻严重、左心房内径增大等传统的危险因素外[13]，近期国内研究发现HCM患者发生不良预后的危险因素还包括：女性、血浆大内皮素1、血浆尿酸、血浆高敏C反应蛋白（hsCRP）、右心室肥厚、心脏磁共振成像钆对比剂延迟强化（LGE）、TTN截短突变、多个肌小节基因突变等。

中国DCM患者的不良预后相关风险因素包括右束支传导阻滞、估算肾小球滤过率（eGFR）降低、游离三碘甲状腺素腺原氨酸（FT3）＜2.79pg/ml[16-18]。

ACM患者中心脏磁共振成像可早期发现左心室功能不全[19]。*PKP2*基因的隐性突变可能导致ACM患者早发的严重心力衰竭[20]。

4.7.1.5 精准分型

2019年欧洲心脏杂志发表了阜外医院的一项研究，通过分析心脏移植的ACM患者心肌组织病理、遗传、影像学，以及其他临床特征，在国际上首次对ACM进行了精准分型（表4-7-5）[21]，被当期杂志社论命名为"阜外分型"[22]。

表4-7-5 ACM精准分型

特征	类型1	类型2	类型3	类型4
临床特征	早期发病、常见室性心律失常，通常为进行性右心室扩大和晚期左心室扩大，超声心动图可见右心室舒张末期容积大，心前区碎裂电位和低电压，MACE事件多发	室性心律失常常见，常为进行性发展，中-重度左心室功能障碍，心前区碎裂电位和低电压	室性心律失常常见，常为进行性发展，严重左心功能障碍，超声心动图可见左心室舒张末径增大，常进展至终末期心力衰竭	室性心律失常常见，常为进行性发展，严重左心室功能障碍，超声心动图可见左心室舒张末径和左心房增大，常进展至终末期心力衰竭
组织病理学	右心室心外膜下纤维脂肪浸润（早期）、透壁性（晚期）、累及左心室后壁	右心室前壁纤维脂肪浸润。左心室全层厚度间质纤维化，脂肪少	双心室受累伴有明显纤维脂肪浸润，左心室下壁常受累	左心室下壁常受累，有明显纤维脂肪浸润
基因突变	桥粒突变（*PKP2*、*DSG2*、*DSC2*）	非桥粒突变（*LMNA*、*PLN*、*TMEM43*、*DES*、*CTNNA3*）	桥粒突变（*DSP*）或非桥粒突变（*PLN*、*CTNNA3*）	无基因变异

4.7.1.6 治疗

（1）室间隔心肌切除术

室间隔心肌切除术是HCM合并流出道梗阻时的一种外科治疗方法。一项研究连续入选了在1984年10月至2014年12月行室间隔心肌切除术的655例肥厚型梗阻性心肌病患者，手术死亡率为1.4%。平均随访（30.8±30.9）个月，96.7%患者NYHA心功能分级Ⅰ级或Ⅱ级。1年、5年、8年生存率分别为98.3%、90.5%、88.3%[23]。

（2）酒精室间隔心肌消融术

酒精室间隔心肌消融术是HCM合并流出道梗阻时的介入治疗手段之一。一项研究连续收录2005年9月至2013年12月经皮无水酒精室间隔心肌消融术（PTSMA）治疗的梗阻性HCM患者227例；平均年龄

（47.8±11.7）岁，中位随访时间为4.42年，术后NYHA心功能 Ⅲ和Ⅳ级的患者比例明显下降，黑矇和晕厥发生率也明显下降。1年、5年和9年无全因死亡生存率分别为100%、96%和96%。1年、5年和9年无死亡、无NYHA心功能Ⅲ和Ⅳ级的生存率分别为100%、86%和70%[24]。

（3）经皮心肌内室间隔射频消融术

经皮心肌内室间隔射频消融术是一种新的微创介入治疗方法，据报道截至2019年3月已开展80余例。短期随访证实了其安全性及有效性，但远期疗效尚待确认[25]。

（4）心律转复除颤器（ICD）

ICD是预防各种心肌病患者发生SCD最为可靠的方法。根据国家心血管病中心在全国建立的心律失常介入治疗临床多中心研究信息平台数据显示，2013年5月至2015年11月，全国20家大型三甲医院共有440例患者置入ICD。患者基础心脏病的病因构成中，HCM、DCM、ACM的占比分别为7.0%、16.6%和3.9%[26]。

（5）心脏移植

心脏移植是各种心肌病进展至终末期阶段最为有效和公认的治疗方式。根据38家心脏移植中心上报的数据，2015年和2016年中国各移植中心实施并上报心脏移植手术数量分别为279例和368例（不包含澳门、台湾、香港等地区的数据）。其中原发性心肌病在我国成年人接受心脏移植患者的病因中占比为73.9%，在儿童心脏移植受者的病因中占比高达83.7%[27]。

4.7.1.7 指南及共识

近年来国内专家总结了已有的心肌病相关研究成果，制定并发布了一系列心肌病诊治的临床指南和专家共识（表4-7-6），旨在规范心肌病的诊治流程，使更多患者受益。

表4-7-6 心肌病指南及专家共识

年份	名称
2012	肥厚型梗阻性心肌病室间隔心肌消融术中国专家共识[28]
2013	儿童心肌病基因检测建议[29]
2015	心肌病磁共振成像临床应用中国专家共识[30]
2017	中国成人肥厚型心肌病诊断与治疗指南[13]
2017	中国肥厚型心肌病管理指南[31]
2018	中国扩张型心肌病诊断和治疗指南[32]
2019	单基因遗传性心血管疾病基因诊断指南[11]
2019	中国儿童肥厚型心肌病诊断的专家共识[12]

参 考 文 献

［1］ZOU Y，SONG L，WANG Z，et al. Prevalence of idiopathic hypertrophic cardiomyopathy in China：a population-based echocardiographic analysis of 8080 adults［J］. American journal of medicine，2004，116（1）：14-18.

［2］WANG J，WANG Y，ZOU Y，et al. Malignant effects of multiple rare variants in sarcomere genes on the prognosis of patients with hypertrophic cardiomyopathy［J］. European journal of heart failure，2014，16（9）：950-957.

［3］王志民，邹玉宝，宋雷，等. 超声心动图检查调查8080例成人肥厚型心肌病患病率［J］. 中华心血管病杂志，2004（12）：39-43.

［4］李世娥，侯杰，王铜，等. 中国北方非克山病病区扩张型心肌病患病率［J］. 中国地方病防治杂志，2013，28（03）：184-187.

［5］邹长虹，黄燕，周琼，等. 住院扩张型心肌病患者院内和院外预后分析及风险评估系统创建［J］. 中华心力衰竭和心肌病杂志（中英文），2017，1（2）：93-97.

［6］中华医学会心血管病学分会. 中国部分地区1980、1990、2000年慢性心力衰竭住院病例回顾性调查［J］. 中华心血管病杂志，2002，30（8）：450-454.

［7］ZHANG Y，ZHANG J，BUTLER J，et al. Contemporary epidemiology，management，and outcomes of patients hospitalized for heart failure in China：results from the China Heart Failure（China-HF）registry［J］. Journal of cardiac failure，2017，23（12）：868-875.

［8］BAO J，WANG J，YAO Y，et al. Correlation of ventricular arrhythmias with genotype in arrhythmogenic right ventricular cardiomyopathy［J］. Circulation-Cardiovascular genetics，2013，6（6）：552-556.

［9］CHEN L，RAO M，CHEN X，et al. A founder homozygous DSG2 variant in East Asia results in ARVC with full penetrance and heart failure phenotype［J］. International journal of cardiology，2019，274：263-270.

［10］徐军，马文珠，王敬良，等. 家族性扩张型心肌病调查及其遗传特点分析［J］. 中华心血管病杂志，1994，22（4）：263-264.

［11］中华医学会心血管病学分会精准心血管病学学组，中国医疗保健国际交流促进会精准心血管病分会，中华心血管病杂志编辑委员会. 单基因遗传性心血管疾病基因诊断指南［J］. 中华心血管病杂志，2019，47（3）：175-196.

［12］中华医学会儿科学分会心血管学组儿童心肌病精准诊治协作组，中国实用儿科杂志编辑委员会. 中国儿童肥厚型心肌病诊断的专家共识［J］. 中国实用儿科杂志，2019，34（5）：329-334.

［13］中华医学会心血管病学分会中国成人肥厚型心肌病诊断与治疗指南编写组，中华心血管病杂志编辑委员会. 中国成人肥厚型心肌病诊断与治疗指南［J］. 中华心血管病杂志，2017，45（12）：1015-1032.

［14］杨帆，王静，王博，等. 肥厚型心肌病患者中Fabry病发生情况和临床、超声心动图及基因突变特点的分析［J］. 中国超声医学杂志，2018，34（3）：231-234.

［15］朱苏徽，李瑶，黄为，等. 2014年欧洲肥厚型心肌病诊断及治疗指南心脏性猝死事件风险评估模型在中国的适用性分析［J］. 中华心血管病杂志，2017，45（5）：404-408.

［16］LAI L，JIANG R，FANG W，et al. Prognostic impact of right bundle branch block in hospitalized patients with idiopathic dilated cardiomyopathy：a single-center cohort study［J］. Journal of International medical research，2018 Oct 14. Doi：10.1177/0300060518801478.

［17］DENG Y，CHEN Z，HU L，et al. Decreased eGFR is associated with ischemic stroke in patients with dilated cardiomyopathy［J］. Clinical and applied thrombosis/hemostasis，2019 Aug 2. Doi：10.1177/1076029619866909.

［18］ZHANG K，WANG W，ZHAO S，et al. Long-term prognostic value of combined free triiodothyronine and late gadolinium enhancement in nonischemic dilated cardiomyopathy［J］. Clinical cardiology，2018，41（1）：96-103.

［19］CHEN X，LI L，CHENG H，et al. Early left ventricular involvement detected by cardiovascular magnetic resonance feature tracking in arrhythmogenic right ventricular cardiomyopathy：the effects of left ventricular late gadolinium enhancement and right ventricular dysfunction［J］. Journal of American heart association，2019 Aug 23. Doi：10.1161/JAHA.119.012989.

［20］CHEN K，RAO M，GUO G，et al. Recessive variants in plakophilin-2 contributes to early-onset arrhythmogenic cardiomyopathy with severe heart failure［J］. Europace，2019，21（6）：970-977.

［21］CHEN L，SONG J，CHEN X，et al. A novel genotype-based clinicopathology classification of arrhythmogenic cardiomyopathy provides novel insights into disease progression［J］. European heart journal，2019，40（21）：1690-1703.

［22］DURU F，HAUER R. Multiple facets of arrhythmogenic cardiomyopathy：the Fuwai classification of a unique disease based on clinical features，histopathology，and genotype［J］. European heart journal，2019，40（21）：1704-1706.

［23］李浩杰，宋云虎，朱晓东，等. 单中心室间隔心肌切除术治疗肥厚型梗阻性心肌病中远期结果分析［J］. 中国循环杂志，2016，31（6）：573-577.

［24］刘蓉，乔树宾，胡奉环，等. 经皮室间隔心肌消融术治疗肥厚型心肌病的长期预后及其影响因素［J］. 中华心血管病杂志，2016，44（9）：771-776.

［25］刘丽文，左蕾，周梦垚，等. 经胸超声心动图引导下经皮心肌内室间隔射频消融术治疗梗阻性肥厚型心肌病的安全性和有效性［J］. 中华心血管病杂志，2019，47（4）：284-290.

［26］戴研，陈柯萍，华伟，等. 植入型心律转复除颤器临床应用现状（20家医院注册研究）［J］. 中华心律失常学杂志，2017，21（1）：26-30.

［27］胡盛寿. 中国心脏移植现状［J］. 中华器官移植杂志，2017，38（8）：449-454.

［28］肥厚型梗阻性心肌病室间隔心肌消融术中国专家共识组. 肥厚型梗阻性心肌病室间隔心肌消融术中国专家共识［J］.

中国心血管病研究，2012，10（1）：1-7.

［29］中华医学会儿科学分会心血管学组，中华儿科杂志编辑委员会.儿童心肌病基因检测建议［J］.中华儿科杂志，2013，51（8）：595-597.

［30］中华医学会心血管病学分会，中国医师协会心血管内科医师分会，中华心血管病杂志编辑委员会.心肌病磁共振成像临床应用中国专家共识［J］.中华心血管病杂志，2015，43（8）：673-681.

［31］中国医师协会心力衰竭专业委员会，中华心力衰竭和心肌病杂志编辑委员会.中国肥厚型心肌病管理指南2017［J］.中华心力衰竭和心肌病杂志（中英文），2017，1（2）：65-86.

［32］中华医学会心血管病学分会，中国心肌炎心肌病协作组.中国扩张型心肌病诊断和治疗指南［J］.临床心血管病杂志，2018，34（5）：421-434.

4.7.2　心力衰竭

心力衰竭（HF）是多种原因导致心脏结构和（或）功能的异常改变，使心室收缩和（或）舒张功能发生障碍，从而引起的一组复杂临床综合征，主要表现为呼吸困难、疲乏和液体潴留（肺淤血、体循环淤血及外周水肿）等。HF是各种心脏疾病的严重表现或晚期阶段，死亡率和再住院率居高不下。

4.7.2.1　患病率

一项包括中国20个城市和农村15 518人参与的调查显示[1]，2000年我国35 ～ 74岁人群中慢性心力衰竭（CHF）患病率为0.9%，女性高于男性（1.0% vs 0.7%，$P < 0.05$），北方地区高于南方地区（1.4% vs 0.5%，$P < 0.01$），城市人群高于农村人群（1.1% vs 0.8%，$P = 0.054$），据此保守估计我国有400万CHF患者。随着年龄增高，HF的患病率显著上升。

我国高血压调查研究分析22 158例参与者的数据信息显示[2]：在≥35岁的成年人中，HF的患病率为1.3%，城市和农村居民（1.6% vs 1.1%，$P = 0.266$）以及男性和女性之间（1.4% vs.1.2%，$P = 0.632$）HF患病率相似。射血分数保留心力衰竭、射血分数中间值心衰和射血分数降低的心力衰竭患病率分别为0.3%、0.3%和0.7%。左心室收缩功能障碍患病率（LVEF < 50%）为1.4%，中/重度舒张功能障碍患病率为2.7%。

新疆地区不同民族（汉族、维吾尔族和哈萨克族）年龄≥35岁人群[3]，以及年龄≥60岁老年人群的调查均显示[4]，HF患病率男性高于女性，随着年龄增长而增加，不同民族之间存在明显异常。北京市朝阳区≥50岁中老年人群的调查也显示[5]，男性HF患病率高于女性，患病率随年龄增长而增加。不同研究HF患病率见表4-7-7。

表4-7-7　中国不同研究心力衰竭患病率

地区	年份	年龄（岁）	人数	男性患病率（%）	女性患病率（%）	合计（%）
全国10省市[1]	2000	≥35	15 518	0.7	1.0	0.9
中国高血压调查[2]	2012 ～ 2015	≥35	22 158	1.4	1.2	1.3
新疆地区[3]	2007 ～ 2009	≥35	8459	1.61	0.93	1.26
新疆地区[4]	2007 ～ 2010	≥60	3858	5.50	3.13	4.30
北京朝阳区[5]	2011 ～ 2012	≥50	1540	5.3	4.3	4.6

4.7.2.2　住院病死率

（1）CHF患者住院病死率

随着中国医疗水平的发展，HF患者住院病死率明显降低。国内42家医院在1980年、1990年和2000年3个全年段对10 714例HF患者病例做了回顾性研究[6]，上海地区1980年、1990年和2000年3个年度HF住院患者的横断面调查[7]以及北京解放军总医院者对该院15年CHF住院患者3个时间段（1993～1997年、1998～2002年、2003～2007年）的回顾性研究[8]均显示，HF患者的住院病死率呈明显下降趋势。中国心力衰竭患者注册登记研究（China-HF）[9]对2012年1月至2015年9月全国132家医院13 687例HF患者的分析显示，住院HF患者的病死率为4.1%（表4-7-8）。

表4-7-8　中国不同研究心力衰竭患者住院病死率

地区	年份	人数	研究对象	年龄（岁）	男性（%）	住院病死率（%）	死亡原因		
国内42家医院[6]	1980	1756	CHF	68±17	55.6	15.4	泵衰竭	心律失常	猝死
	1990	2181		64±22	59.6	12.3			
	2000	6777		63±16	55.1	6.2			
上海地区[7]	1980		HF	52	55.1	13.8	心力衰竭恶化	并发症（感染、心律失常）	猝死
	1990	2178		59	58.2	11.5			
	2000			69	58.3	6.0			
北京解放军总医院[8]	1993～1997	1623	CHF	56±18	62.6	7.0	—	—	—
	1998～2002	2444		58±18	60.4	4.5			
	2003～2007	3252		63±16	63.1	5.1			
China-HF[9]	2012～2015	13 687	HF	65±15	59.1	4.1	—	—	—

（2）急性心力衰竭患者急诊病死率

2005～2011年因急性心力衰竭在急诊室抢救的1198例患者的临床资料回顾性分析发现[10]，急性心力衰竭患者急诊病死率为9.6%（115例），其中63.5%（73例）在24h内死亡，80.9%（93例）在48h内死亡。2011～2013年急诊抢救室收治的1190例心力衰竭患者，发现以老年性瓣膜病、心肌病和先心病为主要病因的心力衰竭患者病死率较高，均在10%以上，而以高血压、心包积液及肺心病为主要病因的心力衰竭患者病死率在5%左右[11]。

4.7.2.3　心力衰竭的人口学特点

多项研究均显示目前中国心力衰竭（以下简称心衰）患者平均年龄呈上升趋势（表4-7-9）。China-HF研究中，心衰患者平均年龄为（65±15）岁，男性占59.1%，心衰的主要合并症构成发生明显变化，瓣膜病所占比例逐年下降，高血压（50.9%）、冠心病（49.6%）及心房颤动（24.4%）成为目前中国心衰患者的主要合并症。

表4-7-9　中国不同心力衰竭研究人群特点

研究名称	年份	人数（例）	研究对象	年龄（岁）	男性（%）	冠心病（%）	高血压（%）	糖尿病（%）	瓣膜病（%）	心房颤动（%）
国内42家医院[6]	1980	1756	慢性心衰	（68±17）	55.6	36.8	8.0	—	34.4[a]	—
	1990	2181	慢性心衰	（64±22）	59.6	33.8	10.4	—	34.3[a]	—
	2000	6777	慢性心衰	（63±16）	55.1	45.6	12.9	—	18.6[a]	—

续表

研究名称	年份	人数（例）	研究对象	年龄（岁）	男性（%）	冠心病（%）	高血压（%）	糖尿病（%）	瓣膜病（%）	心房颤动（%）
上海地区[7]	1980	2178	心衰	52	55.1	31.1	8.5	—	46.8ᵃ	—
	1990			59	58.2	40.6	10.3	—	24.2ᵃ	—
	2000			69	58.3	55.7	13.9	—	8.9ᵃ	—
北京解放军总医院[8]	1993～1997	1623		（56±18）	62.6	37.2	23.3	12.3	35.2ᵃ	22.0
	1998～2002	2444	慢性心衰	（58±18）	60.4	40.9	32.3	15.9	32.7ᵃ	23.2
	2003～2007	3252		（63±16）	63.1	46.8	46.7	21.1	16.6ᵃ	23.0
10家医院[12]	2005～2009	2154	射血分数降低的慢性心衰	（64±13）	78.6	64.4	56.7	17.2	—	15.8
湖北地区[13]	2000～2010	16 681	慢性收缩性心衰	（63±11）	59.3	—	47.6	16.2	—	40.81
新疆地区[14]	2011～2012	5357	慢性心衰	（65±13）	65.3	50.8	31.8	21.7	2.3ᵃ	—
China-HF[9]	2012～2015	13 687	心衰	（65±15）	59.1	49.6	50.9	21.0	15.5	24.4

注：ᵃ 风湿性瓣膜病

4.7.2.4　心力衰竭发作的诱因

1980年、1990年和2000年上海住院心力衰竭患者[7]及China-HF[9]结果均显示感染仍是心衰发作的首要原因，其次为心肌缺血及劳累（图4-7-3）。

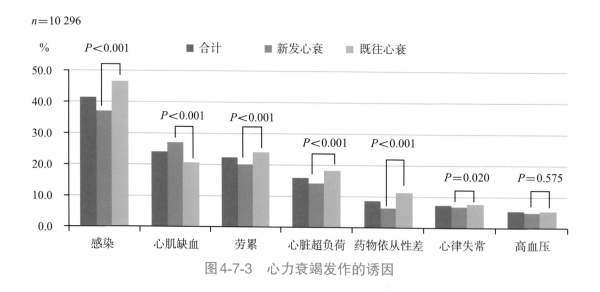

图4-7-3　心力衰竭发作的诱因

4.7.2.5　心力衰竭的药物治疗

China-HF[9]及2014和2015年发表的两项研究[12,14]均显示，近年来，中国住院心力衰竭患者整体利尿剂的使用率变化不明显，地高辛的使用率受国际临床研究的影响呈下降趋势，血管紧张素Ⅱ受体拮抗剂（ARB）、醛固酮受体拮抗剂及β受体阻滞剂的使用率明显上升（表4-7-10）。

表 4-7-10 心力衰竭患者的药物应用情况

地区	年份	人数	硝酸酯类（%）	利尿剂（%）	洋地黄类（%）	ARB（%）	ACEI（%）	MRA（%）	BB（%）	钙拮抗剂（%）
国内42家医院[6]	1980	1756	44.7	63.7	51.7	0.4	14.0	10.0	8.5	6.1
	1990	2181	36.0	70.2	45.5	1.4	26.4	8.4	9.5	16.4
	2000	6777	53.0	48.6	40.3	4.5	40.4	20.0	19.0	10.5
上海地区[7]	1980		74.4	77.1	60.0	—	0.6	—	6.8	—
	1990	2178	—	—	—	—	38.9	—	5.7	41.3
	2000		—	—	—	11.5	70.8	—	25.0	14.2
湖北地区[13]	2000～2010	16 681	—	69.1	46.2	18.7	51.6	—	46.6	—
10家医院[12]	2005～2009	2154	53.2	74.4	57.6	合计66.0		74.6	68.3	46.1
昆明[15]	2008～2012	2106	—	84.8	28.2	合计82.8		76.6	72.2	
新疆[14]	2011～2012	5357	—	45.5	26.8	合计72.8		46.6	66.8	—
China-HF[9]	2012～2015	13 687	41.4[a]	72.2[b]	—	28.8[b]	71.7[b]	74.1[b]	70.0[b]	—
				46.9[c]		51.3[c]	49.4[c]	48.7[c]	52.2[c]	

注：[a]住院期间静脉药物；[b]射血分数降低的心力衰竭（HFrEF）患者出院口服药物；[c]射血分数保留的心力衰竭（HFpEF）患者出院口服药物；ACEI.血管紧张素转化酶抑制剂；ARB.血管紧张素Ⅱ受体拮抗剂；BB.β受体阻滞剂；MRA.醛固酮受体拮抗剂

4.7.2.6 心力衰竭的外科治疗

（1）人工心脏

目前在中国境内，国家食品药品监督管理局仅批准了2项关于人工心脏治疗终末期心脏衰竭安全性和有效性评价的注册登记临床试验研究。第1项是中国医学科学院阜外医院牵头，华中科技大学附属协和医院和福建医科大学附属协和医院参加，由重庆永仁心生产的EVAHEART Ⅰ临床试验研究。自2018年1月至2019年12月，共完成15例EVAHEART Ⅰ植入术，中位年龄40岁，平均41岁，主要病因扩张型心肌病12例，缺血性心肌病2例，瓣膜性心脏病1例。术前15例心功能评价均为NYHA Ⅳ级，INTERMACS 1～3级，所有患者术后1个月心功能均恢复至NYHA Ⅰ～Ⅱ级，围术期死亡0例。长期随访，1例术后156d接受心脏移植外，余14例患者长期携带人工心脏生存350～728d。第2项是中国医学科学院阜外医院牵头，华中科技大学附属协和医院和华中阜外医院参加，由苏州同心生产的CH-VAD临床试验研究。自2019年1月至2019年12月，3家中心共完成23例CH-VAD植入术，中位年龄40岁，平均43岁，主要病因扩张型心肌病12例，缺血性心肌病6例，瓣膜性心脏病3例，化疗药物心肌病1例，围生期心肌病1例。术前23例心功能均为NYHA Ⅳ级，INTERMACS 1～2级，围术期死亡1例，余22例术后1个月心功恢复至NYHA Ⅰ～Ⅱ级，截至随访均携带装置长期生存60～356d。同国际机械循环支持协会发布同期数据比较，境内单位独立完成37例人工心脏植入术的围术期30d死亡率0%，术后1年生存率92%，达到国际水准。

（2）心脏移植

全国35家（不包括港澳台地区）心脏移植中心，全面实施脑死亡心脏捐献以来，2015～2019年共完成心脏移植1583例，其中2015年279例，2017年368例，2018年446例和2019年490例。成人受者中位年龄为50岁，低于国际心肺移植协会（ISHLT）报道的中位数年龄55岁。我国心脏移植受者病因比分别为非缺血性心肌病73.3%、缺血性心肌病15.3%、先天性心脏病占2.7%、心脏瓣膜病占5.6%、其他病因占1.3%；其中非缺血性心肌病高于ISHLT的占比49.8%，非缺血性心脏病低于ISHLT占比的33.8%。我国心脏移植受者院内存活率为92.3%，与ISHLT年报显示2009～2016年心脏移植术后30d的存活率的92.6%相近。由于仅阜外医院的随访完整度高，做中长期生存分析数据可靠，从2004年6月至2018年底完成心脏移植824例。术后1年生存率为93.4%、3年为90.7%、5年为87.9%、7年为82.5%和10年为76.3%；获得高于国际水平的院内及长期生存率，表明我国在心脏移植患者的选择，术前危险因素的控制，心脏供体选择维护、受者围术期管理及术后长期管理方面已经积累了成功经验。2019年我国有心脏移植资质的医院发展到45家。2018年11月1日至2019年10月31全国共完成634例，包括0～17岁的受者55例。0～9岁的患儿移植病因分别为心肌病90%，先天性心脏病10%。10～17岁患儿的移植病因分别为心肌病83.9%，先天性心脏病9.7%，瓣膜病3.2%，心脏肿瘤3.2%。年心脏移植例数最多的中心为中国医学科学院阜外医院、华中科技大学附属协和医院、广东省人民医院、武汉大学人民医院、天津第一中心医院、首都医科大学附属安贞医院、海军军医大学附属长海医院、郑州市第七人民医院、复旦大学附属中山医院、浙江大学附属第一医院、华中科技大学附属同济医院等。其中前两家心脏移植中心在近4年年均移植例数＞75例，今年更是超过100例。ISHLT数据显示，世界范围内仅5家心脏移植中心年均例数＞75例，标志着我国大的心脏移植中心具备国际一流水平的诊疗能力。然而我国与美国每年3500例的心脏移植数量相距甚远，相信随着广大患者和医务工作者对心脏移植效果了解的不断深入，技术规范的出台，相关医护和管理人员的全面技术培训，心脏移植质控标准的完善，我国未来心脏移植领域将会迅速的发展。

4.7.2.7　心力衰竭患者长期预后

阜外医院心力衰竭诊治中心对2009～2013年1440例住院心衰患者随访（中位随访时间近2年）发现，283例患者死亡（19.7%），其中因心衰加重而死亡169例，猝死43例[16]。该中心还对128名新近发生非缺血性扩张型心肌病（DCM）心衰患者平均随访31个月后发现，单纯给予药物治疗，可使62例（48%）患者LVEF恢复正常，LVEF从基线时的（32 ± 6）%提高至随访时的（58 ± 5）%[17]。对465例复查超声心动图的DCM患者中位随访33个月发现，128名患者（28.8%）超声心动图指标恢复正常，其LVEF从基线时（30.8 ± 6.0）%明显提高至恢复时的（55.7 ± 4.3）%，左心室舒张末期内径（LVEDD）从基线时（64.5 ± 5.6）mm明显缩小至恢复时的（51.0 ± 3.1）mm[18]。对10家医院2154例射血分数降低的慢性心衰患者中位随访52个月，结果显示850例患者死亡（39.5%），其中302例（35.5%）为心脏性猝死（SCD）[12]。中国台湾心脏学会在2013～2014年做了一项针对射血分数降低的心衰患者的登记研究（TSOC-HFrEF），共纳入中国台湾21家医院1509例因急性心力衰竭入院的患者，随访1年，结果显示中国台湾的院内病死率只有2.4%，1年的心血管死亡率为10.5%，全因死亡率为15.9%，6个月和1年的再入院率分别为31.9%和38.5%。

4.7.2.8　老年心力衰竭的临床特点

随着中国步入老龄化社会，老年心衰患者数量逐年增加。目前多数老年心衰研究结果提示冠心病是老年心衰的最常见病因，高血压、肺心病在老年心衰患者中的比例随年龄增长而增加（表4-7-11）。老年心力衰竭常见的诱因包括感染、心肌缺血、心律失常、劳累和情绪激动。

表4-7-11　不同研究老年心力衰竭的病因

研究单位	年份	研究对象	年龄分组（岁）	例数	男性（%）	冠心病（%）	高血压（%）	糖尿病（%）	瓣膜病（%）	肺心病（%）
解放军总医院第八医学中心[19]	1996～2014	住院心衰	60～69	126	—	38.9	23.0	18.3	11.9	8.7
			70～79	256	—	52.7	38.0	30.6	26.4	7.0
			≥80	186	—	74.2	62.4	46.8	40.8	1.6

续表

研究单位	年份	研究对象	年龄分组（岁）	例数	男性（%）	冠心病（%）	高血压（%）	糖尿病（%）	瓣膜病（%）	肺心病（%）
北方战区总医院[20]	2008～2012	慢性心衰住院	73.2±6.8	3909	54.2	61.6	9.1%	—	8.0	5.7
盛京医院[21]	2005～2012	慢性心衰	＜85	1378	44.0	48.6	27.6	28.1	11.3	—
			≥85	135	50.4	39.3	34.1	17.0	4.4	—
江西省人民医院[22]	2003～2010	慢性心衰住院	60～69	618	52.23	33.3	41.9	24.9	30.4	7.1
			70～79	682	66.72	48.8	52.9	29.2	10.9	12.0
			≥80	280	54.29	58.2	56.4	28.6	3.9	22.5

4.7.2.9　新兴学科：肿瘤心脏病学

研究发现，肿瘤治疗中的各种传统化疗药物、靶向治疗、内分泌治疗、放射治疗等均可以导致患者出现心血管并发症或加重原有心血管疾病，并严重影响肿瘤科医师制订抗肿瘤治疗方案及肿瘤患者的预后。为了让肿瘤患者合并的各种心血管问题能得到专业、正规的指导及治疗，国际上出现了"肿瘤心脏病学"这一新兴交叉学科。目前中国多个城市均建立了肿瘤心脏病门诊，如中国医学科学院阜外医院、大连医科大学附属第一医院、哈尔滨医科大学附属肿瘤医院等，肿瘤心脏病学在中国起步较晚，但发展速度却不亚于发达国家。

阜外医院学者近期发表的一项入选71万例患者的大规模队列研究发现[23]，18%的癌症患者有心血管病危险因素或心血管疾病，明显高于一般人群。其中，13%的癌症患者至少有一种心血管病危险因素，5%的癌症患者有一种心血管病。最常见的危险因素是高血压（10.8%），尤其是前列腺癌和子宫癌患者高血压患病率达到了24.6%和20.6%。其次是糖尿病（5.3%）和血脂异常（1.2%）。患病率最高的心血管疾病是脑卒中（2.7%）、冠心病（1.7%）和心力衰竭（0.6%）。在调整年龄、性别、肿瘤分期和所接受的治疗后，合并心力衰竭的肿瘤患者预后最差，全因死亡风险增加79%；其次是心肌梗死，全因死亡风险增加50%。

参 考 文 献

［1］顾东风，黄广勇，何江，等．中国心力衰竭流行病学调查及其患病率［J］．中华心血管病杂志，2003，31（1）：3-6．

［2］HAO G，WANG X，CHEN Z，et al．Prevalence of heart failure and left ventricular dysfunction in China：the China hypertension survey，2012-2015［J］．European journal of heart failure，2019，21（11）：1329-1337．

［3］杨怡宁，马依彤，刘芬，等．新疆汉、维吾尔、哈萨克族慢性心力衰竭流行病学调查及其患病率研究［J］．中华心血管病杂志，2010，38（5）：460-464．

［4］单春方，陈艳，马依彤，等．新疆不同民族老年人群心力衰竭患病率调查［J］．中华流行病学杂志，2014，35（9）：1007-1010．

［5］王桂莲，李瑞杰，郭凤山，等．北京市朝阳区50岁以上人群心力衰竭患病率及流行病学特征调查［J］．中国医刊，2015，50（11）：54-57．

［6］中华医学会心血管病学分会．中国部分地区1980、1990、2000年慢性心力衰竭住院病例回顾性调查［J］．中华心血管病杂志，2002，30（8）：450-454．

［7］上海市心力衰竭协作组．上海市1980、1990、2000年心力衰竭住院患者流行病学及治疗状况调查［J］．中华心血管病杂志，2002，30（1）：24-27．

［8］裴志勇，赵玉生，李佳月，等．慢性心力衰竭住院患者病因学及近期预后的15年变迁［J］．中华心血管病杂志，2011，39（5）：434-439．

［9］ZHANG Y，ZHANG J，BUTLER J，et al．Contemporary epidemiology，management，and outcomes of patients hospitalized for heart failure in China：results from the China Heart Failure（China-HF）registry［J］．Journal of cardiac failure，2017，23（12）：868-875.

［10］李小宇，秦俭，梁潇，等．1198例急性心力衰竭患者急诊抢救的回顾性分析［J］．中华老年心血管病杂志，2012，14（10）：1045-1047.

［11］李春雨，姜婷，王魏魏，等．急诊抢救室心力衰竭患者病因分析及治疗现状［J］．临床心血管病杂志，2016，32（10）：1009-1012.

［12］LIU X，YU H，PEI J，et al．Clinical characteristics and long-term prognosis in patients with chronic heart failure and reduced ejection fraction in China［J］．Heart lung and circulation，2014，23（9）：818-826.

［13］于胜波，赵庆彦，崔红营，等．慢性收缩性心力衰竭患者药物治疗情况调查及相关因素分析［J］．中华流行病学杂志，2012，33（2）：229-233.

［14］蒋华，张红威，周贤惠，等．新疆地区不同级别医院慢性心力衰竭患者临床特征及治疗现状分析［J］．中国循环杂志，2015，30（12）：1186-1190.

［15］袁华苑，韩明华．慢性心力衰竭2106例药物治疗分析［J］．昆明医科大学学报，2015，36（8）：61-64.

［16］ZHANG Y，ZHANG R，AN T，et al．The utility of galectin-3 for predicting cause-specific death in hospitalized patients with heart failure［J］．Journal of cardiac failure，2015，21（1）：51-59.

［17］ZOU CH，ZHANG J，ZHANG YH，et al．Frequency and predictors of normalization of left ventricular ejection fraction in recent-onset nonischemic cardiomyopathy［J］．American journal of cardiology，2014，113（10）：1705-1710.

［18］邹长虹，黄燕，张健，等．住院扩张型心肌病患者长期随访超声心动图预后分析［J］．中华心力衰竭和心肌病杂志，2018，2（2）：1-7.

［19］苏轮，郭晓明，尹慧君，等．老年心力衰竭住院患者的病因及诱因分析［J］．中西医结合心脑血管病杂志，2015，13（3）：361-362.

［20］佟翠艳，何瑞，李春辉，等．老年慢性心力衰竭临床特点及药物治疗分析［J］．中国医药导报，2014，11（9）：57-61.

［21］于彤彤，王传合，王菁菁，等．高龄老年慢性心力衰竭患者的临床特点分析［J］．中国现代医学杂志，2015，25（12）：94-98.

［22］胡坚，邱元芝，彭乐，等．不同性别和年龄段老年慢性心力衰竭患者的临床特点［J］．中华老年心血管病杂志，2014，16（10）：1019-1034.

［23］LIU D，MA Z，YANG J，et al．Prevalence and prognosis significance of cardiovascular disease in cancer patients：a population-based study［J］．Aging（Albany NY），2019，11（18）：7948-7960.

4.8 肺血管和静脉血栓栓塞性疾病

4.8.1 肺动脉高压

肺动脉高压（PH）指各种原因导致的肺动脉压力升高（海平面静息状态下右心导管测定的肺动脉平均压≥25mmHg），包括动脉性肺动脉高压（PAH）、左心疾病所致PH、肺部疾病和（或）低氧所致PH、肺动脉阻塞所致PH，以及未知因素和（或）多因素所致PH[1]。PAH主要由肺小动脉本身病变导致肺血管阻力增加，而肺静脉与左心房压力正常，属于第一类PH。

4.8.1.1 患病率

目前，中国尚缺乏肺动脉高压的患病率资料，来源于文献中的数据只能提供中国肺动脉高压患者中各种亚类肺动脉高压的比例和人口学特征。

2007年5月至2010年10月，全国多中心研究纳入确诊的成年人PH患者551例，包括PAH 487例（88.4%）和慢性血栓栓塞性肺动脉高压（CTEPH）患者64例（11.6%），男女比为1∶2.34，平均年龄

（35±12）岁（18～75岁）。特发性肺动脉高压（IPAH）、先天性心脏病相关性PAH（PAH-CHD），结缔组织病相关性PAH（PAH-CTD）和CTEPH亚组患者平均年龄分别是（36±13）岁、（30±10）岁、（42±11）岁、（50±10）岁，男女比例分别为1∶2，1∶2.46，1∶20.33和1∶0.94；PAH中各亚型所占比例分别是PAH-CHD 273例（56.1%）、PAH-CTD 64例（13.1%）和IPAH 150例（30.8%）[2]。

2014年全国系统性红斑狼疮（SLE）多中心协作组（CSTAR）的数据表明，将PH定义为经超声心动图测得的静息状态下肺动脉收缩压≥40mmHg，在1934例SLE患者中，PAH患病率为3.8%（74例）[3]。台湾地区卫生健康研究数据库（NHRID）2000年1月1日～2013年12月31日的数据显示，在15 783例SLE患者中，336例（2.13%）被诊断为PAH[4]。

台湾地区健康保险数据库数据显示[5]，在1999～2011年新诊断的1092例PH患者中，慢性阻塞性肺疾病（COPD）相关PH为550例（50.37%）、IPAH为189例（17.31%），PAH-CTD为183例（16.76%）、PAH-CHD为129例（11.81%）、CTEPH为41例（3.75%）。

门静脉高压相关性肺动脉高压（PoPH）患病率研究[6]单中心入选2012年1月至2015年6月接受原位肝移植术的223例门静脉高压患者，采用超声心动图评估肺动脉压力，将三尖瓣反流速度＞3.4m/s或2.9m/s＜三尖瓣反流速度＜3.4m/s合并存在肺动脉高压的其他证据者定义为PH，发现PoPH患者14例（6.3%），所有患者在肝移植后随访（26±13.5）个月，14例PoPH患者中8例（57%）死亡，PoPH患者肝移植术后平均生存时间为11.4个月，非PoPH患者肝移植术后生存率明显优于PoPH患者。

4.8.1.2　干预措施及意义

一项回顾性队列研究纳入1989～2007年诊治的CTEPH患者504例，其中360例接受肺动脉血栓内膜剥脱术外科治疗，144例接受内科药物治疗。外科治疗组和内科治疗组住院期间死亡率分别为4.44%和3.50%。中央型CTEPH患者外科治疗组长期生存率显著优于内科治疗组，周围型CTEPH患者两组之间长期生存率无显著差异[7]。CTEPH患者的长期生存率见表4-8-1。

表4-8-1　CTEPH患者的长期生存率

分组	中央型（%）		周围型（%）		P值
	10年生存率	15年生存率	10年生存率	15年生存率	
手术组	94.60±2.38	90.96±4.24	71.78±4.66	29.57±15.10	0.000
非手术组	81.4±7.14	56.43±14.70	69.84±7.78	32.59±13.70	0.50

经皮肺动脉去神经术（PADN-5）[8]是一项多中心、前瞻性、随机对照研究，将98例心力衰竭稳定且伴混合性毛细血管前、后性肺动脉高压患者随机分配为PADN组（48例）和西地那非组（西地那非＋假手术），（50例），结果表明PADN组患者6min步行距离增加83m，西地那非组增加15m（P＜0.001）。PADN组患者肺血管阻力明显降低，超声心动图测量的心功能参数的改善情况显著优于西地那非组。此外，共28例患者出现临床事件恶化终点，其中PADN组8例（16.7%），西地那非组20例（40.0%），PADN显著减少临床恶化终点事件的发生。

4.8.1.3　预后

2006年以前中国没有治疗PAH的靶向药物，IPAH及家族性PAH的1年、3年和5年生存率分别为68.0%、38.9%和20.8%[9]，进入靶向药物时代后IPAH的生存状况明显改善，1年和3年生存率分别为92.1%和75.1%[10]。

2006年5月～2014年12月在北京协和医院就诊的190例PAH-CTD患者中，包括SLE 111例、系统性硬化症（SSc）50例和原发性干燥综合征（pSS）29例，其1年、3年、5年生存率分别为87.1%，79.1%，62.9%。三类患者中PAH-SSc的预后最差（图4-8-1）[11]。

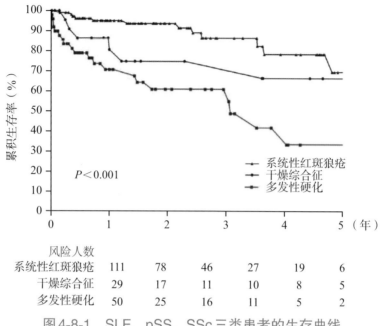

图4-8-1　SLE、pSS、SSc三类患者的生存曲线

台湾地区NHRID 2000年1月1日至2013年12月31日15 783例SLE患者的数据显示[4]，SLE患者诊断PAH后的1年、3年及5年生存率分别为87.7%，76.8%和70.1%。中国内地的一项多中心前瞻性队列研究在2006年11月至2016年5月共纳入310例PAH-SLE患者，其1年、3年及5年生存率分别为92.1%、84.8%及72.9%[12]。

台湾地区健康保险数据库1999～2011年的数据显示，PH患者1年、5年、10年的生存率分别为87.9%、72.5%、62.6%（图4-8-2）。在不同PH病因中，PH-COPD（HR = 3.2，95% CI: 2.76～3.71）和

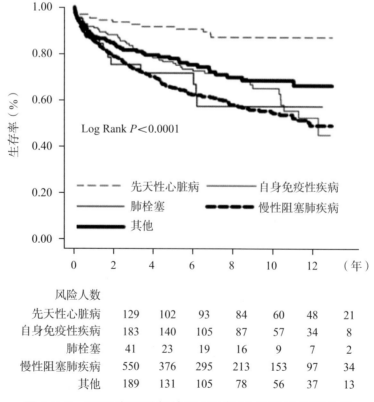

图4-8-2　不同病因引起的PH患者12年随访生存曲线

CTEPH（HR＝4.64，95% CI：2.74～7.87）患者的死亡风险最高（表4-8-2）[5]。

表 4-8-2　不同病因引起的PH患者死亡率

PH分组	N（例）	死亡（例）	PY（人·年）	发病率*	粗风险比(95% CI)	调整后风险比†（95% CI）
肺栓塞	41	14	189.13	74.02	3.91‡（2.31～6.62）	4.64‡（2.74～7.87）
结缔组织病	183	55	1030.41	53.38	2.85‡（2.18～3.74）	2.76‡（2.10～3.62）
先天性心脏病	129	14	931.90	15.02	0.82（0.48～1.39）	4.54‡（2.58～7.69）
慢性阻塞性肺病	550	209	2841.98	73.54	3.91‡（3.37～4.53）	3.20‡（2.76～3.71）
特发性	189	47	1012.00	46.44	2.48‡（1.85～3.31）	4.22‡（3.15～5.67）

注：*每1000人·年；†调整年龄、性别、高血压、糖尿病、高脂血症、冠心病；‡$P<0.01$

4.8.2　肺血栓栓塞症与深静脉血栓形成

肺栓塞（PE）是以各种栓子阻塞肺动脉或其分支为其发病原因的一组疾病或临床综合征的总称，包括肺血栓栓塞症（PTE）、脂肪栓塞综合征、羊水栓塞、空气栓塞、肿瘤栓塞等。其中PTE为PE的最常见类型，其血栓栓子多数来源于下肢深静脉血栓形成（DVT），PTE与DVT统称为静脉血栓栓塞症（VTE）。

4.8.2.1　发病率和死亡率

1997～2008年，中国60多家三甲医院16 972 182例住院患者中有18 206确诊为PE，PE的年发病率为0.1%。不同性别、年龄住院患者的PE发病率见表4-8-3。1997～2008年中国PE发病率和死亡率变化趋势见图4-8-3。南方和北方PE发病率和死亡率变化趋势见图4-8-4[13]。

表 4-8-3　不同性别和不同年龄住院患者肺栓塞的发病率

年龄（岁）	合计（%）	男性（%）	女性（%）
≤30	0.07（0.02～0.13）	0.12（0.06～0.21）	0.05（0.02～0.11）
31～40	0.06（0.02～0.12）	0.14（0.08～0.23）	0.03（0.01～0.09）
41～50	0.13（0.07～0.22）	0.16（0.09～0.25）	0.10（0.05～0.18）
51～60	0.12（0.06～0.21）	0.14（0.08～0.23）	0.10（0.05～0.18）
61～70	0.14（0.08～0.23）	0.19（0.11～0.29）	0.12（0.06～0.21）
≥71	0.10（0.05～0.18）	0.44（0.32～0.59）	0.05（0.02～0.11）
合计	0.11（0.05～0.19）	0.18（0.10～0.28）	0.07（0.02～0.13）

1998～2008年台湾地区健康保险研究数据库的数据显示[14]，40岁以上COPD患者中DVT的发病率为18.78/（10 000人·年）。校正其他危险因素后，COPD患者发生DVT的风险是非COPD患者的1.38倍［18.8/（10 000人·年）vs 13.3/（10 000人·年），95% CI：1.06～1.80］。

中国香港的一项登记注册研究[15]纳入2004年1月至2016年12月新诊断的VTE住院患者2214例，其中DVT患者1444例（65.2%）、PE患者770（34.8%）。在此13年间，VTE的发病率呈明显上升趋势，从2004年的28.1/（10万人·年）增长到2016年的48.3/（10万人·年）。活性性恶性肿瘤为VTE患者主要病因，比例从2005年的34.8%增长至2014年的60.9%，呈上升趋势。

中国VTE住院率和死亡率研究表明，2007年1月至2016年12月共纳入中国内地90家医院105 723例VTE患者，其中43 589例为PE合并DVT，62 134例为单纯DVT患者，年龄及性别校正后的住院率由2007

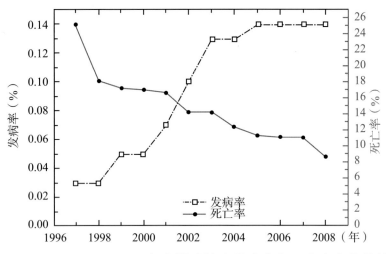

图4-8-3   1997～2008年中国肺栓塞发病率和死亡率变化趋势

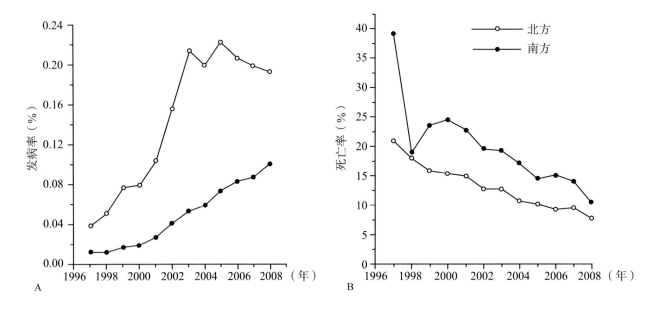

图4-8-4   南方和北方肺栓塞的发病率和死亡率变化趋势

年的3.2/10万增加至2016年17.5/10万，住院病死率由2007年4.7%降至2016年2.1%，住院时间从14d降至11d[16]。这项研究显示10年间中国VTE的住院率提高，但住院病死率下降，住院时间缩短，表明中国VTE的发病率升高，而诊断意识和治疗水平也得到明显提高（图4-8-5）。

4.8.2.2   VTE危险因素

VTE危险因素多种多样，包括遗传性和获得性危险因素，后者包括肾透析［透析患者PE总发病率为0.92/（1000人·年），约为未进行透析治疗患者［0.33/（1000人·年）］的3倍，血液透析患者PE发生风险明显高于腹膜透析患者[17]、COPD急性加重（VTE患病率6.8%[18]、PE患病率10.3%[19]）、非创伤性股骨头坏死（DVT风险是对照组的2.3倍[20]）、口服避孕药和因不孕症接受药物治疗（女性VTE的发生风险增加，危险比分别为1.14和1.996[21]）、阑尾切除术后［患者的症状性VTE的发病率显著高于未行阑尾切除术者，分别为5.90/（10 000人·年）和3.29/（10 000人·年）］[22]、肺癌术后（所有患者术后30d PE的发病

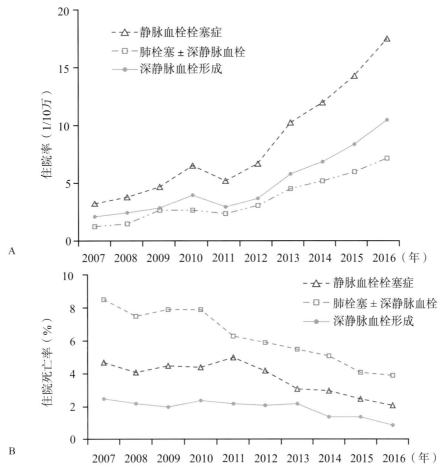

图 4-8-5　2007 年 1 月至 2016 年 12 月中国 VTE 住院率和住院死亡率

率为 0.53%，其中未接受抗凝治疗患者为 0.57%[23]）、肿瘤术后（PE 发病率为 1.5%，DVT 发病率为 2.4%，症状性 VTE 发病率为 3.1%[24]），以及单纯下肢骨折（术前超声 DVT 检出率为 30%，症状性 PE 发病率为 1.6%[25]）。

4.8.2.3　VTE 预防

DissolVE-2 研究[26] 从 2016 年 3 月至 9 月在中国 60 家三甲医院入选因内科或外科急症住院时间 ≥ 72h 的患者共 13 609 例（内科 6623 例，外科 6986 例）。根据第 9 版 Chest 指南将内科住院患者发生 VTE 风险分为低风险（63.4%）和高风险（36.6%），外科住院患者发生 VTE 风险分为低风险（13.9%）、中风险（32.7%）和高风险（53.4%）。外科住院患者的 VTE 主要危险因素是开放手术（52.6%），内科住院患者的 VTE 主要危险因素是急性感染（42.2%）。所有患者接受第 9 版 Chest 指南推荐的预防措施的比例为 14.3%（其中外科患者 19.0%，内科 9.3%），接受合适的预防措施的比例为 10.3%（其中外科患者 11.8%，内科 6.0%）。表明目前在国内对于住院患者 VTE 的风险管理仍十分不足，还有很大的改进空间（图 4-8-6）。

4.8.2.4　干预措施及意义

一项永久性腔静脉滤器的多中心前瞻性研究在 2002 年 1 月至 2013 年 1 月共纳入 1200 例因 DVT 置入滤器的患者，其中 62 例患者的滤器置于上腔静脉，1138 例置于下腔静脉，所有滤器均成功置入。平均随访 6 年（3 个月到 10 年），5 年通畅率为 90%，滤器置入后 30d 内死亡率为 0.5%，30d 之后的死亡率为 2.4%，没有 PE 和其他不良事件发生[27]。

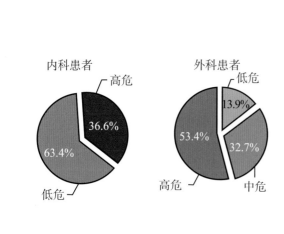

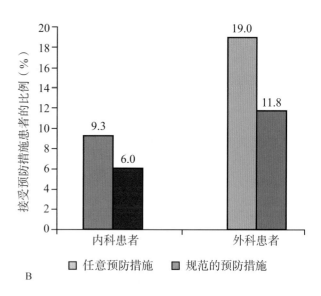

图4-8-6　内、外科患者的危险分层及接受预防措施的情况

注：A.内、外科患者发生VTE的危险分层。B.内、外科患者接受任意预防措施或规范的预防措施的比例

另一项关于非永久性下腔静脉滤器（IVCF）的单中心回顾性研究[28]纳入2003～2014年因下肢或骨盆骨折合并下肢DVT的患者2763人，共置入非永久性滤器823枚而未发生严重并发症，滤器平均留置14.2d后被成功取出。在置入可回收滤器的556位患者中，545位（98%）的滤器在平均留置16.3d后被顺利取出。置入滤器组患者的PE发病率显著低于对照组。

一项关于下肢骨折并发DVT的单中心回顾性研究[29]共纳入2003年1月至2017年12月3295位骨盆骨折和（或）下肢骨折合并DVT的患者。结果表明，置入IVCF者的PE发病率显著低于未置入IVCF者。在未置入IVCF的患者中，膝下DVT组与膝上DVT组患者的PE发病率分别为2.08%和3.17%，差异无统计学意义；抗凝治疗患者和无抗凝治疗者PE发病率分别为2.21%和1.94%，差异无统计学意义。

武汉一项关于经腹部超声（TAUS）引导下置入IVCF的单中心回顾性研究[30]共纳入因DVT在TAUS引导下置入IVCF的患者931人，所有滤器均成功置入，未发生操作相关并发症。提示TAUS引导下行IVCF置入简单、安全、有效，应广泛用于床旁IVCF置入操作。

参 考 文 献

[1] SIMONNEAU G, MONTANI D, CELERMAJER DS, et al. Haemodynamic definitions and updated clinical classification of pulmonary hypertension [J]. European respiratory journal, 2019 Jan 24. Doi: 10.1183/13993003.01913-2018.

[2] 董琳，何建国，柳志红，等. 成人肺动脉高压疾病特征的多中心临床研究 [J]. 中华医学杂志，2012，92（16）：1087-1090.

[3] LI M, WANG Q, ZHAO J, et al. Chinese SLE treatment and research group（CSTAR）registry：II. Prevalence and risk factors of pulmonary arterial hypertension in Chinese patients with systemic lupus erythematosus [J]. Lupus, 2014, 23（10）：1085-1091.

[4] CHEN H A, HSU T C, YANG S C, et al. Incidence and survival impact of pulmonary arterial hypertension among patients with systemic lupus erythematosus: a nationwide cohort study [J]. Arthritis research & therapy, 2019, 21（1）：82. Doi: 10. 1186/s13075-019-1868-0.

[5] CHANG W T, WENG S F, HSU C H, et al. Prognostic factors in patients with pulmonary hypertension-a nationwide cohort study [J]. Journal of the American heart association, 2016, 5（9）. e003579. https://doi.org/10.1161/JAHA.116.003579. Doi: 10.1161/JAHA.116.003579.

[6] LI J, ZHUANG Q, ZHANG XM, et al. Prevalence and prognosis of portopulmonary hypertension in 223 liver transplant recipients [J]. Canadian respiratory journal, 2018, 2018: 9629570. Doi: 10.1155/2018/9629570.

［7］GAN H L，ZHANG J Q，BO P，et al. The actuarial survival analysis of the surgical and non-surgical therapy regimen for chronic thromboembolic pulmonary hypertension［J］. Journal of thrombosis and thrombolysis，2010，29（1）：25-31.

［8］ZHANG H，ZHANG J，CHEN M，et al. Pulmonary artery denervation significantly increases 6-min walk distance for patients with combined pre- and post-capillary pulmonary hypertension associated with left heart failure：The PADN-5 Study［J］. Journal of the American college of cardiology-cardiovascular interventions，2019，12（3）：274-284.

［9］JING Z C，XU X Q，HAN Z Y，et al. Registry and survival study in chinese patients with idiopathic and familial pulmonary arterial hypertension［J］. Chest，2007，132（2）：373-379.

［10］ZHANG R，DAI L Z，XIE W P，et al. Survival of Chinese patients with pulmonary arterial hypertension in the modern treatment era. Chest［J］，2011，140（2）：301-309.

［11］ZHAO J，WANG Q，LIU Y，et al. Clinical characteristics and survival of pulmonary arterial hypertension associated with three major connective tissue diseases：A cohort study in China［J］. International journal of cardiology，2017，236：432-437.

［12］QIAN J，LI M，ZHANG X，et al. Long-term prognosis of patients with systemic lupus erythematosus-associated pulmonary arterial hypertension：CSTAR-PAH cohort study［J］. European respiratory journal，2019，53（2）：1800081. Doi：10.1183/13993003.00081-2018.

［13］YANG Y，LIANG L，ZHAI Z，et al. Pulmonary embolism incidence and fatality trends in Chinese hospitals from 1997 to 2008：a multicenter registration study［J］. PloS one，2011，6（11）：e26861. Doi：10.1371/journal.pone.0026861.

［14］CHEN C Y，LIAO K M. The incidence of deep vein thrombosis in Asian patients with chronic obstructive pulmonary disease［J］. Medicine，2015，94（44）：e1741.Doi：10.1097/MD.0000000000001741.

［15］HUANG D，CHAN P H，SHE H L，et al. Secular trends and etiologies of venous thromboembolism in Chinese from 2004 to 2016［J］. Thrombosis research，2018，166：80-85.

［16］ZHANG Z，LEI J，SHAO X，et al. Trends in hospitalization and in-hospital mortality from VTE，2007 to 2016，in China［J］. Chest，2019，155（2）：342-353.

［17］WANG I K，SHEN T C，MUO C H，et al. Risk of pulmonary embolism in patients with end-stage renal disease receiving long-term dialysis［J］. Nephrology，dialysis，transplantation，2017，32（8）：1386-1393.

［18］PANG H，WANG L，LIU J，et al. The prevalence and risk factors of venous thromboembolism in hospitalized patients with acute exacerbation of chronic obstructive pulmonary disease［J］. Clinical respiratory journal，2018，12（11）：2573-2580.

［19］李有霞，郑则广，刘妮，等. 慢性阻塞性肺疾病急性加重伴肺动脉栓塞的危险因素分析［J］. 中华结核和呼吸杂志，2016，39（4）：298-303.

［20］SUNG P H，CHIANG H J，YANG Y H，et al. Nationwide study on the risk of unprovoked venous thromboembolism in non-traumatic osteonecrosis of femoral head［J］. International orthopaedics，2018，42（7）：1469-1478.

［21］GE S Q，TAO X，CAI L S，et al. Associations of hormonal contraceptives and infertility medications on the risk of venous thromboembolism，ischemic stroke，and cardiovascular disease in women［J］. Journal of investigative medicine，2019，67（4）：729-735.

［22］CHUNG W S，CHEN Y，CHEN W，et al. Incidence and risk of venous thromboembolism in patients following appendectomy：a nationwide cohort study［J］. Journal of thrombosis and thrombolysis，2019，48（3）：483-490.

［23］LI Y P，SHEN L，HUANG W，et al. Prevalence and Risk Factors of Acute Pulmonary Embolism in Patients with Lung Cancer Surgery［J］. Seminars in thrombosis and hemostasis，2018，44（4）：334-340.

［24］XU J X，DONG J，REN H，et al. Incidence and risk assessment of venous thromboembolism in cancer patients admitted to intensive care unit for postoperative care［J］. Journal of B. U. ON. 2018，23（1）：500-506.

［25］WANG H，KANDEMIR U，LIU P，et al. Perioperative incidence and locations of deep vein thrombosis following specific isolated lower extremity fractures［J］. Injury，2018，49（7）：1353-1357.

［26］ZHAI Z，KAN Q，LI W，et al. VTE risk profiles and prophylaxis in medical and surgical inpatients：the identification of Chinese hospitalized patients' risk profile for venous thromboembolism（DissolVE-2）-a cross-sectional study［J］. Chest，2019，155（1）：114-122.

［27］ZHANG F，LI D，LIU J，et al. The VenaTech LP permanent caval filter：effectiveness and safety in the clinical setting in three Chinese medical centers［J］. Thrombosis research，2015，136（1）：40-44.

［28］PAN Y，ZHAO J，MEI J，et al. Evaluation of nonpermanent inferior vena cava filter placement in patients with deep venous thrombosis after lower extremity fracture：A single-center retrospective study［J］. Phlebology，2016，31（8）：564-572.

［29］PAN Y，MEI J，WANG L，et al. Investigation of the incidence of perioperative pulmonary embolism in patients with be-low-knee deep vein thrombosis after lower extremity fracture and evaluation of retrievable inferior vena cava filter deployment in these patients［J］. Annals of vascular surgery，2019，60：45-51.

［30］QIN X，LU C，REN P，et al. New method for ultrasound-guided inferior vena cava filter placement［J］. Journal of vascular surgery venous and lymphatic disorders，2018，6（4）：450-456.

4.9　主动脉和外周动脉疾病

4.9.1　主动脉疾病

主动脉疾病包括主动脉夹层、主动脉壁内血肿、主动脉溃疡、主动脉瘤、主动脉缩窄、主动脉闭塞等，本节就对人群健康损害最大、资源消耗最多、临床最为常见的主动脉夹层和腹主动脉瘤进行深入分析。

4.9.1.1　主动脉夹层

（1）发病率

近年来中国主动脉夹层的发病率有上升趋势。中国台湾地区报道的主动脉夹层年发病率约为4.3/10万[1]。根据2011年中国健康保险数据进行估测，大陆急性主动脉夹层年发病率约为2.8/10万，男性明显高于女性（3.7/10万 vs 1.5/10万，$P < 0.001$），患者平均发病年龄为58.9岁[2]，低于西方国家急性主动脉夹层国际注册研究显示的63.1岁[3]。此外，根据国家卫生健康委员会医院质量监测系统（HQMS）的数据，中国大陆接受胸主动脉腔内修复术（TEVAR）的患者平均年龄为56岁，其中75%诊断为Stanford B型主动脉夹层。国内一项主动脉夹层注册研究（Sino-RAD）结果显示，中国主动脉夹层患者平均年龄约为51.8岁[4]，患病年龄较欧美国家年轻10岁左右，高血压控制率低可能是其主要原因。

（2）危险因素

高血压：国人主动脉夹层患者高血压患病率为78.6%[5]，中国巨大的高血压人口基数和较低的高血压控制率被认为是主动脉夹层最为重要的病因和危险因素。

基因突变：基因突变导致的主动脉壁先天发育缺陷，也是国人罹患主动脉夹层的重要原因，以原纤维蛋白（FBN）-1基因突变导致的马方综合征为典型代表。随着国内分子诊断技术的发展成熟，针对该类疾病，检测基因突变、家系筛查、早期干预、预防夹层和破裂已经成为本领域共识[6]。

空气污染：除公认的诸多危险因素以外，国内学者最新研究显示空气污染可能与急性主动脉夹层相关，当$PM_{2.5}$高于WHO空气质量准则规定的上限（日均37.5μg/m³）时，每增加10 μg/m³，急性主动脉夹层就诊数量增加4.84%，尤其在老龄、男性患者，以及寒冷季节中表现最为明显[7]。

（3）临床表现

中国一项注册研究表明，疼痛为主动脉夹层最普遍的主诉，88.1%的夹层患者发病时有疼痛症状，70.3%的患者为突发疼痛。Stanford A型夹层患者有疼痛表现者占89.4%，其中前胸痛76.3%，背痛56.5%，迁移痛12.3%；Stanford B型夹层中背痛占73.8%，腹痛占14.2%[8]。

（4）死亡率

未经手术治疗的急性Stanford A型主动脉夹层发病24h内死亡率每小时增加1%～2%，发病1周死亡率超过70%。急性Stanford B型主动脉夹层死亡率相对较低，经最佳药物治疗，5年生存率约为60%[9]。

国内文献报道的Stanford A型主动脉夹层的手术死亡率为3.1%～15.5%，术后早期并发症主要有呼吸系统并发症、神经系统并发症、脏器功能不全（如急性肾衰竭、出血、感染）等[9]。有单中心报道803例Stanford A型主动脉夹层外科手术结果，总手术死亡率为6.5%，呼吸系统并发症、肾衰竭、开胸止血、脊髓损伤和脑卒中的发生率分别为15.57%、3.4%、3.1%、2.4%和2.0%[10]。Meta分析显示，我国B型主动脉夹层TEVAR手术成功率为99.1%，院内总死亡率为1.6%，随访死亡率为2.3%[11]。

（5）治疗

国内一项注册登记研究显示，对于A型主动脉夹层，单纯药物治疗率为35.6%，死亡率为42.5%；外科手术治疗率为52.6%，死亡率为5.3%；而对于B型主动脉夹层，单纯药物治疗率为21.3%，死亡率为9.8%；外科手术治疗率为4.4%，死亡率为8.0%；腔内治疗率为69.6%，死亡率为2.5%[4]。该数据提示，A型夹层和B型夹层应分别首选外科手术和腔内修复术进行治疗。

（6）住院费用及时间

不同类型主动脉夹层的手术方式不同，其住院天数与住院费用各不相同。HQMS数据显示，2017年中国TEVAR手术平均住院日中位数为14d，平均住院费用为15.25万元；单纯带主动脉瓣人工血管升主动脉替换术（Bentall手术）平均住院日中位数约为18d，平均住院费用为13.86万元；全主动脉弓人工血管置换术患者平均住院日中位数约为19d，平均住院费用为23.03万元（图4-9-1）。

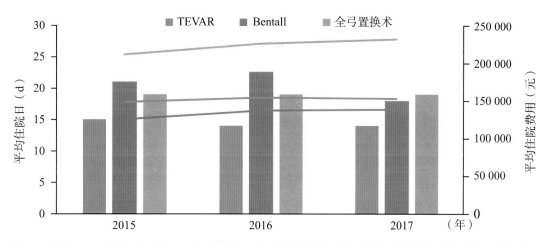

图4-9-1　2015～2017年主动脉夹层不同手术方式患者住院天数（柱状图）及平均住院费用（线形图）

4.9.1.2　腹主动脉瘤

（1）患病率

对中国中部地区3个城市及2个农村社区共5402位≥40岁具有相关危险因素的人群筛查发现，腹主动脉瘤患病率为0.33%，男性高于女性（0.55% vs 0.14%）；年龄在55～75岁的人群腹主动脉瘤患病率高于其他年龄段（0.51% vs 0.11%，$P=0.016$）[12]。

（2）危险因素

国内一项研究表明，吸烟是腹主动脉瘤的重要独立危险因素，吸烟者的发病风险是非吸烟者的5.23倍；高血压、血脂异常、血清超敏C反应蛋白和同型半胱氨酸过高也与腹主动脉瘤具有相关性[13]。

（3）并发症

腹主动脉瘤瘤体破裂是该疾病最严重的并发症，腹主动脉瘤瘤体直径＞5cm，瘤体破裂率为20%；瘤体直径＞6cm，瘤体破裂率增加到40%。瘤体一旦破裂，风险极高，死亡率可高达90%[14]。

一项关于国人腹主动脉瘤增长速度的Meta分析表明，中国人群腹主动脉瘤的年生长速度为0.18～0.75cm，瘤体直径越大，生长速度越快。动脉瘤直径为3.0～3.9cm，4.0～5.9cm和≥6.0cm的个体，瘤体平均年生长速度分别为0.21cm、0.38cm和0.71cm。进一步分析发现，小瘤体（直径3.0～4.9cm）平均年生长速度为0.28cm，大瘤体（直径≥5.0cm）为0.75cm[15]。

（4）就诊时间

大多数腹主动脉瘤无症状，患者无意中或在查体时发现腹部搏动性包块，从而进一步就医。破裂性腹主动脉瘤由于具有腹痛症状，就医一般较为迅速，部分患者由于先到普外科等相关科室排查腹痛原因，或由于基层向上级医院转诊等因素，发病数日或更长时间方到专科就诊。

（5）预防及监测

针对病因，预防腹主动脉瘤最为主要的措施包括控制高血压和动脉粥样硬化的危险因素，戒烟，生活方式干预，定期体检、监测等。

无症状腹主动脉瘤通常为体检发现，如果瘤体直径＜4cm，建议每2～3年进行一次彩色多普勒超声检查；如果瘤体直径为4～5cm，建议每年至少行一次超声或CTA检查；一旦发现瘤体＞5cm（男性）或＞4.5cm（女性），或瘤体增长速度过快（＞1厘米/年），则需要尽快手术治疗[14]。一旦确诊，在观察期间应严格戒烟，同时注意控制血压和心率。

（6）治疗

药物治疗：口服β受体阻滞剂是目前唯一有效的腹主动脉瘤保守治疗药物。

开放手术：在腔内治疗普及之前，腹主动脉瘤切除、人造血管移植术是治疗腹主动脉瘤的经典手术方案，对于全身状况良好，可以耐受外科手术的患者，尤其是中青年患者，开放手术仍然是治疗腹主动脉瘤的标准术式。目前，腹主动脉瘤择期开放手术死亡为2%～8%，破裂腹主动脉瘤的手术死亡率为40%～70%。肾下型腹主动脉瘤，其手术的5年存活率为60%～75%，10年存活率为40%～50%[14]。

腔内治疗：腹主动脉瘤的腔内治疗术后存活率很大程度上取决于术前的高危因素。高危和普通患者术后3年存活率差别明显，分别是68%和83%。主要并发症有内漏和支架移植物移位、扭转、闭塞、感染等[14]。通过分析中国1979年1月至2010年12月有关腹主动脉瘤的治疗，发现高龄患者更多选择了腹主动脉腔内修复术（EVAR）；开放手术成功率与EVAR相比无明显差异（$P=0.086$）；在术中死亡率、术后30d死亡率、平均手术时间、平均术中出血及输血量和平均住院时间方面，EVAR均优于开放手术（$P<0.05$）[16]。

针对最为凶险的破裂性腹主动脉瘤，目前国内外整体倾向于首选腔内治疗，但也有不同声音。国内有单中心分析2005～2015年在该医院治疗的破裂性腹主动脉瘤患者发现，70.6%接受了开放手术治疗，29.4%接受了腔内治疗；血流动力学稳定的患者30d死亡率为23.6%，其中开放手术为25.6%，腔内修复术为18.8%（$P=0.585$）；而血流动力学不稳定的患者30d死亡率为42.6%，其中开放手术为45.5%、腔内修复术为35.7%（$P=0.537$）。开放手术的住院费用明显低于腔内修复术。接受腔内治疗的患者与接受开放手术治疗的患者相比，死亡率略低，但可能限于手术例数，并未发现统计学意义上的显著差异[17]。

（7）住院费用及时间

HQMS数据显示，2017年中国腹主动脉人工血管置换术患者平均住院日中位数为18d，平均住院费用为11.23万元；2017年EVAR手术平均住院费用为15.42万元，其平均住院日中位数由2015年的15d下降至2017年的12d（图4-9-2）。

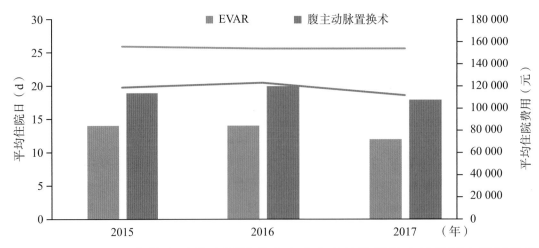

图4-9-2 2015～2017年腹主动脉瘤不同手术方式患者住院天数（柱状图）及平均住院费用（线形图）

4.9.1.3　主动脉微创治疗技术

近年来，主动脉疾病外科、腔内和杂交手术量稳步增加，各类治疗技术不断普及。

对于累及主动脉根部或升主动脉的患者，以及锚定区不足的主动脉弓部病变患者，开放手术可以予以解剖重建，拥有较好的中远期随访结果，但手术创伤大，手术死亡率和技术推广难度相对较高。另一方面，血管腔内微创技术飞速发展，以TEVAR、EVAR为代表的主动脉腔内微创手术所占比例和绝对数量增长最为显著。在HQMS系统中，选择稳定上报高质量医疗数据的医院进行分析，结果发现全国20多个省份309家医院的TEVAR、EVAR手术总量由2015年的9997例上升到2017年的14 090例（图4-9-3）。

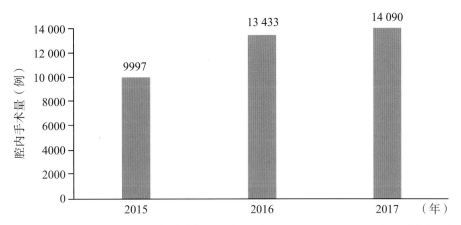

图4-9-3　2015～2017年中国309家医院TEVAR、EVAR手术总量变化

但在全国TEVAR、EVAR手术整体规模增长的同时，不同医院手术数量悬殊、医疗质量差异较大成为近年来比较突出的问题，HQMS系统的官方数据显示，国内开展TEVAR手术的医院中，38%年手术量小于5台。2018年国家心血管病专业质控中心专家委员会血管外科专家工作组发表了《胸主动脉腔内修复手术质量评价指标体系的中国专家共识》[18]和《腹主动脉腔内修复手术质量评价指标体系的中国专家共识》[19]，列出了质量评价指标，为TEVAR、EVAR手术质量控制指明了方向。

参 考 文 献

［1］YU H Y，CHEN Y S，HUANG S C，et al. Late outcome of patients with aortic dissection：study of a national database［J］. European journal of cardiothoracic surgery，2004，25（5）：683-690.

［2］XIA L，LI J H，ZHAO K，et al. Incidence and in-hospital mortality of acute aortic dissection in China：analysis of China Health Insurance Research（CHIRA）data 2011［J］. Journal of geriatric cardiology，2015，12（5）：502-506.

［3］HAGAN P G，NIENABER C A，ISSELBACHER E M，et al. The International Registry of Acute Aortic Dissection（IRAD）：new insights into an old disease［J］. Journal of the American medical association，2000，283（7）：897-903.

［4］WANG W，DUAN W，XUE Y，et al. Clinical features of acute aortic dissection from the registry of aortic dissection in China［J］. Journal of thoracic cardiovascular surgery，2014，148（6）：2995-3000.

［5］WU J L，ZHANG L，QIU J T，et al. Morphological features of the thoracic aorta and supra-aortic branches in patients with acute type A aortic dissection in China［J］. Interactive cardiovascular and thoracic surgery，2018，27（4）：555-560.

［6］国家心血管病专家委员会血管外科专业委员会. 遗传性胸主动脉瘤/夹层基因检测及临床诊疗专家共识［J］. 中国循环杂志，2019，34（4）：319-325.

［7］CHEN J，LV M，YAO W，et al. Association between fine particulate matter air pollution and acute aortic dissections：A time-series study in Shanghai，China［J］. Chemosphere，2020，243：125357. Doi：10.1016/j.chemosphere.2019.125357.

［8］李杨，刘思奇，段维勋，等. 急性主动脉夹层临床特征的分析［J］. 中国循证心血管医学杂志，2013，5（6）：588-

592，614.

［9］中国医师协会心血管外科分会大血管外科专业委员会. 主动脉夹层诊断与治疗规范中国专家共识［J］. 中华胸心血管外科杂志，2017，33（11）：641-654.

［10］MA W G, ZHENG J, ZHANG W, et al. Frozen elephant trunk with total arch replacement for type A aortic dissections: Does acuity affect operative mortality?［J］. Journal of thoracic cardiovascular surgery，2014，148（3）：963-970.

［11］XIONG J, CHEN C, WU Z, et al. Recent evolution in use and effectiveness Chinese mainland of thoracic endovascular aortic repair of type B aortic dissection［J］. Scientific reports，2017，7（1）：17350. Doi：10.1038/s41598-017-17431-w.

［12］LI K, ZHANG K, LI T, et al. Primary results of abdominal aortic aneurysm screening in the at-risk residents in middle China［J］. BMC cardiovascular disorders，2018，18（1）：60. https：//bmccardiovascdisord. biomedcentral. com/articles/10.1186/s12872-018-0793-5. Doi：10.1186/s12872-018-0793-5.

［13］左尚维，隗瑛琦，陈峰，等. 腹主动脉瘤危险因素的病例对照研究［J］. 北京大学学报（医学版），2014，（3）：412-416.

［14］中华医学会外科学分会血管外科学组. 腹主动脉瘤诊断与治疗指南［J］. 中国实用外科杂志，2008，28（11）：916-918.

［15］HUANG T, LIU S, HUANG J, et al. Meta-analysis of the growth rates of abdominal aortic aneurysm in the Chinese population［J］. BMC cardiovascular disorders，2019，19（1）：204.

［16］WANG S W, LIN Y, YAO C, et al. Comparison of clinical curative effect between open surgery and endovascular repair of abdominal aortic aneurysm in China［J］. Chinese medical journal（English），2012，125（10）：1824-1831.

［17］WANG T, ZHAO J, YUAN D, et al. Comparative effectiveness of open surgery versus endovascular repair for hemodynamically stable and unstable ruptured abdominal aortic aneurysm［J］. Medicine（Baltimore），2018, Jul；97（27）：e11313. Doi：10.1097/MD.0000000000011313.

［18］国家心血管病专业质控中心专家委员会血管外科专家工作组. 胸主动脉腔内修复手术质量评价指标体系的中国专家共识［J］. 中国循环杂志，2018，33（7）：627-630.

［19］国家心血管病专业质控中心专家委员会血管外科专家工作组. 腹主动脉腔内修复手术质量评价指标体系的中国专家共识［J］. 中国普通外科杂志，2018，27（6）：669-673.

4.9.2 外周动脉疾病

外周动脉疾病（PAD）是指除颅内动脉、冠状动脉和主动脉外的所有部位动脉的疾病。PAD的主要病因是动脉粥样硬化（AS），其他还包括血栓、大动脉炎、纤维肌性发育不良、夹层、外伤或外源性压迫等。本节对下肢动脉疾病（LEAD）、颈动脉粥样硬化性疾病（CAD）、肾动脉狭窄（RAS）及锁骨下动脉狭窄这四种最常见的PAD进行报告。

4.9.2.1 下肢动脉疾病

（1）患病率

流行病学调查显示，LEAD患病率差别很大，年龄、地区、疾病状态均影响患病率的高低（表4-9-1），浙江舟山渔民的患病率最低[1]，慢性肾脏疾病（CKD）人群的患病率最高[2]。一项中国大陆地区的分层随机抽样调查显示，≥35岁的自然人群LEAD患病率为6.6%，据此推测中国LEAD患者约为4530万[3]。

表4-9-1 中国下肢动脉疾病患病率的流行病学调查结果

人群（调查发表年份）	调查人数（例）	年龄（岁）	患病率（%）		
			男性	女性	合计
北京万寿路地区老年居民（2004年）[4]	2124	60～95	12.7	18.1	16.4

人群（调查发表年份）	调查人数（例）	年龄（岁）	患病率（%）		
			男性	女性	合计
浙江舟山渔民（2005年）[1]	2668	≥35	3.0	1.2	2.1
代谢综合征人群（2006年）[5]	2115	32~91	21.7	23.4	22.5
高血压人群（2006）[6]	3047	−	−	−	27.5
社区自然人群（2009年）[7]	21 152	≥18	1.8	4.3	3.0
慢性肾脏病人群（2010年）[2]	3732	≥35	−	−	41.9
2型糖尿病人群（2018年）[8]	10 681	≥50	−	−	21.2
全国自然人群（2019年）[3]	30 025	≥35	6.3	7.0	6.6

注：表中LEAD的诊断标准均为臂踝指数（ABI）＜0.90

（2）并发症和危险因素

LEAD是全身AS的重要窗口，18%的LEAD患者并存冠心病[7]，30%的冠心病患者和33%的缺血性脑卒中患者并存LEAD[5]，其早期检出与治疗对全身动脉粥样硬化性心血管疾病（ASCVD）诊治有重要价值，然而中国人群中无症状的LEAD约占95%[3]。LEAD患者的死亡率明显高于同龄非LEAD人群，且随臂踝指数（ABI）的减低逐步增高。有研究[9]报道了3210例动脉粥样硬化高危人群不同ABI分级3年随访的死亡率情况（图4-9-4），其中ABI≤0.4组与1.0~1.4组比较，全因死亡率增加2倍（95% CI：1.936~4.979），心血管疾病死亡率增加4倍（95% CI：2.740~8.388）。

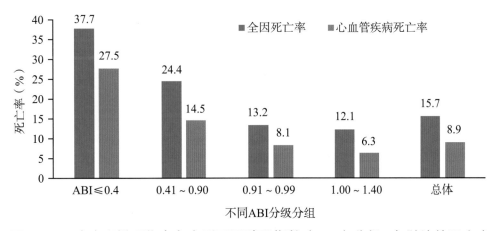

图4-9-4　动脉粥样硬化高危人群不同臂踝指数（ABI）分级3年随访的死亡率

中国人群LEAD的主要危险因素有吸烟、高血压、高胆固醇血症和2型糖尿病。其中，吸烟的致病性特别强，当前吸烟导致LEAD的OR值为2.62（95% CI：1.44~4.76）[10]；二手烟具有量效效应，每周暴露于二手烟时间超过25h的OR值为7.86（95% CI：2.00~30.95）[11]。LEAD的其他危险因素包括老龄、教育水平低、冠心病、汉族、农村居民、大量饮酒、高敏感C反应蛋白（hs-CRP）升高、尿酸升高、CKD、高同型半胱氨酸血症等。

（3）治疗

LEAD治疗包括控制危险因素、药物治疗、血运重建（经皮腔内介入及外科手术治疗）和运动锻炼。人群研究显示，1.9%的中国LEAD患者接受了血运重建[3]，据此估测实施血运重建的例数约为86万。一项单中心研究回顾性分析2002年1月至2011年12月1613例LEAD患者外科治疗方法及预后的变化，提示随着介入新器材的不断面世，LEAD患者接受动脉腔内介入治疗的比例逐渐增加，患者的保肢率提高。

2002～2006年接受介入治疗的患者比例为20.1%、接受传统手术治疗的患者比例为47.5%，2007～2011年介入治疗增加至68.7%、而传统手术治疗比例为18.5%[12]。

单中心长段髂动脉慢性闭塞（CTO）支架置入术的临床疗效和通畅性的研究结果提示：技术成功率为96.5%（247/256），1年的一期通畅率、辅助治疗下的一期通畅率和二级通畅率分别为95.1%、98.4%、99.2%，2年的一期通畅率、辅助治疗下的一期通畅率和二级通畅率分别为91.9%、95.6%、97.5%，主要并发症为6.6%、小并发症为4.7%[13]。股腘动脉长段病变和膝下动脉介入治疗再狭窄率较高，但随着新型支架系统的出现，对于有症状的股腘动脉及膝下动脉的介入治疗效果令人鼓舞，单中心研究显示介入治疗成功率100%，术后6、12、24、30个月的一期通畅率分别为86.7%±3.1%、81.4%±3.7%、79.9%±4.0%、77%±3.0%[14]。

4.9.2.2　颈动脉粥样硬化性疾病

（1）患病率

2018年中国卒中预防项目（CSPP）在全国进行卒中高危人群筛查，研究共收集106 918例40岁及以上城乡社区居民的颈动脉超声检查结果进行分析（表4-9-2）[15]。数据显示，中国40岁及以上人群中，颈动脉中度及以上狭窄的患病率为0.5%，随年龄增长，狭窄检出率增高；农村检出率高于城市；中部地区狭窄检出率最高。其次为东部地区，最低的为西部地区；随狭窄程度增加，调查对象的脑卒中风险升高，中度、重度及以上狭窄者脑卒中风险是无狭窄者的1.65倍（95% CI：1.20～2.29）和2.86倍（95% CI：1.83～4.46）。

2015年6月至2016年5月，由多家单位参与的全国多中心登记研究纳入因缺血性脑卒中住院治疗的患者9346例。其中颈总动脉中度及以上狭窄患病率为0.9%，颅外段颈内动脉中度及以上狭窄患病率为6.9%，颅内段颈内动脉中度及以上狭窄患病率为1.1%[16]。不同人群颈动脉狭窄患病率见表4-9-3。

表4-9-2　2014～2015年中国城乡地区不同性别和年龄人群颈
动脉狭窄患病率情况［n，%（95% CI）］

项别	狭窄＜50%		狭窄50%～69%		狭窄≥70%	
	患病例数	加权患病率	患病例数	加权患病率	患病例数	加权患病率
合计	105 661	99.5（99.3～99.7）	915	0.4（0.2～0.6）	342	0.1（0.0～0.2）
性别						
男性	48 801	99.4（99.1～99.7）	580	0.4（0.2～0.7）	234	0.2（0.1～0.3）
女性	56 860	99.5（99.2～99.8）	335	0.5（0.2～0.7）	108	0.1（0.0～0.1）
年龄（岁）						
40～	14 775	100.0（100.0～100.0）	21	0.0（0.1～0.1）	7	0.0（0.0～0.1）
50～	29 585	99.7（99.5～99.9）	130	0.2（0.0～0.5）	66	0.0（0.0～0.1）
60～	38 137	99.3（98.9～99.6）	371	0.6（0.3～1.0）	128	0.1（0.1～0.2）
70～	23 164	98.1（97.0～99.2）	393	1.4（0.4～2.4）	141	0.4（0.1～0.8）
城乡						
农村	54 720	99.2（98.9～99.6）	437	0.7（0.3～1.0）	159	0.1（0.0～0.2）
城市	50 941	99.7（99.5～99.8）	478	0.2（0.1～0.4）	183	0.1（0.0～0.2）
地区						

续表

项别	狭窄＜50%		狭窄50%～69%		狭窄≥70%	
	患病例数	加权患病率	患病例数	加权患病率	患病例数	加权患病率
东部	48 200	99.6（99.5～99.7）	451	0.3（0.2～0.4）	168	0.1（0.0～0.1）
中部	32 186	99.0（98.5～99.5）	296	0.8（0.3～1.3）	122	0.2（0.0～0.3）
西部	25 275	99.9（99.8～99.9）	168	0.1（0.1～0.1）	52	0.0（0.0～0.1）
危险分层						
低	5888	99.6（99.3～99.8）	10	0.3（0.1～0.6）	5	0.1（0.0～0.2）
中	2724	99.4（99.0～99.8）	15	0.5（0.1～0.9）	4	0.1（0.0～0.1）
高	70 068	99.2（99.1～99.2）	527	0.6（0.6～0.7）	169	0.2（0.2～0.2）
TIA	11 769	99.2（99.0～99.5）	69	0.6（0.4～0.8）	29	0.1（0.1～0.2）
脑卒中	15 212	97.5（97.1～97.8）	294	1.7（1.5～2.0）	135	0.8（0.6～1.0）

表4-9-3 不同人群颈动脉粥样硬化性中度及以上狭窄患病率

项目名称	调查年份	人群特点	样本量（n）	检查方法	颈动脉狭窄≥50%的患病率
中国汉族人群颅颈动脉狭窄社区研究[17]	2010～2011	≥40岁、无症状、汉族	5224	颈动脉超声＋经颅多普勒超声	18.1%（颅内外颈动脉狭窄）
台湾地区中老年颈动脉斑块及狭窄社区研究	2010～2012	40～74岁健康人群	1539	颈动脉超声	2.3%
中国人群动脉粥样硬化风险评价研究-2（CARE-Ⅱ）[18]	2012～2015	2周内曾发生前循环缺血症状	1047	颈动脉磁共振成像	18.9%
东营地区城乡居民颈动脉粥样硬化现状研究[19]	2014～2015	≥45岁常住城乡居民	10 182	颈动脉超声	1.2%
中国农村居民颈动脉狭窄调查研究[20]	—	≥30岁、无症状、随机抽取	2598	颈动脉超声＋经颅多普勒超声	2.2%

（2）危险因素

颈动脉粥样硬化性狭窄的危险因素包括传统危险因素（性别、年龄、高血压、糖尿病、血脂异常、肥胖、吸烟、同型半胱氨酸血症等）和遗传因素。中国卒中预防项目对84 880位年龄≥40岁人群的横断面研究显示[21]，颈动脉粥样硬化性狭窄的危险因素包括年龄大（50～59岁、60～69岁、≥70岁 vs 40～49岁，OR值分别为2.01、4.29、5.75）、男性性别（vs女性，OR值1.10）、农村居民（vs城市，OR值1.77）、吸烟（已戒烟、目前吸烟vs从不吸烟，OR值分别为1.58和1.52）、饮酒（经常酗酒、偶尔饮酒 vs 不饮酒，OR值分别为1.44和1.21）、缺乏运动（vs规律运动，OR值1.30）、肥胖（vs 正常体重，OR值1.27）、高血压（vs 正常血压，OR值1.43）、糖尿病（vs 非糖尿病，OR值1.39）、血脂异常（vs 血脂正常，OR值1.65）。

（3）评价手段和风险预测

颈动脉粥样硬化性狭窄与短暂性脑缺血发作和缺血性脑卒中密切相关。中国人群动脉粥样硬化风险评价研究-2（CARE-Ⅱ）发现，在近期发生脑血管事件的患者中，高危颈动脉粥样硬化斑块（指颈动脉磁共振扫描提示斑块表面破裂、脂质坏死核心＞40%或斑块内出血）的检出率为28%，是严重颈内动脉狭窄（狭窄程度≥50%）的1.5倍。而2/3有高危颈动脉粥样硬化斑块的患者其管腔狭窄程度＜50%。在识别高危斑块上，最大管壁厚度的预测能力优于管腔狭窄［曲线下面积（AUC）：0.93 vs 0.81］[19]。多因素分析显示，在2型糖尿病患者中，脂质坏死核心＞22%与急性脑梗死显著相关（OR＝12.5；95% CI：2.81～55.43）[22]。

颈内动脉斑块是继发性认知功能损害的危险因素，但其关联性及是否可通过预防脑卒中来预防认知障碍尚需进一步研究。急性缺血性脑卒中患者氧化应激水平研究（SOS-Stroke）纳入3116例患者，应用颈动脉超声评估受试者斑块特点，以简易智能精神状态检查量表作为认知功能评价指标分析两者相关性，结果显示：颈内动脉斑块数量（≥2个）、出现斑块的颈动脉节段数量（≥2个），以及斑块特点（低回声）均和认知功能障碍呈正相关（OR值分别为1.47、1.48、2.05）[23]。

（4）治疗

改善生活方式、控制危险因素是防治颈动脉粥样硬化性狭窄及其合并症的基础。对于药物治疗效果欠佳、脑卒中风险高的颈动脉狭窄患者，可依据情况给予血运重建治疗，具体术式包括颈动脉内膜剥脱术（CEA）、颅内外血管旁路移植术、颈动脉支架置入术（CAS）等。根据《2018中国脑卒中防治报告》提供的数据，近年来CEA总体手术量稳步增加，例数由2014年的2024例增加到2018年的5267例，严重并发症发生率保持在较低水平，由3.6%降至2.8%。CAS在中国已开展较为广泛，2017年各级脑卒中中心年开展已超万例，严重并发症发生率据2016年统计上报仅为1.9%左右。2010～2017年中国具备实施CEA能力的基地医院数量和CEA手术数量见图4-9-5和图4-9-6。

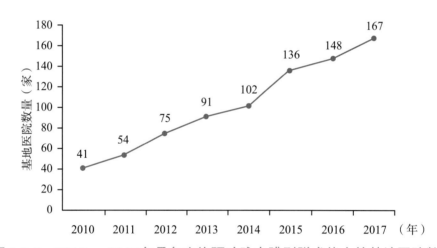

图4-9-5　2010～2017年具备实施颈动脉内膜剥脱术能力的基地医院数量

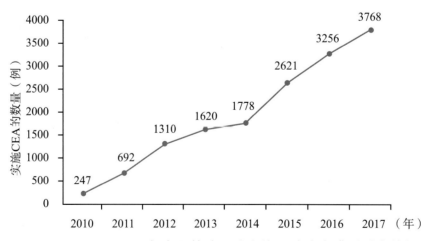

图4-9-6　2010～2017年全国基地医院实施颈动脉内膜剥脱术的数量

4.9.2.3 肾动脉狭窄

临床上，肾动脉狭窄（RAS）指肾动脉管腔狭窄程度＞50%，是中老年AS常见的外周血管疾病。肾动脉造影是诊断金标准，但计算机断层扫描血管成像和磁共振血管成像由于技术进步和无创优势，在临床诊断中得以大量应用。多普勒超声简便易行更多用于筛查。

（1）流行病学

由于RAS常是隐匿的，其患病率经常会被低估。RAS可引起肾血管性高血压，一项来自新疆的研究[24]显示，在高血压住院患者中，肾血管性高血压所占的比例为1.9%。来自台湾地区健康保险数据库（2300万人）的研究发现，2000～2008年共诊断肾血管疾病患者14 025例，发病率为6.69/（10万人·年），发病率随年龄增长而增加，45～64岁人群发病率为10.56/（10万人·年），65岁以上老年人为27.03/（10万人·年）。发病率总体上呈逐年下降趋势，主要归因于中老年人肾动脉狭窄发病率的下降，这与台湾地区对AS疾病的控制率相吻合。

（2）肾动脉狭窄的高危因素和病因

资料显示，冠状动脉造影同时进行肾动脉造影时，RAS的检出率为16.3%，年龄＞65岁、女性、高血压、PAD、肾功能不全、冠状动脉多支病变等是RAS的独立危险因素[25]。基于这些指标，有研究者开发了预测模型，指导临床医师在冠状动脉造影时决定是否同时行肾动脉造影检查[26]。

一项18年连续纳入2905例RAS患者的单中心研究[27]发现，中国人群RAS的病因主要有AS（82.4%）、大动脉炎（11.9%）、纤维肌发育不良（4.3%）和其他原因（1.4%），其病因构成与年龄和性别相关，年龄≤40岁的患者非AS病因更多见，并且18年间病因构成有较大变化，AS由1999～2000年的50%增加到2015～2016年的85%。

40.5%的RAS患者合并左心室肥厚，双侧RAS更高（65.4%）[28]。心力衰竭患者中RAS与较差的临床结局相关，RAS是全因死亡（HR＝4.155,95% CI: 1.546～11.164,P＝0.005）和心血管死亡（HR＝3.483,95% CI: 1.200～10.104, P＝0.022）的预测因子[29]。

（3）治疗

针对动脉粥样硬化性RAS的介入治疗效果，目前证据存在矛盾，部分来自国外的随机对照研究（ASTRAL、CORAL）结果提示并不优于药物治疗，但大部分研究结果显示对于合并一过性肺水肿或者充血性心力衰竭的患者介入治疗有效。来自国内的一些单中心病例观察研究显示，介入治疗对于老年患者、重度RAS患者及移植肾动脉狭窄患者均有效。

在81例老年（76.2岁±5.1岁）动脉粥样硬化性RAS患者中进行的31.3个月随访结果提示，肾动脉介入治疗有利于血压控制，但肾功能改善有限[30]。对149例重度RAS（狭窄程度83.1%±7.0%）患者随访1年发现，肾动脉支架联合优化药物治疗可有效降低血压，提高肾小球滤过率[31]。介入治疗移植肾动脉狭窄效果明确，一项研究观察了660例肾移植患者，其中22人接受RAS介入治疗，技术成功率100%，术后1、3、12个月通畅率分别为100%、91.7%、85.7%，二期通畅率100%，血压和肾功能明显改善[32]。至于肾动脉介入治疗的安全性，一项针对230例单侧或者双侧RAS的回顾性研究发现，介入治疗后3年随访不良心肾事件发生率24.3%（56/230），这些事件的发生可能与年龄（≥65岁）、Charlson合并症指数评分（≥2分）、糖尿病、脑卒中和充血性心力衰竭相关[33]。说明动脉粥样硬化性RAS的介入治疗应注意严格把握临床适应证。

4.9.2.4 锁骨下动脉狭窄

（1）流行病学

臂间收缩压差≥15 mmHg是预测锁骨下动脉狭窄＞50%的一个强有力指标。上海一社区3133例平均年龄69岁的老年人群研究表明，臂间收缩压差≥15mmHg的人数占1.8%[34]。单中心研究显示锁骨下动脉狭窄住院患者中的病因构成，年龄＞40岁的患者中AS占95.9%，而年龄≤40岁患者的主要病因为大动脉炎（90.5%）[35]。臂间收缩压差≥15mmHg增加心血管死亡、全因死亡和脑卒中风险。

（2）治疗

目前对于有症状的锁骨下动脉狭窄患者，首选治疗方法为介入治疗，即使对于复杂的锁骨下动脉闭塞性病变介入治疗也是安全有效的，单中心研究发现其成功率为82.6%[36]。对于无法做腔内介入治疗的锁骨下动脉闭塞症，动脉转流仍是主要的治疗方法，一项51.4个月的随访研究发现转流血管通畅率为83.3%[37]。对于拟行冠状动脉旁路移植术（CAGB）的患者，心脏科医师应在术前评价锁骨下动脉狭窄情况，一旦发现合并左侧锁骨下动脉近段中重度狭窄，术前支架置入是有效的治疗方法，无论是同期杂交（先锁骨下动脉介入治疗＋同期CABG），还是顺序择期治疗（先锁骨下动脉介入＋择期CABG），均安全有效[38]。一项研究回顾分析了167例拟行左乳内动脉-冠状动脉旁路移植术（LIMA-CABG）的左锁骨下动脉狭窄患者。术前给予锁骨下动脉支架置入术，介入治疗成功率97.6%（163/167），30d内死亡、脑卒中和心肌梗死的发生率分别为0.6%、1.8%、0%，1、2、5、10年生存率分别为98.8%、97.5%、93.9%、86.2%，左锁骨下动脉1、2、5、10年通畅率分别为95.7%、93.8%、86.5%、75.2%，提示在有经验的医疗中心为拟行LIMA-CABG的左锁骨下动脉狭窄患者行锁骨下动脉支架置入术是安全有效的，并发症和支架内再狭窄发生率低[39]。

参 考 文 献

[1] 刘成国，阮连生．浙江省舟山渔区外周动脉病患病率调查［J］．中华老年医学杂志，2005，24（11）：863-865.

[2] LUO Y，LI X，LI J，et al. Peripheral arterial disease, chronic kidney disease, and mortality：the Chinese Ankle Brachial Index Cohort Study［J］．Vascular medicine，2010，15（2）：107-112.

[3] WANG Z，WANG X，HAO G，et al. A national study of the prevalence and risk factors associated with peripheral arterial disease from China：The China Hypertension Survey，2012-2015［J］．International journal of cardiology，2019，275：165-170.

[4] 王洁，李小鹰，何耀，等．北京市万寿路地区老年人群周围动脉硬化闭塞病横断面调查［J］．中华流行病学杂志，2004，25（03）：221-224.

[5] 魏毅东，胡大一，张润峰，等．代谢综合征患者合并外周动脉疾病的临床研究［J］．中华医学杂志，2006，86（30）：2114-2116.

[6] 李觉．中国下肢动脉疾病研究系列报道——高危人群下肢动脉疾病的全因及心血管病病死率和危险比［J］．中国实用内科杂志，2006，26（21）：1685-1687.

[7] 王勇，李觉，徐亚伟，等．中国自然人群下肢外周动脉疾病患病率及相关危险因素［J］．中华心血管病杂志，2009，37（12）：1127-1131.

[8] ZHANG X，RAN X，XU Z，et al. Epidemiological characteristics of lower extremity arterial disease in Chinese diabetes patients at high risk：a prospective, multicenter, cross-sectional study［J］．J Diabetes Complications，2018，32（2）：150-156.

[9] LI X，LUO Y，XU Y，et al. Relationship of ankle-brachial index with all-cause mortality and cardiovascular mortality after a 3-year follow-up：the China ankle-brachial index cohort study［J］．Journal of human hypertension，2010，24（2）：111-116.

[10] SONG P，RUDAN D，WANG M，et al. National and subnational estimation of the prevalence of peripheral artery disease（PAD）in China：a systematic review and meta-analysis［J］．Journal of global health，2019，9（1）：010601. Doi：10.7189/jogh.09.010601.

[11] LU L，JIANG C，MACKAY D F，et al. Exposure to secondhand smoke and risk of peripheral arterial disease in southern Chinese non-smokers：The Guangzhou Biobank Cohort Study-Cardiovascular Disease Sub-cohort［J］．Vascular，2017，25（3）：283-289.

[12] 马天宇，谷涌泉，郭连瑞，等．下肢动脉硬化闭塞症外科治疗方法的比较及预后：单中心十年经验［J］．中华外科杂志，2015，53（4）：305-309.

[13] YE K，LU X，YIN M，et al. Midterm outcomes of stent placement for long-segment iliac artery chronic total occlusions：a retrospective evaluation in a single institution［J］．Journal of vascular and interventional radiology，2013，24（6）：859-864.

［14］CHAN Y C，CHENG S W，CHEUNG G C．Predictors of restenosis in the use of helical interwoven nitinol stents to treat femoropopliteal occlusive disease［J］．Journal of vascular surgery，2015，62（5）：1201-1209.

［15］王晓君．中国40岁及以上人群颈动脉粥样硬化流行病学特征及其与心血管疾病关系研究（D）．武汉：华中科技大学，2018：70.

［16］HUA Y，JIA L，XING Y，et al．Distribution pattern of atherosclerotic stenosis in Chinese patients with stroke：a multi-center registry study［J］．Aging and disease，2019，10（1）：62-70.

［17］QIU J，ZHOU Y，YANG X，et al．The association between ankle-brachial index and asymptomatic cranial-carotid stenosis：a population-based，cross-sectional study of 5440 Han Chinese［J］．European journal of neurology，2016，23（4）：757-762.

［18］ZHAO X，HIPPE DS，LI R，et al．Prevalence and characteristics of carotid artery high-risk atherosclerotic plaques in Chinese patients with cerebrovascular symptoms：A Chinese atherosclerosis risk evaluation II study［J］．Journal of the American Heart Association，2017，6（8）：e005831．Doi：10.1161/JAHA.117.005831.

［19］商静，李玮，徐付印，等．超声评价东营地区45岁及以上人群颈动脉粥样硬化现状［J］．中国动脉硬化杂志，2017，25（03）：293-296.

［20］JIN H，PENG Q，NAN D，et al．Prevalence and risk factors of intracranial and extracranial artery stenosis in asymptomatic rural residents of 13 villages in China［J］．BMC neurology，2017，17（1）：136．Doi：10.1186/s12883-017-0924-0.

［21］WANG XJ，LI WZ，SONG FJ，et al．Carotid atherosclerosis detected by ultrasonography：a national cross-sectional study［J］．Journal of the American Heart Association，2018，7（8）．Doi：10.1161/JAHA.118.008701.

［22］SUN B，LI X，LIU X，et al．Association between carotid plaque characteristics and acute cerebral infarction determined by MRI in patients with type 2 diabetes mellitus［J］．Cardiovascular diabetology，2017，16（1）：111．Doi 10.1186/s12933-017-0592-9.

［23］WANG A，LIU X，CHEN G，et al．Association between carotid plaque and cognitive impairment in Chinese stroke population：The SOS-Stroke study［J］．Scientific reports，2017，7（1）：3066．Doi：10.1038/s41598-017-02435-3.

［24］李南方，王磊，周克明，等．新疆维吾尔自治区人民医院住院高血压患者病因构成特点［J］．中华心血管病杂志，2007，35（09）：865-868.

［25］严健华，孙璐贤，赵肖奕，等．动脉粥样硬化性肾动脉狭窄的患病率及危险因素分析［J］．中华医学杂志，2013，93（11）：827-831.

［26］DONG H，NIE Z，HUANG W，et al．A concise predictive nomogram for renal artery stenosis in selective patients undergoing coronary angiography［J］．Journal of the American society of hypertension，2018，12（10）：732-741.

［27］XIONG H L，PENG M，JIANG X J，et al．Time trends regarding the etiology of renal artery stenosis：18 years' experience from the China center for cardiovascular disease［J］．Journal of clinical hypertension（Greenwich），2018，20（9）：1302-1309.

［28］DONG H，OU Y，NIE Z，et al．Association of renal artery stenosis with left ventricular remodeling in patients coexisting with renovascular and coronary artery disease［J］．Vascular，2019，27（2）：190-198.

［29］ZHENG B，MA Q，ZHENG L H，et al．Analysis of renal artery stenosis in patients with heart failure：A RASHEF study［J］．Chinese medical journal（English），2015，128（20）：2777-2782.

［30］ZHAO J，CHENG Q，ZHANG X，et al．Efficacy of percutaneous transluminal renal angioplasty with stent in elderly male patients with atherosclerotic renal artery stenosis［J］．Clinical interventions in aging，2012，7：417-422.

［31］JIANG X，PENG M，LI B，et al．The efficacy of renal artery stent combined with optimal medical therapy in patients with severe atherosclerotic renal artery stenosis［J］．Current medical research and opinion，2016，32（sup2）：3-7.

［32］WANG L，LIU B，YAN J，et al．Interventional Therapy for Transplant Renal Artery Stenosis Is Safe and Effective in Preserving Allograft Function and Improving Hypertension［J］．Vascular and endovascular surgery，2017，51（1）：4-11.

［33］HU Y，ZHANG Y，WANG H，et al．Percutaneous renal artery stent implantation in the treatment of atherosclerotic renal artery stenosis［J］．Experimental and therapeutic medicine，2018，16（3）：2331-2336.

［34］SHENG C S，LIU M，ZENG W F，et al．Four-limb blood pressure as predictors of mortality in elderly Chinese［J］．Hypertension，2013，61（6）：1155-1160.

［35］车武强，蒋雄京，董徽，等．锁骨下动脉狭窄的病因和解剖特征：阜外医院18年1793例患者分析［J］．中国循环杂志，2018，33（12）：1197-1202.

［36］佟铸，谷涌泉，郭连瑞，等．复杂锁骨下动脉闭塞性病变的腔内治疗［J］．介入放射学杂志，2015，24（03）：188-

192.

［37］俞恒锡，张建，汪忠镐，等．动脉旁路移植术治疗锁骨下动脉闭塞症30例分析［J］．中华普通外科杂志，2005，20（5）：271-273.

［38］HONG H，WU L，YANG C，et al．Results of a hybrid procedure for patients with proximal left subclavian artery stenosis and coronary artery disease［J］．Journal of thoracic and cardiovascular surgery，2016，152（1）：131-136.

［39］CHE W Q，DONG H，JIANG X J，et al．Stenting for left subclavian artery stenosis in patients scheduled for left internal mammary artery-coronary artery bypass grafting［J］．Catheterization and cardiovascular interventions，2016，87（Suppl 1）：579-588.

第五部分 心血管病康复

5.1 心脏康复

从20世纪80年代心脏康复概念引入中国，经过近30余年的探索与实践，现代医学模式从以疾病为中心的传统医疗模式向以患者为中心的生物-心理-社会医疗模式转变，中国心脏康复工作也在不断探索中前行并取得明显成效。

5.1.1 中国心脏康复开展情况

5.1.1.1 医院类型

2016年由中国康复医学会心血管病专业委员会、中国心脏联盟心血管预防康复委员会发起的一项针对全国医院心脏预防康复工作现状调查，共纳入991家医院（870家三级医院、107家二级医院、14家社区医院）。结果显示，228（23%）家医院开展了心脏康复服务，其中三级医院193家（占所有被调查三级医院的22%），二级医院32家（占所有被调查二级医院的30%），这项调查提示中小型医院可能是心脏康复更亟需努力的场所[1]。

5.1.1.2 覆盖率和患者人群情况

目前中国心脏康复开展情况并不乐观，2016年中国医院心脏预防康复工作现状调查结果显示[1]，平均1亿人口中仅有13.2家医院能开展心脏康复。从分布密度上来看，中国心脏预防康复工作发展也极不平衡，七大区开展心脏康复预防的医院分布密度（心脏康复中心数量/亿人口）排名见表5-1-1。中国心肺预防与康复注册平台数据显示，接受心脏康复的患者多为冠状动脉疾病（主要为心绞痛及PCI术后）患者，而心力衰竭、心肌梗死、肺部疾病、冠状动脉旁路移植（CABG）术后患者参加心脏康复的人数非常少（图5-1-1）。

表5-1-1　中国七大区开展心脏康复预防的医院分布情况

地区	人数（百万）	心脏康复中心数量	心脏康复中心密度（数量/亿人口）
东北	108	31	28.7
华北	155	33	21.3
华南	147	18	12.2

地区	人数（百万）	心脏康复中心数量	心脏康复中心密度（数量/亿人口）
华东	380	44	11.6
华中	239	27	11.3
西南	212	17	8.0
西北	99	7	7.1
总计	1340	177	13.2

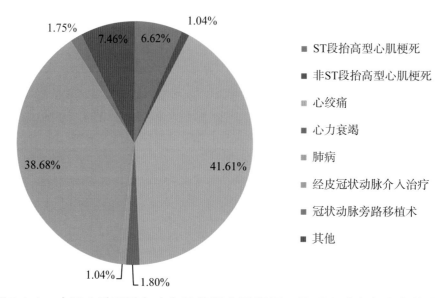

图 5-1-1   中国心肺预防与康复注册平台数据显示接受心脏康复患者的占比

5.1.1.3   心脏康复医院的城乡分布

2016年中国医院心脏康复预防治疗现状调查结果显示[1]，中国开展心脏康复的医院城乡分布差异极大，主要分布在城市，郊区和农村开展的非常少（图5-1-2）。

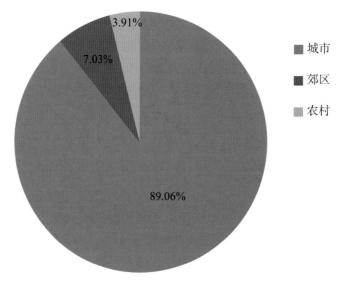

图 5-1-2   中国开展心脏康复的医院分布情况

5.1.1.4 康复分期情况

心脏康复分为3期，即Ⅰ期（院内康复期）、Ⅱ期（院外早期康复或门诊康复期）、Ⅲ期（院外长期康复期）。2016年中国医院心脏预防康复工作现状调查结果显示[1]，132（13.32%）家医院开展了院内Ⅰ期康复，其中三级医院102家（占所有参与调查三级医院的11.72%）、二级医院28家（占所有参与调查二级医院的26.17%）；171家医院（17.26%）开展Ⅱ期康复，其中三级医院153家（占所有参与调查三级医院的17.59%）、二级医院16家（占所有参与调查二级医院的14.95%），见图5-1-3。

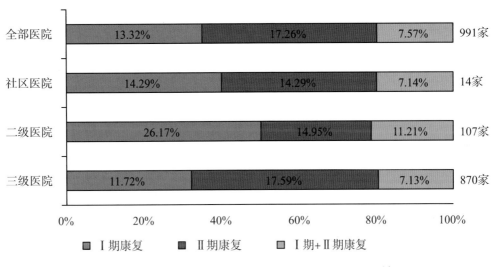

图 5-1-3 中国医院心脏康复预防中心开展工作情况

5.1.1.5 结合传统医学的特色康复现状

（1）中国传统医学八段锦对冠心病介入术后患者生存质量的影响

一项研究探讨了采用西雅图心绞痛量表评价八段锦对冠心病介入术后患者生存质量的影响[2]。研究纳入2014年12月至2015年5月，年龄32～75岁的100例冠心病介入术后患者，随机分为对照组和治疗组。对照组仅给予单纯中西医治疗，治疗组在中西医治疗基础上练习八段锦，治疗12周后结果显示，治疗组在心绞痛稳定状态和心绞痛发作情况方面优于对照组（$P < 0.05$，表5-1-2），提示八段锦联合中西医治疗可改善冠心病介入术后患者的生存质量。

表 5-1-2 两组西雅图心绞痛量表评分比较

组别	躯体受限程度	心绞痛稳定状态	心绞痛发作情况	治疗满意程度	疾病认知程度
对照组（$n = 50$）	69.5±3.8	68.0±13.4	66.2±12.4	78.4±9.1	75.3±12.5
治疗组（$n = 50$）	70.5±4.8	83.5±12.0	76.6±8.0	77.6±7.6	77.0±10.7

（2）中国传统医学太极拳对在职高血压患者情绪及心率变异性的影响

一项随机对照研究[3]选择了2014年6月至2017年5月初诊的在职高血压患者208人，对照组给予一般日常生活干预，研究组在一般日常生活干预的基础上给予24式简化太极拳运动锻炼3个月。结果显示，运动后研究组98例在职高血压患者中焦虑抑郁有36例（37%），对照组100例在职高血压患者中焦虑抑郁有42例（42%）。研究组焦虑自评量表（SAS）、抑郁自评量表（SDS）评分较对照组低（$P < 0.05$），心电

图RR间期平均值标准差（SDANN）较对照组高（$P < 0.05$）。在焦虑抑郁亚组中，运动后研究组收缩压（SBP）、舒张压（DBP）、全部窦性心搏RR间期的标准差（SDNN）、SDANN、相邻RR间期差值的均方根（RMSSD）、SAS、SDS等指标较对照组均有显著性差异（$P < 0.05$，表5-1-3）。提示，太极拳运动能够改善在职高血压患者的血压水平，改善焦虑抑郁情绪，改善心率变异性，是一项适合在职高血压患者康复的有氧运动。

表5-1-3　两组患者及两组焦虑抑郁亚组患者运动后血压、情绪及心率变异性比较

指标	研究组（$n=98$）	对照组（$n=100$）	P值	研究组焦虑抑郁亚组（$n=36$）	对照组焦虑抑郁亚组（$n=42$）	P值
SBP（mmHg）	130.5±9.9	138.5±8.0	0.000	130.7±9.9	140.9±6.8	0.000
DBP（mmHg）	82.3±7.8	87.2±9.8	0.000	86.3±7.8	89.4±7.9	0.031
SAS（分）	44.4±7.9	48.7±9.2	0.000	48.3±7.8	54.2±8.9	0.000
SDS（分）	45.9±9.6	50.5±7.7	0.000	44.9±9.8	58.9±8.4	0.000
SDNN（ms）	103.4±10.4	99.2±11.5	0.267	102.4±10.7	89.4±7.5	0.000
SDANN（ms）	94.4±12.3	82.9±13.4	0.003	80.3±12.6	72.8±19.9	0.000
RMSSD（ms）	22.1±8.1	19.1±9.3	0.312	19.1±4.9	15.4±5.2	0.001

在中国心脏康复模式的探索过程中，中西医结合为特色的传统康复医疗目前还处于起步阶段，很多问题亟待医学工作者解决，相关体系和运行模式仍需要不断完善，但作为一个新兴的、具有中国特色的心脏康复医学，相信随着中西医结合理论和实践的发展，它一定会为心脏康复学科贡献出不可磨灭的力量。

5.1.1.6　心脏康复质控情况

为提高中国心脏康复的质量控制，2017年6月由中国康复医学会心血管病预防与康复专委会综合国际和国内心脏康复规范，建立中国心肺预防与康复平台，实现心脏康复评估和处方的标准化。截至2019年6月平台数据显示，中国心脏康复的评估不充分，大多数医院开展了运动风险评估，但对既往病史、合并症、危险因素、药物治疗依从性、精神心理、营养状态和尼古丁依赖程度缺乏规范的评估。心脏康复处方制订也只是重视运动处方和药物处方，缺乏规范的营养处方、心理处方和戒烟处方。

5.1.1.7　心脏康复安全性现状

心脏康复的安全性问题是关注的焦点。一项为期3个月的家庭心脏康复研究结果显示，52名接受家庭心脏康复的急性冠脉综合征病情稳定患者无1例发生心脏事件[4]。另一项在研的前瞻性随机对照试验（BEAR研究）结果显示，43名缺血性心肌病患者已完成为期12周的八段锦运动康复，未发生严重的不良事件[5]。

5.1.1.8　中国心脏康复的前沿进展

随着越来越多的医师加入到心脏康复的队伍中，中国心脏康复的理念也越发清晰综合，逐渐由中心心脏康复向家庭心脏康复延伸，而家庭心脏康复作为新生代的事物也面临着挑战，如何监测和解决患者在运动过程中出现的问题和运动强度是目前亟待解决的问题。

一项随机单盲对照研究于2016年11月至2017年3月纳入312例PCI术后患者，进行基于智能手机和社交媒体的心脏康复和二级预防（SMART-CR/SP）[6]，该研究通过微信这一社交平台对冠心病患者进行心脏康复和二级预防项目随访。结果显示，SMART-CR/SP组患者2个月后6min步行距离均值从489.2m增至

539.1m，常规治疗组从485m增至517.8m，校正后均值提高了20.64m（95% CI：7.50 ～ 33.77；P = 0.034）；6个月后6min步行距离均值（543.4m）较常规治疗组（523.5m）提高了22.29m（95% CI：8.19 ～ 36.38；P = 0.027），差异有统计学意义（表5-1-4），提示SMART-CR/SP是一种有效的心脏康复和二级预防模式。

表5-1-4　SMART-CR/SP组和常规治疗组6min步行距离比较

评估时间	常规治疗组（n = 156）	SMART-CR/SP组（n = 156）	OR（95% CI）	P值
基线	485m	489.2m		…
2个月	517.8m	539.1m	20.64（7.50 ～ 33.77）m	0.034
6个月	523.5m	543.4m	22.29（8.19 ～ 36.38）m	0.027

5.1.2　我国心脏康复重要临床指标评价

5.1.2.1　心脏康复对经皮冠状动脉介入治疗后患者血压和血脂的影响

一项单中心随机对照试验[7]入选了2016年1月至2018年3月心血管内科门诊PCI术后冠心病患者266例，随机分为对照组和研究组（远程辅助居家心脏康复组），观察远程辅助居家心脏康复对PCI术后患者血压和血脂的影响。结果显示，12个月后研究组患者康复后收缩压［（123.7±13.7）mmHg］较对照组［（128.7±12.7）mmHg］明显下降，收缩压达标比例分别为72.9% vs 48.1%；研究组康复后低密度脂蛋白胆固醇（LDL-C）（1.64±0.42）mmol/L较对照组（2.23±0.84）mmol/L明显下降，达标比例分别为42.1% vs 17.3%，差异均有统计学意义（P < 0.05）。提示远程辅助居家心脏康复可明显降低PCI术后冠心病患者收缩压和LDL-C水平，提高收缩压和LDL-C的达标率，有助于血压和血脂的控制（表5-1-5）。

表5-1-5　研究组和对照组患者居家康复后血压和低密度脂蛋白胆固醇比较

分组	收缩压（mmHg）	收缩压达标率	低密度脂蛋白胆固醇（mmol/L）	低密度脂蛋白胆固醇达标率
对照组（n = 133）	128.7±12.7	48.1%	2.23±0.84	17.3%
研究组（n = 133）	123.7±13.7	72.9%	1.64±0.42	42.1%
P值	< 0.05	< 0.05	< 0.05	< 0.05

注：对照组仅接受二级预防健康教育；研究组患者接受二级预防健康教育和运动指导，并依据运动处方进行居家心脏康复

5.1.2.2　早期康复锻炼对心脏外科术后患者预后的影响

2016年1月至2018年1月一项研究探讨了早期康复锻炼对心脏外科术后患者预后的影响[8]，研究选择成年人心脏外科术后重症监护室停留大于48h患者893例，根据是否开展早期康复锻炼分为早期康复组239例和传统治疗组654例，经过倾向性评分进行1∶1匹配，每组192例。结果表明，早期康复组与传统治疗组比较，机械通气时间缩短［（36.0±14.9）h vs（43.0±12.5）h，P = 0.016］、镇静药物使用时间减少［（39.0±16.8）h vs（47.0±21.3）h，P = 0.001］、谵妄发生率降低（7.81% vs 17.19%，P = 0.006）、肠道功能紊乱发生率降低（26.56% vs 42.71%，P = 0.001）、营养不良风险降低［肱三头肌皮褶厚度（15.0±2.8）mm vs（12.0±3.3）mm，P = 0.021］，说明心脏外科术后早期康复锻炼对患者预后指标有一定改善（表

5-1-6）。

表5-1-6　两组患者匹配后预后指标比较

项目	早期康复组（$n=192$）	传统治疗组（$n=192$）	P值
机械通气时间（h）	36.0±14.9	43.0±12.5	0.016
镇静药物（h）	39.0±16.8	47.0±21.3	0.001
谵妄［例（%）］	15（7.81）	33（17.19）	0.006
肠道功能紊乱［例（%）］	51（26.56）	82（42.71）	0.001
肱三头肌皮褶厚度（mm）	15.0±2.8	12.0±3.3	0.021

5.1.3　中国心脏康复重要卫生经济学评价

5.1.3.1　心脏康复缩短心血管疾病患者住院时间

规范的心脏康复不仅降低患者死亡率，改善生活质量，同时可缩短住院时间，减轻患者医疗费用和社会的心血管疾病负担。在天津市进行的一项随机对照研究[9]分析了术前5d强化吸气肌训练对心脏手术患者术后并发症及预后的影响。该研究对入选的197例年龄≥50岁的心脏外科手术患者进行前瞻性观察，结果显示心脏手术后吸气肌训练＋常规护理患者（干预组）与常规护理患者（对照组）出现术后肺部并发症的风险比为0.23（95% CI：0.09～0.58，$P=0.002$）。对照组住院时间［（9.38±3.10）d］较干预组［（7.51±2.83）d］显著延长（$P=0.039$），见表5-1-7。

表5-1-7　干预组与对照组术后住院时间及术后肺部并发症水平

指标	对照组（$n=99$）	干预组（$n=98$）	RR（95% CI）	P值
住院时间（d）	9.38±3.10	7.51±2.83		0.039
PPC水平				0.013
1级	72	88	4.32（1.73～10.84）	0.002
2级	4	3	0.37（0.04～3.72）	0.397
3级	20	6	0.25（0.09～0.74）	0.012
4级	3	1	0.53（0.09～3.08）	0.481
PPC分级≥2	27	10	0.23（0.09～0.58）	0.002
肺炎	7	3	0.43（0.08～2.29）	0.321

注：PPC.术后肺部并发症

5.1.3.2　心脏康复节省心血管疾病患者住院费用

一项针对先天性心脏病患儿术后早期综合干预康复模式效果评价的研究[10]，分析了2007年1月至2008年12月接受心脏病手术的400例先天性心脏病患儿（年龄在6个月至3岁）术后住院时间和住院费用，结果表明康复组住院时间（4.2d±2.1d）较对照组缩短（6.6d±3.2d），差异有统计学意义（$P<0.0001$）；康复组住院费用［（38 132±9502）元］低于对照组［（42 867±13 516）元］，差异有统计学意义（$P<0.001$），提示给予综合干预康复模式能显著降低先天性心脏病患儿的住院时间和住院费用（表5-1-8）。

表 5-1-8　康复组与对照组住院时间和住院费用比较

组别	住院时间（d）	住院费用（元）
康复组（$n=200$）	4.2 ± 2.1	$38\,132\pm9502$
对照组（$n=200$）	6.6 ± 3.2	$42\,867\pm13\,516$
t值	$-8.867\,63$	$-4.053\,01$
P值	<0.0001	<0.001

5.1.4　心脏康复领域的相关指南

近年来，中国心脏康复治疗得到迅猛发展，相关学会也先后发布了康复指南，如冠心病康复与二级预防中国专家共识[11]、冠心病患者运动治疗中国专家共识[12]、冠状动脉旁路移植术后心脏康复中国专家共识[13]、在心血管科就诊患者心理处方中国专家共识[14]、心血管疾病营养处方专家共识[15]、经皮冠状动脉介入治疗术后运动康复专家共识[16]、中西医结合冠状动脉旁路移植术Ⅰ期心脏康复专家共识[17]和中国心脏康复与二级预防指南2018精要[18]，于2015年在北京科学技术出版社出版《中国心血管康复二级预防指南》，并于2017年进行了更新。以上纲领性文件及书籍系统阐述了心脏康复的定义、获益证据，明确了中国心脏康复标准化流程、风险控制及质量控制的具体措施，并制订了心脏康复科室建设的基本规范。

心脏康复可显著改善心血管病患者的长期预后，提高机体功能和生活质量，但中国心脏康复发展与欧美国家相比仍显不足。就目前现状而言，各地区经济发展不平衡导致患者及家庭对心脏康复的意义及重要性缺乏认识；临床医师、护士对心脏康复医学的必要性认识不足，平时宣传不到位；缺乏政策支持、缺乏系统的心脏康复人才培训和准入体系等因素制约着心脏康复工作的发展。目前中国已步入老龄化社会，加上人民生活水平的提高，心血管疾病的发病率逐年上升，心脏康复将在心血管疾病的一、二级预防中发挥越来越重要的作用。心脏康复是医养结合的关键环节，我们要顺应互联网＋大数据、移动医疗等的时代洪流，并结合中国中医药的独特优势，探索出一条符合中国国情、具有中国特色的心脏预防康复模式。

参 考 文 献

［1］ DING RJ，THOMAS R，ZHAO D，et al. Availability and characteristics of cardiac rehabilitation programs in China：a follow-up national survey from the national survey writing group of Chinese society of cardiac prevention and rehabilitation［J］. Journal of the American college of cardiology，2018，71（11 Supplement）A1882；DOI：10.1016/S0735-1097（18）32423-32429.

［2］ 谷丰，王培利，王承龙，等. 基于西雅图心绞痛量表评价八段锦对冠心病介入术后病人生存质量的影响［J］. 中西医结合心脑血管病杂志，2018，16（16）：2281-2283.

［3］ 寿晓玲，王磊，朱利月，等. 太极拳运动对在职高血压患者情绪及心率变异性的影响［J］. 中国现代医师，2018，56（29）：95-99.

［4］ DING R，LI J，GAO L，et al. The Effect of Home-Based Cardiac Rehabilitation on Functional Capacity，Behavior，and Risk Factors in Patients with Acute Coronary Syndrome in China［J］. 心血管创新与应用，2017（B02）：253-264.

［5］ YU ML，LI SM，LI SW，et al. Baduanjin exercise for patients with ischemic heart failure on phase-II cardiac rehabilitation（BEAR trial）：study protocol for a prospective randomized controlled trial［J］. Trials，2018，19（1）：381.

［6］ DORJE T，ZHAO G，TSO K，et al. Smartphone and social media-based cardiac rehabilitation and secondary prevention in China（SMART-CR/SP）：a parallel-group，single-blind，randomised controlled trial［J］. The lancet digital health，2019，1（7）：e363-e374.

［7］戈程，徐勇，邢龙芳，等. 远程辅助居家心脏康复对经皮冠状动脉介入治疗后患者血压和血脂的影响［J］. 中华老年多器官疾病杂志，2019，18（10）：726-731.

［8］王书鹏，孟树萍，陈会娟，等. 早期康复锻炼对心脏外科术后患者预后的影响［J］. 中国循环杂志，2019，34（5）：498-502.

［9］CHEN X，HOU L，ZHANG Y，et al. The effects of five days of intensive preoperative inspiratory muscle training on post-operative complications and outcome in patients having cardiac surgery：a randomized controlled trial［J］. Clinical rehabilitation，2019，33（5）：913-922.

［10］刘智，陈贤元，陈冬燕，等. 先天性心脏病患儿术后早期综合干预康复模式效果评价［J］. 岭南心血管病杂志，2017，23（4）：448-450，478.

［11］中华医学会心血管病学分会，中国康复医学会心血管病专业委员会，中国老年学学会心脑血管病专业委员会. 冠心病康复与二级预防中国专家共识［J］. 中华心血管病杂志，2013，41（4）：267-275.

［12］中华医学会心血管病学分会预防学组，中国康复医学会心血管病专业委员会. 冠心病患者运动治疗中国专家共识［J］. 中华心血管病杂志，2015，43（7）：575-588.

［13］国家心血管病中心. 冠状动脉旁路移植术后心脏康复专家共识［J］. 中国循环杂志，2020，35（01）：4-15.

［14］中国康复学会心血管病专业委员会，中国老年学学会心脑血管病专业委员会. 在心血管科就诊患者的心理处方中国专家共识［J］. 中华心血管病杂志，2014，42（1）：6-13.

［15］中国康复医学会心血管病专业委员会，中国营养学会临床营养分会，中华预防医学会慢性病预防与控制分会，中国老年学学会心脑血管病专业委员会. 心血管疾病营养处方专家共识［J］. 中华内科杂志，2014，53（2）：151-158.

［16］中国医师协会心血管内科医师分会预防与康复专业委员会. 经皮冠状动脉介入治疗术后运动康复专家共识［J］. 中国介入心脏病学杂志，2016，24（7）：361-369.

［17］冯雪，李四维，刘红樱，等. 中西医结合冠状动脉旁路移植术Ⅰ期心脏康复专家共识［J］. 中国循环杂志，2017，32（4）：314-317.

［18］中国康复医学会心血管病专业委员会. 中国心脏康复与二级预防指南2018精要［J］. 中华内科杂志，2018，57（11）：802-810.

5.2 脑卒中康复

20世纪80年代初，随着中国改革开放，原国家卫生部意识到了康复医学在医疗卫生工作中的重要意义，看到了中国现代康复医学与境外发达国家和地区之间的巨大差距，对加快发展中国现代康复医学事业给予了高度重视和大力支持。中国康复医学事业与国家的社会、经济和科技同步发展，与发达国家的差距正在不断缩小[1]。

5.2.1 中国脑卒中康复开展现状

5.2.1.1 康复机构与人员结构

2016年，中国康复医院数量（图5-2-1）和康复床位数（图5-2-2）均较前几年显著增长。康复医师人数也明显增加。2009年调查显示国内康复医师1.6万、治疗师1.4万和护士1.2万，2018年康复医帅增加至3.8万，护士增加至1.5万[2]。

5.2.1.2 康复评估率

中国脑卒中康复评估及治疗现状仍然严峻，医院间康复评估率差异巨大，从0%～100%，大型医院的康复评估率较高。国家卒中登记Ⅱ从219家医院收集19 294例急性缺血性脑卒中住院患者，其中11 451例（59.4%）患者接受了康复评估。在接受评估的患者中，50.3%的患者由康复治疗师提供康复服务，34.3%

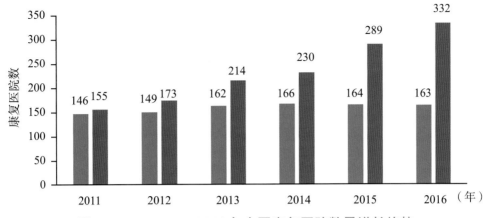

图 5-2-1　2011 ～ 2016 年中国康复医院数量增长趋势

注：红色代表私立医院；蓝色代表公立医院

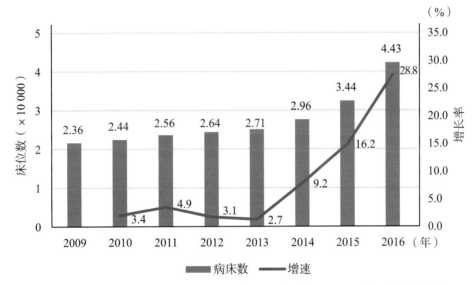

图 5-2-2　2009 ～ 2016 年康复医院床位数（×10 000）及年增长率

的患者由护士或医师提供康复服务。脑卒中前残疾、较高的 NIHSS 评分、入院时接受吞咽困难筛查、接受深静脉血栓预防性治疗、颈动脉血管成像、住院时间长、所在医院病床数多的患者接受康复评估的可能性更高，而存在心房纤颤病史和所在医院脑卒中患者年出院人数多的患者接受康复评估的概率较低[3]。

5.2.1.3　中国脑卒中三级康复网

为促进中国脑卒中康复规范发展，由中国康复研究中心牵头、全国 14 家协作单位参与的国家科技部"十五"攻关基金资助项目，在全国共建立了 15 个以三级甲等医院神经内科、康复科及其所负责的社区医疗机构组成的三级康复网，对初发脑卒中患者进行为期半年的持续康复。共有 1078 例患者入组，发病后第 2 个月起，康复组在临床神经功能缺损、运动功能、日常生活活动（ADL）能力及生活质量评定等方面的评分均明显优于对照组。第 6 个月时，康复组患者基本达到 ADL 自理，Barthel 指数平均值接近 85 分。脑卒中三级康复可以使患者获得更好的运动功能、ADL 能力、生活质量及更少的继发合并症[4]。

5.2.1.4　传统医学与现代技术在中国脑卒中三级康复中的应用

中国传统医学手段，如中药熏蒸、针灸等，正被越来越多地应用于脑卒中患者康复治疗中。有国内学者研究发现，藏药药浴较常规康复具有更好的成本效果[5]；中国传统养生功法，包括气功、太极、八段锦等，可以显著改善脑卒中患者肢体运动功能、平衡功能及ADL能力[6]。传统康复训练联合推拿可有效改善脑卒中患者痉挛情况[7]。

新型技术同样被应用于脑卒中康复。有研究发现，机器人辅助治疗能显著改善脑卒中患者平衡功能[8]，神经康复机械手强化训练能改善脑卒中偏瘫患者上肢运动功能和日常生活能力[9]，运动想像疗法结合常规康复可明显提高偏瘫患者上肢运动功能及日常生活能力[10]。

5.2.2 中国开展的较大规模康复项目

5.2.2.1 ICF核心分类组合脑卒中（综合版）在脑卒中患者功能状况评估中的应用

2012年7月至2014年6月，中国康复研究中心牵头开展的"十二五"国家科技支撑计划课题纳入首发脑卒中住院患者2822例，运用《国际功能、残疾和健康分类》（ICF）核心分类组合脑卒中（综合版）评价脑卒中康复患者的功能、结构、活动和参与、环境因素，并探讨其相互关系。发现ICF核心分类组合脑卒中（综合版）可以作为一个新的康复评价体系应用于脑卒中患者，有助于开展更实用、更有效的康复[11,12]。

南方医科大学深圳医院等对来自全国21个省、市、自治区50家医院康复医学科、神经内科或脑外科、心血管科、呼吸科和骨科的4510例患者进行评估，发现ICF通用组合具有良好的信度和结构效度，是一种临床上有效的测量患者功能状态的工具[13,14]。

国内学者在ICF分类基础上，制定了《国际功能、残疾和健康分类·康复组合》评定量表标准，用于评价康复患者功能、分析康复需求、指导临床实践。此外，以《国际功能、残疾和健康分类·康复组合》为理论框架，以ICF—RS量化标准为理论基础，设计开发了一款基于Android系统的移动APP，可对康复患者功能水平进行电子化采集和跟踪，促进ICF评定的一体化及规范化管理；同时通过制订个体化康复目标和方案，实现康复过程中多专业协作及医患互动[15]。

5.2.2.2 中国脑卒中康复模式的成功探索

2012年10月12日至2016年2月5日，有研究纳入深圳市第二人民医院康复专科医联体的脑卒中患者183例，发现在康复治疗方案统一的基础上，康复专科医联体内各医院脑卒中患者可达到康复治疗的同质化疗效[16]。

另一项研究纳入2016年1月至2018年3月在10家社区卫生服务中心住院治疗的脑卒中患者200例，随机分为对照组和治疗组，每组各100例。治疗组由康复科康复医师、技师、护师与社区相关人员结对，每周1次到结对社区指导康复治疗和康复护理，为患者制订康复计划，通过微信群进行远程康复和护理指导。对照组由社区自行拟订治疗方案，发现治疗组患侧肢体运动能力及ADL能力显著高于对照组。提出脑卒中社区康复协作的结对指导服务模式能够较好地提高患者ADL能力，改善患肢功能障碍[17]。

5.2.3 脑卒中康复卫生经济学评价

由中国康复研究中心牵头完成的国家"十五"公关课题基金资助项目[18]，选取北京地区3家医院神经内科2001年11月至2003年12月住院的脑卒中患者82例为研究对象。在脑卒中发病后1周内、1个月末、3个月末及6个月末，分别评价患者的临床神经功能缺损、肢体运动功能、ADL能力及生活质量，并由专人进行家庭经济情况及费用方面的调查。发现脑卒中康复不但是有效的，而且具有良好的成本/效益比和成本/效用比（表5-2-1）。

表5-2-1 脑卒中三级康复方案的卫生经济学

	BI	医疗直接费用（元）	非医疗直接费用（元）	间接费用（元）	总费用（元）	成本/效益比	成本/效用比
发病<1个月							
康复组	45.29±16.92	15 318.9±6433.5	4744.3±2297.6	2769.3±1093.8	22 832.5±5309.3	869.5±277.3	2718.2±804.9
对照组	43.17±15.50	14 944.8±6813.7	4837.9±2073.3	2872.7±1127.6	22 705.4±5177.6	929.4±294.7	2390.0±713.7
发病1～3个月							
康复组	74.63±18.79*	8973.0±3249.4*	5596.7±1193.7*	5331.2±3796.5*	19 900.9±8039.7*	678.3±122.1*	1213.5±177.6*
对照组	56.36±15.84	6360.3±2609.6	9260.6±2773.5	5764.5±6752.6	21 385.4±8397.4	621.3±553.9	1812.3±198.4
发病～6个月							
康复组	83.18±18.22*	5779.2±2928.7*	3309.8±1076.5*	4597.6±2957.3*	13 686.6±5833.1*	1600.8±317.9*	2207.5±605.8*
对照组	63.69±12.73	6875.2±3015.2	6039.4±1889.3	7858.8±3427.8	20 773.4±8126.4	2834.0±548.1	17 311.2±583.6

注：BI. Barthel 指数；* 与对照组比较，$P<0.05$

5.2.4 脑卒中康复指南

2012年，由中华医学会神经病学分会神经康复学组、中华医学会神经病学分会脑血管病学组和卫生部脑卒中筛查与防治工程委员会办公室共同发布了中国第1版《中国脑卒中康复治疗指南（2011完全版）》[19]。首次全面阐释了脑卒中康复流程、脑卒中功能障碍及康复意见，具有极为重要的临床价值。2017年又再次发布了《中国脑卒中早期康复治疗指南》[20]，该指南对于脑卒中早期康复的组织管理，开始时机和康复强度，早期良肢位摆放、体位转移和关节活动度训练，早期站立、步行康复训练，肌张力变化和痉挛的康复，肌力训练和康复，早期语言功能、认知功能和吞咽功能的康复，心肺功能的康复，以及卒中后并发症的康复等，均给出了具体的推荐意见，对于脑卒中的规范化康复起到了非常重要的指导作用和意义。

迄今为止，已有大量循证医学证据表明神经康复对改善神经系统疾病所致的功能障碍、提高日常生活能力和生活质量都起着非常积极的作用，能够显著降低致残程度，提高生活质量。但与发达国家相比，中国脑卒中康复工作还有不小差距。脑卒中康复服务资源缺乏，服务水平较低，缺乏专业性，这些都严重影响康复服务的效果。康复服务现状与康复需求之间存在较大差距，与国家经济、社会发展的总体水平不相称。脑卒中康复应以社区为基础、以中西医结合方法为手段，增加高科技含量，引进和采用更多新技术，比如康复机器人、高端辅助矫形器具等，对提高患者生存质量将带来不可替代的巨大推动作用。

参 考 文 献

［1］励建安. 中国康复医学国际化进程［J］. 中国康复医学杂志，2019，34（10）：1137-1142.

［2］LI J，LI L. Development of Rehabilitation in China［J］. Physical medicine and rehabilitation clinics of north America，2019，30：769-773.

［3］BETTGER J P，LI Z，XIAN Y，et al. Assessment and provision of rehabilitation among patients hospitalized with acute ischemic stroke in China：Findings from the China National Stroke Registry II［J］. International journal of stroke，2017，

12（3）：254-263.

［4］张通，李丽林，毕胜，等. 急性脑血管病三级康复治疗的前瞻性多中心随机对照研究［J］. 中华医学杂志，2004，84（23）：1948-1954.

［5］邱怀德，陆晓，刘守国，等. 藏药药浴应用于脑卒中康复的卫生经济学评价［J］. 中国康复医学杂志，2018，33（12）：1434-1439.

［6］GE L，ZHENG Q X，LIAO Y T，et al. Effects of traditional Chinese exercises on the rehabilitation of limb function among stroke patients：A systematic review and meta-analysis［J］. Complementary therapies in clinical practice，2017，29：35-47.

［7］WANG M，LIU S，PENG Z，et al. Effect of Tui Na on upper limb spasticity after stroke：a randomized clinical trial［J］. Annals of clinical and translational neurology，2019，6（4）：778-787.

［8］ZHENG Q X，Ge L，Wang C C，et al. Robot-assisted therapy for balance function rehabilitation after stroke：A systematic review and meta-analysis［J］. International journal of nursing studies，2019，95：7-18.

［9］孙丹乔，王强，柏广涛，等. 神经康复机械手强化训练对脑卒中偏瘫患者上肢运动功能恢复的影响［J］. 中华物理医学与康复杂志，2018，40（2）：96-99.

［10］LI F，ZHANG T，LI B J，et al. Motor imagery training induces changes in brain neural networks in stroke patients［J］. Neural regeneration research，2018，13（10）：1771-1781.

［11］刘丽旭，张通，何静杰. "十二五"国家科技支撑计划课题组. 运用ICF核心分类组合脑卒中（综合版）评价脑卒中患者功能状况的多中心研究［J］. 中国康复理论与实践，2019，25（7）：816-821.

［12］ZHANG T，LIU L X，XIE R，et al. Value of using the international classification of functioning，disability，and health for stroke rehabilitation assessment：A multicenter clinical study［J］. Medicine，2018，97（42）：e12802.

［13］刘珊，张霞，方蔼英，等. ICF通用组合在中国人群临床应用中的效度研究［J］. 中国康复医学杂志，2017，32（9）：994-999.

［14］高秋野，励建安，张霞，等. ICF通用组合在临床应用中的评估者间和评估者内信度研究［J］. 中国康复医学杂志，2016，31（12）：1339-1343.

［15］章马兰，燕铁斌. 基于Android系统的《国际功能、残疾和健康分类·康复组合》移动APP的开发［J］. 中国康复医学杂志，2019，34（2）：194-197.

［16］黄美玲，王玉龙，王尧. 康复医学专科医疗联合体中脑卒中患者康复疗效的同质化研究［J］. 中国康复医学杂志，2017，32（6）：618-623.

［17］樊文朝，崔晓，黄春水，等. 康复结对指导模式对脑卒中患者患肢功能及日常生活活动能力的疗效［J］. 中国康复理疗与实践，2018，24（9）：1099-1102.

［18］钮竹，张通. 脑卒中三级康复方案的卫生经济学研究［J］. 中华神经科杂志，2006，39（9）：595-599.

［19］中华医学会神经病学分会神经康复学组，中华医学会神经病学分会脑血管病学组，卫生部脑卒中筛查与防治工程委员会办公室. 中国脑卒中康复治疗指南（2011完全版）［J］. 中国康复理论与实践，2012，18（4）：301-318.

［20］中华医学会神经病学分会，中华医学会神经病学分会神经康复学组，中华医学会神经病学分会脑血管病学组. 中国脑卒中早期康复治疗指南［J］. 中华神经科杂志，2017，50（6）：405-412.

第六部分　心血管病基础研究与器械研发

6.1　基础研究

中国大陆地区的高水平心血管病基础研究是从2005年开始起步的，有影响力的论文主要发表在 *Circulation* 和 *Circulation Research* 两大期刊。早期建立的研究团队以海外回国的科学家为主，年均论文发表量逐步增加；2015年之后，国内团队的研究论文数量迅速增加，并且在2018年双双突破两位数。通过 *J Am Coll Cardiol*、*Eur Heart J* 和 *Nat Commun* 三个期刊的数据，可以观察到2000年以后国内高水平心血管病基础研究的快速发展（图6-1-1）。

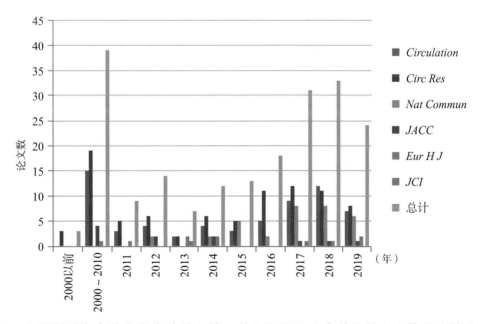

图6-1-1　主要期刊发表的中国大陆地区第一单位和通讯作者单位的心血管疾病基础研究论文

2018年1月1日至2019年9月30日，通讯作者和主要作者均来自中国大陆地区的单位，以探索心脏和血管解剖、发育与功能/发病机制为对象的基础研究（不包含以代谢或新型材料为主要研究对象的相关研究）论文共50篇。根据研究方向，心脏病变相关研究25篇，血管领域研究13篇，发育与再生领域11篇，危险因素领域1篇，共涉及缺血性心脏病、心肌病、心力衰竭、心律失常、动脉粥样硬化、动脉瘤/夹层和发育，以及风险因素研究等方面（表6-1-1）。

表6-1-1 主要期刊发表的以中国大陆地区为第一单位和通讯作者单位的心血管相关基础研究论文

序号	标题	期刊	PMID	研究类型
1	LncRNA CAIF inhibilts autophagy and attenuates myocardial infarction by blocking p53-mediated myocardin transcription	*Nat Commun*	29295976	心脏疾病缺血性心脏病
2	The Long Noncoding RNA CAREL Controls Cardiac Regeneration	*J Am Coll Cardiol*	30056829	心脏疾病缺血性心脏病
3	Cleavage triggers cardiac inflammation and fibrosis upon beta-adrenergic insult	*Eur Heart J*	28549109	心脏疾病缺血性心脏病
4	CxCL1-CXCR2 axis mediates angiotensin Ⅱ-induced cardiac hypertrophy and remodelling through regulation of monocyte infiltration	*Eur Heart J*	29514257	心脏疾病缺血性心脏病
5	Pathologic T-cell response in ischaemic failing hearts elucidated by T-cell receptor sequencing and phenotypic characterization	*Eur Heart J*	31365073	心脏疾病缺血性心脏病
6	GW29-e 1326 Dectin-1 contributes to myocardial ischemia-reperfusion injury by regulating macrophage polarization and neutrophil infiltration	*Circulation*	30586706	心脏疾病缺血性心脏病
7	Megakaryocytic Leukemia 1 Bridges Epigenetic Activation of NADPH Oxidase in Macrophages to Cardiac Ischemia-Reperfusion Injury	*Circulation*	30018168	心脏疾病缺血性心脏病
8	Targeting Transmembrane BAX Inhibitor Motif Containing 1 Alleviates Pathological Cardiac Hypertrophy	*Circulation*	29229612	心脏疾病缺血性心脏病
9	Endothelial Forkhead Box Transcription Factor P1 Regulates Pathological Cardiac Remodeling Through Transforming Growth Factor-beta1-Endothelin-1 Signal Pathway	*Circulation*	31177814	心脏疾病缺血性心脏病
10	Induction of microRNA-199 by Nitric Oxide in Endothelial Cells is Required for Nitrovasodilator Resistance via Targeting of Prostaglandin 12 Synthase	*Circulation*	29431644	心脏疾病缺血性心脏病
11	S100a8/a9 Signaling Causes Mitochondrial Dysfunction and Cardiomyocyte Death in Response to Ischemic/Reperfusion Injury	*Circulation*	31220942	心脏疾病缺血性心脏病
12	Interleukin-35 Promotes Macrophage Survival and Improves Wound Healing After Myocardial Infarction in Mice	*Circ Res*	30832557	心脏疾病缺血性心脏病
13	Longterm Exercise-Derived Exosomal miR-342-5p	*Circ Res*	30879399	心脏疾病缺血性心脏病
14	Lack of Remuscularization Following Transplantation of Human Embryonic Stem Cell-Derived Cardiovascular Progenitor Cells in Infarcted Nonhuman Primates	*Circ Res*	29343525	心脏疾病缺血性心脏病
15	Transplanted Mesenchymal Stem Cells Reduce Autophagic Flux in Infarcted Hearts via the Exosomal Transfer of miR-125b	*Circ Res*	29921652	心脏疾病缺血性心脏病
16	Unlockable Nanocomplexes with Self-Accelerating Nucleic Acid Release for Effective Staged Gene Therapy of Cardiovascular Diseases	*Adv Mater*	29920798	心脏疾病缺血性心脏病
17	Paintable and Rapidly Bondable Conductive Hydrogels as Therapeutic Cardiac Patches	*Adv Mater*	29687502	心脏疾病缺血性心脏病
18	CaMKII-delta9 promotes cardiomyopathy through disrupting UBE2T-dependent DNA repair	*Nat Cell Biol*	31481791	心脏疾病心力衰竭

续表

序号	标题	期刊	PMID	研究类型
19	Cardioprotective Role of Myeloid-Derived Suppressor Cells in Heart Failure	*Circulation*	29437117	心脏疾病心力衰竭
20	AMP Kalpha2 Protects Against the Development of Heart Failure by Enhancing Mitophagy via PINK1 Phosphorylation	*Circ Res*	29284690	心脏疾病心力衰竭
21	LncRNA ZFAS1 as a SERCA2a Inhibitor to Cause Intracellular Ca（2＋）Overload and Contractile Dysfunction in a Mouse Model of Myocardial Infarction	*Circ Res*	29475982	心脏疾病心力衰竭
22	A novel genotype-based clinicopathology classification of arrhythmogenic cardiomyopathy provides novel insights in to disease progression	*Eur Heart J*	30945739	心脏疾病心律失常
23	Long non-coding RNA CCRR controls cardiac conduction via regulating intercellular coupling	*Nat Commun*	30301979	心脏疾病心律失常
24	Ankyrin-B Q1283H Variant Linked to Arrhythmias Via Loss of Local Protein Phosphatase 2A Activity Causes Ryanodine Receptor Hyperphosphorylation	*Circulation*	30571258	心脏疾病心律失常
25	Patient-Specific and Gene-Corrected Induced Pluripotent Stem Cell-Derived Cardiomyocytes Elucidate Single-Cell Phenotype of Short QT Syndrome	*Circ Res*	30582453	心脏疾病心律失常
26	CKIP-1 limits foam cell formation and inhibits atherosclerosis by promoting degradation of Oct-1 by REG gamma	*Nat Commun*	30683852	血管病变、血管平滑肌与动脉粥样硬化
27	Copper sulfide nanoparticles as a photothermal switch for TRPV1 signaling to attenuate atherosclerosis.	*Nat Commun*	29335450	血管病变、血管平滑肌与动脉粥样硬化
28	Histone Variant H2A.Z Is Required for the Maintenance of Smooth Muscle Cell Identity as Revealed by Single-Cell Transcriptomics	*Circulation*	29871976	血管病变、血管平滑肌与动脉粥样硬化
29	THO Comples-Dependent Posttranscriptional Control Contributes to Vascular Smooth Muscle Cell Fate Decision	*Circ Res*	30026254	血管病变、血管平滑肌与动脉粥样硬化
30	Recipient c-Kit Lineage Cells Repopulate Smooth Muscle Cells of Transplant Arteriosclerosis in Mouse Models	*Circ Res*	31079549	血管病变、血管平滑肌与动脉粥样硬化
31	Poly（ADP-ribose）polymerase 1 accelerates vascular calcification by upregulating Runx2	*Nat Commun*	30867423	血管病变、血管内皮细胞与动脉粥样硬化
32	Inhibition of S-Adenosylhomocysteine Hydrolase Induces Endothelial Dysfunction via Epigenetic Regulation of p66shc-Mediated Oxidative Stress Pathway	*Circulation*	30773021	血管病变、血管内皮细胞与动脉粥样硬化
33	miR-22 Is a Novel Mediator of Vascular Smooth Muscle Cell Phenotypic Modulation and Neointima Formation	*Circulation*	29246895	血管病变、血管内皮细胞与动脉粥样硬化
34	Endothelial Foxp1 Suppresses Atherosclerosis via Modulation of Nlrp3 Inflammasome Activation	*Circ Res*	31318658	血管病变、血管内皮细胞与动脉粥样硬化
35	Yes-Associated Protein Promotes Angiogenesis via Signal Transducer and Activator of Transcription 3 in Endothelial Cells	*Circ Res*	29298775	血管病变、血管内皮细胞与动脉粥样硬化
36	Homocysteine directly interacts and activates the angiotensin Ⅱ type Ⅰ receptor to aggravate vascular injury	*Nat Commun*	29296021	血管病变、主动脉疾病
37	Association of TSR1 Variants and Spontaneous Coronary Artery Dissection	*J Am Coll Cardiol*	31296287	血管病变、主动脉疾病

续表

序号	标题	期刊	PMID	研究类型
38	Magnitude of Soluble ST2 as a Novel Biomarker for Acute Aortic Dissection	*Circulation*	29146682	血管病变、主动脉疾病
39	A LIMA1 variant promotes low plasma LDL cholesterol and decreases intestinal cholesterol absorption	*Science*	29880681	高血压、高血脂
40	Single-Cell Transcriptomics Reveals Chemotaxis-Mediated Intraorgan Crosstalk During Cardiogenesis	*Circ Res*	31221018	心脏发育、衰老与再生
41	TGF-beta signaling alters H4K20me3 status via miR-29 and contributes to cellular senescence and cardiac aging	*Nat Commun*	29967491	心脏发育、衰老与再生
42	Loss of microRNA-128 promotes cardiomyocyte proliferation and heart regeneration	*Nat Commun*	29453456	心脏发育、衰老与再生
43	Fate Mapping of Sca1（＋）Cardiac Progenitor Cells in the Adult Mouse Heart	*Circulation*	30566021	心脏发育、衰老与再生
44	Reassessment of c-Kit（＋）Cells for Cardiomyocyte Contribution in Adult Heart	*Circulation*	31283370	心脏发育、衰老与再生
45	Genetic Lineage Tracing of Nonmyocyte Population by Dual Recombinases	*Circulation*	29700121	心脏发育、衰老与再生
46	Genetic Fate Mapping Defines the Vascular Potential of Endocardial Cells in the Adult Heart	*Circ Res*	29374073	心脏发育、衰老与再生
47	Lack of Cardiac Improvement After Cardiosphere-Derived Cell Transplantation in Aging Mouse Hearts	*Circ Res*	30359191	心脏发育、衰老与再生
48	Genetic Targeting of Organ-Specific Blood Vessels	*Circ Res*	29764841	心脏发育、衰老与再生
49	Genetic Tracing Identifies Early Segregation of the Cardiomyocyte and Nonmyocyte Lineages	*Circ Res*	31185811	心脏发育、衰老与再生
50	A Linc 1405/Eomes Complex Promotes Cardiac Mesoderm Specification and Cardiogenesis	*Cell Stem Cell*	29754779	心脏发育、衰老与再生

6.1.1　心脏疾病

6.1.1.1　缺血性心脏病

（1）缺血性心脏病的病理生理学

炎症反应在心脏损伤和重塑的作用是近年国内心血管研究的热点，取得重要成果最多，发现了一些重要发病机制、干预靶点及生物标志物。北京大学的研究发现敲除IL-18（interleukin 18）或上游的炎症小体组分NLRP3（NLR family pyrin domain containing 3）可以明显减轻β-肾上腺素受体诱导的趋化因子表达和巨噬细胞浸润，阐明了交感应激导致心脏特异炎症损伤的机制。他们还发现炎症小体/IL-18是应激性心脏损伤治疗的新靶点[1]。上海交通大学的研究显示，心脏巨噬细胞表达Dectin-1，并通过诱导促炎性M1巨噬细胞极化以及Ly-6C（lymphocyte antigen 6 complex）＋单核细胞和中性粒细胞浸润，在心肌缺血再灌注损伤中发挥重要作用[2]。复旦大学和南京医科大学的团队合作发现，在缺血-再灌注损伤的过程中巨噬细胞高表达MKL1（megakaryoblastic leukemia 1），并且通过MKL1-MOF-NOX（MOF，组蛋白一线转移酶，NOX＝NADPH氧化酶）轴参与缺血-再灌注损伤[3]。随后，复旦大学的另一项研究揭示了IL-35（interleukin 35）通过提高修复性CX3CR1（C-X3-C motif chemokine receptor 1）阳性且Ly6C（淋巴细胞抗原-6C）低表达巨噬细胞存活率，减少心脏破裂，促进伤口愈合，并减轻心肌梗死后的心脏重塑[4]。大连医科大学和首都医科大学的学者们合作发现，CXCL1-CXCR2轴（C-X-C motif chemokine ligand 1；C-X-C motif chemokine receptor 2）诱导单核细胞/巨噬细胞向心脏募集，靶向CXCL1或CXCR2信号传导可预防心脏重塑和功能障碍[5]。除巨噬细胞外，华中科技大学研究团队发现，Th1细胞和细胞毒性CD8$^+$ T细胞在缺血性衰竭的人类心脏中占主导地位，心脏特异性T细胞反应可能导致心力衰竭的进展[6]。武汉大学研究证实，TMBIM1（Transmembrane BAX Inhibitor Motif Containing 1）作为多囊体的调节因子，通过促进TLR 4（Toll Like Receptor 4）溶酶体降解，抑制病理性心肌肥厚[7]。上海交通大学的研究详细阐述了内皮细胞中的Foxp1（Forkhead Box P1）通过TGF-β1-ET-1（endothelin 1）信号通路导致心脏肥大的机制[8]。此外，中南大学研究者还发现了硝酸甘油的耐药机制，即一氧化氮诱导的内皮细胞中microRNA-199的异位表达导致硝酸甘油耐受[9]。首都医科大学研究团队发现，S100a8/a9（Ca^{2+} binding S100 protein family, S100A8 and S100A9）水平升高与主要不良心血管事件发生率有关，同时证明阻断S100a8/a9可以预防心肌缺血再灌注损伤[10]。

（2）缺血性心脏病的治疗新靶点

生物治疗是心脏损伤修复的热点和前沿方向，我国研究团队采用基于非编码RNA和细胞移植的治疗方法，在缺血性心脏病动物模型中取得了显著的改善。青岛大学和阜外医院的合作研究发现，LncRNA-CAIF（cardiac autophagy inhibitory factor）直接结合到p53蛋白，并阻断其与心肌素的启动子区域结合，抑制心肌细胞死亡，减轻心肌损伤[11]。北京化工大学和首都医科大学合作研究显示，利用低毒性阳离子聚合物为外壳的纳米载体将MiR-499和血管内皮生长因子VEGF表达质粒递送到心梗受损部位，可实现心肌细胞的保护和促进血管生成的效果[12]。哈尔滨医科大学研究表明，长链非编码RNA CAREL（Cardiac regeneration-related long noncoding ribonucleic acid）作为miR-296的竞争性内源核苷酸降低了心脏的再生能力，并能够通过这一靶点重新激活心肌细胞的增殖能力[13]。空军军医大学合作团队首先证明，运动能产生心脏保护性的外泌体，其中包含一种非编码RNA（miR-342-5p），保护受损的心肌细胞，减少心肌梗死[14]。浙江大学和上海生命科学研究院团队合作发表了两篇文章，分别将人胚胎干细胞衍生的心血管祖细胞（hPSC-CVPC）[15]和间充质干细胞[16]移植于心肌梗死模型，结果提示旁分泌效应在心肌保护过程中可能发挥着重要作用。此外，天津大学研究团队通过涂抹导电粘合剂水凝胶，使得移植的细胞贴片容易粘合到心脏表面，并且能有效地促进心脏功能，增强电生理信号的传导和血运重建[17]。

6.1.1.2 心力衰竭

中国的心力衰竭基础研究主要围绕探讨疾病发生发展的机制，发现了一系列新的潜在干预靶点。北京大学研究发现，人类心脏中最主要的钙/钙调素依赖的CaMKII（Calcium/calmodulin-dependent protein kinase II）亚型CaMKII-d9通过损害范科尼贫血通路依赖的DNA修复机制，导致心肌细胞DNA损伤，进而引起心肌细胞死亡，最终导致心力衰竭[18]。华中科技大学合作团队揭示了髓系来源的免疫抑制细胞（MDSCs）自身可表达iNOS（诱导型NO合酶）和精氨酸酶-1，通过分泌IL-10和TGF-β，进而抑制心脏炎症、心肌肥厚和心力衰竭[19]；此外，他们还发现AMPKα2（AMP依赖的蛋白激酶α2）对蛋白激酶PINK1（PTEN Induced Kinase 1）中Ser495的磷酸化能促进线粒体自噬，防止心力衰竭进展[20]。哈尔滨医科大学学者研究发现，ZFAS1（zinc finger antisense 1）与SERCA2a（Sarcoendoplasmic reticulum Ca^{2+} ATPase 2）蛋白结合，可以降低后者的细胞内水平，并抑制其活性[21]。

6.1.1.3 心肌病和心律失常

心肌病和心律失常是心血管病中的难点，中国学者针对疾病的精准临床分型和治疗，取得了具有代表性的成果。阜外医院团队基于临床特征、遗传及心脏移植获得的心肌组织的病理学特征，在国际上首次建立致心律失常性心肌病的精准分型[22]。哈尔滨医科大学研究发现，lncRNA-CCRR（cardiac conduction regulatory RNA）能够阻止connexin43的降解，从而为治疗心力衰竭伴心律失常提供了新的治疗思路[23]。南昌大学的研究人员发现了一种新的*ANK2*（ankyrin 2）突变，容易导致患者心律失常，但这种心律失常可以被美托洛尔和氟卡尼有效抑制[24]。浙江大学的学者建立了诱导多能干细胞衍生的心肌细胞（iPSC-CMs）的短QT模型，并对其进行基因层面修正，检测了它们的表型，从而揭示了短QT的发生机制是因IKr膜表达密度增加所致[25]。

6.1.2　血管病变

6.1.2.1　血管平滑肌与动脉粥样硬化

中国学者围绕平滑肌细胞在血管重塑中的生物学变化，发现了一系列新的干预靶点和潜在的治疗手段。中国医学科学院阜外医院科研人员发现，血管平滑肌细胞（VSMC）标志基因受THOC2（THO complex subunit 2）与THOC5（THO complex subunit 5）调节[26]。随后，他们的另一项研究显示，组蛋白变异体H2A.Z（Htz1 in yeast）通过增加核小体开放，促进SMAD3和MED1（mediator complex subunit 1）招募，并可靶向调控多种VSMC特异性基因表达，从而加深了人们对血管重塑发生机制的认识[27]。浙江大学研究表明，c-Kit⁺（CD117）细胞能够增加新内膜的平滑肌细胞和白细胞，并有助于同种异体移植模型中新内膜的形成，从而抑制同种异体移植诱导的动脉硬化[28]。军事医学研究院的科研团队发现，CKIP-1（casein kinase 2 interaction protein 1）能够调控巨噬细胞，在动脉粥样硬化过程中发挥着重要的生物学功能，进而揭示了清道夫受体LOX-1（lipoxygenase 1）及其转录因子Oct-1（octamer-binding transcription factor-1）新的调节机制[29]。山东师范大学的研究团队采用一种具有光热效应的纳米颗粒，同时包被 TRPV1（transient receptor potential cation channel subfamily V member 1）靶向抗体，从而在VSMC膜表面精确开启 Ca^{2+} 内流，阻止泡沫细胞的堆积和动脉硬化斑块的形成[30]。

6.1.2.2　血管内皮细胞与动脉粥样硬化

针对动脉粥样硬化中的内皮细胞病理改变，中国学者发现了一系列新的干预靶点。同济大学研究发现Klf2-Foxp1（Kruppel-like factor 2；Forkhead Box P1）是一种动脉粥样硬化的内皮炎性小体激活的新型调节因子，为动脉粥样硬化疾病的治疗干预提供了新的靶点[31]。深圳市疾病预防控制中心研究团队发现，SAH（S-Adenosylhomocysteine Hydrolase）通过表观遗传上调p66shc介导的氧化应激通路，诱导内皮功能障碍[32]。伦敦大学和浙江大学合作团队系统阐述了miR-22作为血管异常重构性疾病的治疗靶点，能够通过调控MECP-2（methyl-CpG binding protein 2）和EVI-1（Ectopic virus integration site 1）减轻血管损伤后的病理性内膜增生，从而改善血管病理性重构，减轻血管狭窄[33]。天津医科大学研究发现，YAP（Yes Associated Protein）蛋白参与小鼠心血管系统的调控，包括心脏发育、动脉损伤后平滑肌细胞相关新内膜的形成和血管生成[34]。华中科技大学研究揭示了PARP1［poly（ADP-ribose）polymerase 1］异常激活JAK2/STAT3通路将会降低miR-204表达，引起血管钙化，从而为预防和治疗慢性肾病患者的血管钙化提供了一个新靶点[35]。

6.1.3　主动脉疾病

中国学者在基因和代谢水平探索动脉疾病的危险因素，为预防和早期诊断提供了新的依据。北京大学研究发现同型半胱氨酸能够与I型血管紧张素II受体直接相互作用，并激活其下游信号通路，加重腹主动脉瘤病变[36]。华中科技大学学者描述了中国汉族自发性冠状动脉夹层（SCAD）患者的临床特征，并首次发现TSR1（TSR1 ribosome maturation factor）可能是其潜在致病基因[37]。首都医科大学最新研究提示，可溶性ST2在鉴别诊断主动脉夹层方面具有重要的临床意义[38]。

6.1.4 高血脂

武汉大学研究发现，LIMA1（LIM Domain And Actin Binding 1）通过调节人和小鼠的肠道胆固醇吸收来影响血浆胆固醇水平，从而为降低胆固醇、预防心血管疾病提供了新的靶点[39]。

6.1.5 心脏发育、衰老与再生

中国学者近年来在心脏发育、衰老与再生研究的数量和质量方面都处于国际领先水平，持续发现了一系列调节心脏细胞增殖、迁移、修复、再生和衰老的关键机制。北京大学研究发现，趋化因子MIF-CXCR2/4（Macrophage migration inhibitory factor-CXCR2 = C-X-C Motif Chemokine Receptor 2/4）介导的趋化作用能够调控心脏干细胞迁移，从而为先天性心脏病的治疗提供了新依据[40]。北京大学研究揭示，TGF-β/Smad（信号通路能够通过调控表观遗传修饰降低H4K20me3（Histone H4 trimethylated at lysine 20)，这可能是哺乳动物细胞衰老和心脏老化的分子机制[41]。中科院上海生物化学与细胞生物学研究所团队利用特异性标记成体心内膜的系谱示踪系统研究发现，在心肌梗死时，成体心内膜具有转分化为冠状血管内皮细胞的潜能[42]。辛辛那提大学和广州医科大学合作研究发现，miR-128是成体心肌细胞增殖的重要抑制因子[43]。同时，同济大学发现linc1405与小鼠心脏的正常发育密切相关，深入揭示了lincRNA联合Eomes（Eomesodermin）及组蛋白修饰分子WDR5（WD Repeat Domain 5）和GCN5（general control nonderepressible 5），特异性调控心肌胚层特化关键分子Mesp1（Mesoderm Posterior BHLH Transcription Factor 1）基因增强子区域表观修饰环境的分子机制[44]。研究发现Sca1（Spinocerebellar ataxia type 1）＋心脏祖细胞在心脏稳态和受伤后主要分化为心脏内皮细胞和成纤维细胞[45]。另一项研究发现，无论心脏处于稳态或损伤状态下，C-kit＋细胞都不会形成新生的心肌细胞[46]。苏州大学研究也发现，在衰老小鼠心脏中移植心肌球来源细胞并不能提升心脏功能[47]。越来越多的研究显示心脏中存在的冬眠心肌细胞才是再生心肌的主要来源。一项合作研究表明，成年小鼠心脏受损后，新心肌细胞来源于已存在的心肌细胞，而不是通过内源性心脏干细胞分化产生[48]。随后，另一项研究利用双同源重组技术[49]也揭示了新形成的心肌细胞主要来源于之前已经存在的心肌细胞，而不是非心肌细胞向心肌细胞的转化[50]。

以上总结了2018～2019年我国心血管领域的一系列高水平基础研究论文，这些研究的一个重要特点是以临床问题为导向，通过基础研究的新技术和新手段，发现治疗靶点和解析疾病机制，体现了我国研究者在研究创新性和转化方面的进步。

参 考 文 献

［1］XIAO H，LI H，WANG J J，et al. IL-18 cleavage triggers cardiac inflammation and fibrosis upon beta-adrenergic insult［J］. European heart journal，2018，39（1）：60-69.

［2］FAN Q，TAO R，ZHANG H，et al. Dectin-1 Contributes to Myocardial Ischemia/Reperfusion Injury by Regulating Macrophage Polarization and Neutrophil Infiltration［J］. Circulation，2019，139（5）：663-678.

［3］YU L，YANG G，ZHANG X，et al. Megakaryocytic Leukemia 1 Bridges Epigenetic Activation of NADPH Oxidase in Macrophages to Cardiac Ischemia-Reperfusion Injury［J］. Circulation，2018，138（24）：2820-2836.

［4］JIA D，JIANG H，WENG X，et al. Interleukin-35 promotes macrophage survival and improves wound healing after myocardial infarction in mice［J］. Circulation research，2019，124（9）：1323-1336.

［5］WANG L，ZHANG Y L，LIN Q Y，et al. CXCL1-CXCR2 axis mediates angiotensin II-induced cardiac hypertrophy and remodelling through regulation of monocyte infiltration［J］. European heart journal，2018，39（20）：1818-1831.

［6］TANG T T，ZHU Y C，DONG N G，et al. Pathologic T-cell response in ischaemic failing hearts elucidated by T-cell receptor sequencing and phenotypic characterization［J］. European heart journal，2019，40（48）：3924-3933.

［7］DENG K Q，ZHAO G N，WANG Z，et al. Targeting transmembrane BAX inhibitor motif containing 1 alleviates pathological cardiac hypertrophy［J］. Circulation，2018，137（14）：1486-1504.

［8］LIU J，ZHUANG T，PI J，et al. Endothelial forkhead box transcription factor p1 regulates pathological cardiac remodeling through transforming growth factor-beta1-endothelin-1 signal pathway［J］. Circulation, 2019, 140（8）: 665-680.

［9］BAI Y P, ZHANG J X, SUN Q, et al. Induction of microRNA-199 by nitric oxide in endothelial cells is required for nitro-vasodilator resistance via targeting of prostaglandin i2 synthase［J］. Circulation, 2019, 138（4）: 397-411.

［10］LI Y, CHEN B, YANG X, et al. S100a8/a9 signaling causes mitochondrial dysfunction and cardiomyocyte death in response to ischemic/reperfusion injury［J］. Circulation, 2019, 140（9）: 751-764.

［11］LIU C Y, ZHANG Y H, LI R B, et al. LncRNA CAIF inhibits autophagy and attenuates myocardial infarction by blocking p53-mediated myocardin transcription［J］. Nature communications, 2018, 9（1）: 29. DOI: 10.1038/s41467-017-02280-y.

［12］NIE J J, QIAO B, DUAN S, et al. Unlockable nanocomplexes with self-accelerating nucleic acid release for effective staged gene therapy of cardiovascular diseases［J］. Advanced materials, 2018, 30（31）: e1801570. Doi: 10.1002/adma.201801570.

［13］CAI B, MA W, DING F, et al. The long noncoding RNA CAREL controls cardiac regeneration［J］. Journal of the American college of cardiology, 2018, 72（5）: 534-550.

［14］HOU Z, QIN X, HU Y, et al. Longterm exercise-derived exosomal miR-342-5p［J］. Circulation research, 2019, 124（9）: 1386-1400.

［15］ZHU K, WU Q, NI C, et al. Lack of remuscularization following transplantation of human embryonic stem cell-derived cardiovascular progenitor cells in infarcted nonhuman primates［J］. Circulation research, 2018, 122（7）: 958-969.

［16］XIAO C, WANG K, XU Y, et al. Transplanted mesenchymal stem cells reduce autophagic flux in infarcted hearts via the exosomal transfer of miR-125b［J］. Circulation research, 2018, 123（5）: 564-578.

［17］LIANG S, ZHANG Y, WANG H, et al. Paintable and rapidly bondable conductive hydrogels as therapeutic cardiac patches［J］. Advanced materials, 2018, 30（23）: e1704235. Doi: 10.1002/adma.201704235.

［18］ZHANG M, GAO H, LIU D, et al. CaMKII-delta9 promotes cardiomyopathy through disrupting UBE2T-dependent DNA repair［J］. Nature cell biology, 2019, 21（9）: 1152-1163.

［19］ZHOU L, MIAO K, YIN B, et al. Cardioprotective role of myeloid-derived suppressor cells in heart failure［J］. Circulation, 2018, 138（2）: 181-197.

［20］WANG B, NIE J, WU L, et al. AMPKalpha2 protects against the development of heart failure by enhancing mitophagy via PINK1 phosphorylation［J］. Circulation research, 2018, 122（5）: 712-729.

［21］ZHANG Y, JIAO L, SUN L, et al. LncRNA ZFAS1 as a SERCA2a inhibitor to cause intracellular Ca（2＋）overload and contractile dysfunction in a mouse model of myocardial infarction［J］. Circulation research, 2018, 122（10）: 1354-1368.

［22］CHEN L, SONG JP, CHEN X, et al. A novel genotype-based clinicopathology classification of arrhythmogenic cardiomyopathy provides novel insights into disease progression［J］. European heart journal, 2019, 40（21）: 1690-1703.

［23］ZHANG Y, SUN L, XUAN L, et al. Long non-coding RNA CCRR controls cardiac conduction via regulating intercellular coupling［J］. Nature communications, 2018, 9（1）: 4176. Doi: 10.1038/s41467-018-06637-9.

［24］ZHU W, WANG C, HU J, et al. Ankyrin-B Q1283H variant linked to arrhythmias via loss of local protein phosphatase 2A activity causes ryanodine receptor hyperphosphorylation［J］. Circulation, 2018, 138（23）: 2682-2697.

［25］GUO F, SUN Y, WANG X, et al. Patient-specific and gene-corrected induced pluripotent stem cell-derived cardiomyocytes elucidate single-cell phenotype of short QT syndrome［J］. Circulation research, 2019, 124（1）: 66-78.

［26］YUAN X, ZHANG T, YAO F, et al. THO complex-dependent posttranscriptional control contributes to vascular smooth muscle cell fate decision［J］. Circulation research, 2018, 123（5）: 538-549.

［27］YAO F, YU P, LI Y, et al. Histone variant H2A.Z is required for the maintenance of smooth muscle cell identity as revealed by single-cell transcriptomics［J］. Circulation, 2018, 138（20）: 2274-2288.

［28］NI Z, DENG J, POTTER C M F, et al. Recipient c-Kit lineage cells repopulate smooth muscle cells of transplant arteriosclerosis in mouse models［J］. Circulation research, 2019, 125（2）: 223-241.

［29］FAN J, LIU L, LIU Q, et al. CKIP-1 limits foam cell formation and inhibits atherosclerosis by promoting degradation of Oct-1 by REGγ［J］. Nature communications, 2019, 10（1）: 425. Doi: 10.1038/s41467-018-07895-3.

［30］GAO W, SUN Y, CAI M, et al. Copper sulfide nanoparticles as a photothermal switch for TRPV1 signaling to attenuate atherosclerosis［J］. Nature Communications, 2018, 9（1）: 231. Doi: 10.1038/s41467-017-02657-z.

［31］ZHUANG T, LIU J, CHEN X, et al. Endothelial Foxp1 suppresses atherosclerosis via modulation of Nlrp3 inflammasome activation［J］. Circulation research，2019，125（6）：590-605.

［32］XIAO Y, XIA J, CHENG J, et al. Inhibition of S-adenosyl homocysteine hydrolase induces endothelial dysfunction via epigenetic regulation of p66shc-mediated oxidative stress pathway［J］. Circulation，2019，139（19）：2260-2277.

［33］YANG F, CHEN Q, HE S, et al. miR-22 is a novel mediator of vascular smooth muscle cell phenotypic modulation and neointima formation［J］. Circulation，2018，137（17）：1824-1841.

［34］HE J, BAO Q, ZHANG Y, et al. Yes-associated protein promotes angiogenesis via signal transducer and activator of transcription 3 in endothelial cells［J］. Circulation research，2018，122（4）：591-605.

［35］WANG C, XU W, AN J, et al. Poly（ADP-ribose）polymerase 1 accelerates vascular calcification by upregulating Runx2［J］. Nature communications，2019，10（1）：1203. Doi: 10.1038/s41467-019-09174-1.

［36］LI T, YU B, LIU Z, et al. Homocysteine directly interacts and activates the angiotensin II type I receptor to aggravate vascular injury［J］. Nature communications，2018，9（1）：11. 2018 Jan 2; 9（1）：11. Doi: 10.1038/s41467-017-02401-7.

［37］SUN Y, CHEN Y, LI Y, et al. Association of TSR1 variants and spontaneous coronary artery dissection［J］. Journal of the American college of cardiology，2019，74（2）：167-176.

［38］WANG Y, TAN X, GAO H, et al. Magnitude of soluble ST2 as a novel biomarker for acute aortic dissection［J］. Circulation，2018，137（3）：259-269.

［39］ZHANG Y Y, FU Z Y, WEI J, et al. A LIMA1 variant promotes low plasma LDL cholesterol and decreases intestinal cholesterol absorption［J］. Science，2018，360（6393）：1087-1092.

［40］XIONG H, LUO Y, YUE Y, et al. Single-cell transcriptomics reveals chemotaxis-mediated intraorgan crosstalk during cardiogenesis［J］. Circulation research，2019，125（4）：398-410.

［41］LYU G, GUAN Y, ZHANG C, et al. TGF-beta signaling alters H4K20me3 status via miR-29 and contributes to cellular senescence and cardiac aging［J］. Nature communications，2018，9（1）：2560. DOI: 10.1038/s41467-018-04994-z.

［42］TANG J, ZHANG H, HE L, et al. Genetic fate mapping defines the vascular potential of endocardial cells in the adult heart［J］. Circulation research，2018，122（7）：984-993.

［43］HUANG W, FENG Y, LIANG J, et al. Loss of microRNA-128 promotes cardiomyocyte proliferation and heart regeneration［J］. Nature communications，2018，9（1）：700. Doi: 10.1038/s41467-018-03019-z.

［44］GUO X, XU Y, WANG Z, et al. A Linc1405/Eomes complex promotes cardiac mesoderm specification and cardiogenesis［J］. Cell stem cell，2018，22（6）：893-908.

［45］TANG J, LI Y, HUANG X, et al. Fate mapping of sca1（＋）cardiac progenitor cells in the adult mouse heart［J］. Circulation，2018，138（25）：2967-2969.

［46］HE L, HAN M, ZHANG Z, et al. Reassessment of c-kit（＋）cells for cardiomyocyte contribution in adult heart［J］. Circulation，2019，140（2）：164-166.

［47］ZHAO Z A, HAN X, LEI W, et al. Lack of cardiac improvement after cardiosphere-derived cell transplantation in aging mouse hearts［J］. Circulation research，2018，123（10）：e21-e31.

［48］LI Y, HE L, HUANG X, et al. Genetic lineage tracing of nonmyocyte population by dual recombinases［J］. Circulation，2018，138（8）：793-805.

［49］PU W, HE L, HAN X, et al. Genetic targeting of organ-specific blood vessels［J］. Circulaion research，2018，123（1）：86-99.

［50］LI Y, LV Z, HE L, et al. Genetic tracing identifies early segregation of the cardiomyocyte and nonmyocyte lineages［J］. Circulation research，2019，125（3）：343-355.

6.2　医疗器械研发产品

6.2.1　2018～2019年入选国家药品监督管理局创新医疗器械审评通道的心血管产品

国家药品监督管理局在2018年1月1日至2019年8月31日，共批准77项医疗器械进入创新医疗器械审评通道，其中35项为心血管类产品，说明心血管领域的创新在中国医疗器械创新领域占主导地位，占比达到45.5%；而且国产原创产品有27项，占比77.1%。

6.2.1.1 心血管支架类产品

有11项，涉及冠脉支架、主动脉支架、外周动脉支架及静脉支架等产品，详见表6-2-1。

表6-2-1 进入创新医疗器械审评通道的心血管支架类产品

产品名称	申请人
西罗莫司洗脱生物可吸收血管支架系统	Meril Life Sciences Pvt.Ltd.
全降解聚合物雷帕霉素洗脱支架系统	四川兴泰普乐医疗科技有限公司
外周支架系统	先健科技（深圳）有限公司
髂静脉支架系统	苏州天鸿盛捷医疗器械有限公司
分支型术中支架系统	微创心脉医疗科技（上海）有限公司
椎动脉雷帕霉素靶向洗脱支架系统	微创神通医疗科技（上海）有限公司
可降解镁金属支架	苏州奥芮济医疗科技有限公司
静脉支架系统	苏州茵络医疗器械有限公司
自膨式动脉瘤瘤内栓塞系统	Sequent Medical，Inc.
主动脉覆膜支架破膜系统	先健科技（深圳）有限公司
分叉部动脉瘤血管重建装置	Pulsar Vascular

6.2.1.2 瓣膜类产品

有6项，全部是介入类瓣膜，详见表6-2-2。

表6-2-2 进入创新医疗器械审评通道的瓣膜类产品

产品名称	申请人
经导管人工三尖瓣瓣膜	宁波健世生物科技有限公司
经导管主动脉瓣膜及可回收输送系统	上海微创心通医疗科技有限公司
经导管植入式主动脉瓣膜系统	Medtronic CoreValve LLC
经导管肺动脉瓣膜及输送系统	北京迈迪顶峰医疗科技有限公司
经导管心脏瓣膜及附件	Edwards Lifesciences LLC
经导管人工肺动脉瓣膜系统	杭州启明医疗器械股份有限公司

6.2.1.3 治疗心律失常类产品

有6项，其中5项与介入消融技术有关，详见表6-2-3。

表6-2-3　进入创新医疗器械审评通道的治疗心律失常类产品

产品名称	申请人
球形聚焦超声组织消融系统	重庆海扶医疗科技股份有限公司
心脏冷冻消融系统	康沣生物科技（上海）有限公司
三维多通道射频消融球囊导管	Biosense Webster（Israel）Ltd.
压力感应消融导管	湖南埃普特医疗器械有限公司
心脏冷冻消融系统	康沣生物科技（上海）有限公司
临时起搏器	深圳市先健心康医疗电子有限公司

6.2.1.4　血管内成像系统产品

有5项，主要以超声成像为主，详见表6-2-4。

表6-2-4　进入创新医疗器械审评通道的血管内成像类产品

产品名称	申请人
血管内成像导管	全景恒升（北京）科学技术有限公司
血管内成像系统	全景恒升（北京）科学技术有限公司
血管内超声诊断导管	上海爱声生物医疗科技有限公司
血管内超声光学相干断层同步成像系统	Conavi Medical Inc.
血管内超声诊断系统	深圳开立生物医疗科技股份有限公司

6.2.1.5　冠脉血流评价类产品

有3项，详见表6-2-5。

表6-2-5　进入创新医疗器械审评通道的冠脉血流评价类产品

产品名称	申请人
冠状动脉血流储备分数测量系统	苏州润迈德医疗科技有限公司
冠状动脉生理功能评估软件	北京昆仑医云科技有限公司
血流储备分数（FFR）测量系统	深圳北芯生命科技有限公司

6.2.1.6　其他心血管类产品

有4项，详见表6-2-6。

表6-2-6　进入创新医疗器械审评通道的其他心血管类产品

产品名称	申请人
植入式磁液悬浮心室辅助装置	航天泰心科技有限公司
混合闭环胰岛素泵	MEDTRONIC MINIMED

续表

产品名称	申请人
吻合口加固修补片	北京博辉瑞进生物科技有限公司
可吸收房间隔缺损封堵系统	先健科技（深圳）有限公司

6.2.2　2018～2019年国家药品监督管理局入选优先医疗器械的心血管产品

国家药品监督管理局在2018年1月1日至2019年8月31日，共批准23项医疗器械进入优先医疗器械审评通道，有5项心血管类产品（表6-2-7），入选理由均为"临床急需，且在中国尚无同品种产品获准注册的医疗器械"，其中3项是进口产品，目前没有心血管类优先产品来源于国家重点研究计划的项目。

表6-2-7　2018年进入国家药品监督管理局优先审评通道的心血管产品

产品名称	申请人
镍钛合金紫杉醇洗脱血管支架	Boston Scientific Corporation
肺动脉支架	北京迈迪顶峰医疗科技有限公司
药物洗脱外周血管支架	COOK Ireland Limited
药物洗脱外周球囊扩张导管	北京先瑞达医疗科技有限公司
传送鞘管	Medtronic，Inc.

6.2.3　2018～2019年国家药品监督管理局审批获得临床试验批件的心血管产品

2018年1月1日至2019年8月31日，国家药品监督管理局共批准了10项心血管领域三类医疗器械产品的临床试验批件，其中7项产品来自国内自主研发，3项为进口产品。7项是支架类产品，1项人工心脏产品，1项起搏器产品，1项瓣膜产品（表6-2-8）。

表6-2-8　2018年国家药品监督管理局审批获得临床试验批件的心血管产品

产品名称	申请人
球囊扩张式血管覆膜支架	Clearstream Technologies Ltd.
雷帕霉素药物支架系统	中科益安医疗科技（北京）股份有限公司
全降解冠脉药物洗脱支架系统	北京阿迈特医疗器械有限公司
植入式左心室辅助系统	苏州同心医疗器械有限公司
药物洗脱外周血管支架系统	浙江归创医疗器械有限公司
雷帕霉素洗脱可吸收冠脉支架系统	上海脉全医疗器械有限公司
经导管植入式无导线起搏系统	Medtronic Inc.
可吸收药物洗脱冠脉支架系统	先健科技（深圳）有限公司
Lotus Valve System-创新医疗器械	Boston Scientific Corporation
外周血管支架系统	苏州茵络医疗器械有限公司

6.2.4 2018～2019年国家药品监督管理局批准获得三类医疗器械注册证的心血管产品

2018年1月1日至2019年8月31日，国家药品监督管理局共批准获得心血管领域三类医疗器械注册证48项，其中18项为国产产品，12项产品曾进入国家创新医疗器械审评通道（表6-2-9，表6-2-10）。2018～2019年通过创新医疗器械审评通道获批三类医疗器械注册证的创新心血管产品共有13项，其中12项是国产器械，说明医疗器械创新通道明显加速国产医疗器械的研发。

在这18项国产产品中，介入类产品有13项，开放手术类产品有4项，血流测量系统1项。

表6-2-9 2018～2019通过创新医疗器械审评通道获批三类医疗器械注册证的国产心血管产品

	产品名称	申请人	产地
1	血管重建装置	微创神通医疗科技（上海）有限公司	上海
2	脑血栓取出装置	江苏尼科医疗器械有限公司	江苏
3	定量血流分数测量系统	博动医学影像科技（上海）有限公司	上海
4	瓣膜成形环	金仕生物科技（常熟）有限公司	江苏
5	胸主动脉覆膜支架系统	北京华脉泰科医疗器械有限公司	北京
6	生物可吸收冠状动脉雷帕霉素洗脱支架系统	乐普（北京）医疗器械股份有限公司	北京
7	腹主动脉覆膜支架及输送系统	上海微创心脉医疗科技股份有限公司	上海
8	左心耳闭合系统	北京迈迪顶峰医疗科技有限公司	北京
9	左心耳封堵器系统	上海普实医疗器械科技有限公司	上海
10	经导管主动脉瓣膜系统	上海微创心通医疗科技有限公司	上海
11	植入式左心室辅助系统	重庆永仁心医疗器械有限公司	重庆
12	一次性使用血管内成像导管	南京沃福曼医疗科技有限公司	南京

表6-2-10 2018～2019常规获批三类医疗器械注册证的国产心血管产品

	产品名称	申请人	产地
1	主动脉覆膜支架	北京裕恒佳科技有限公司	北京
2	外周血管扩张球囊导管	上海凯利泰医疗科技股份有限公司	上海
3	血管内异物取出装置	杭州唯强医疗科技有限公司	浙江
4	人工机械心脏瓣膜	兰州兰飞医疗器械有限公司	兰州
5	术中支架系统	上海微创心脉医疗科技股份有限公司	上海
6	外周血管支架系统	上海微创心脉医疗科技股份有限公司	上海

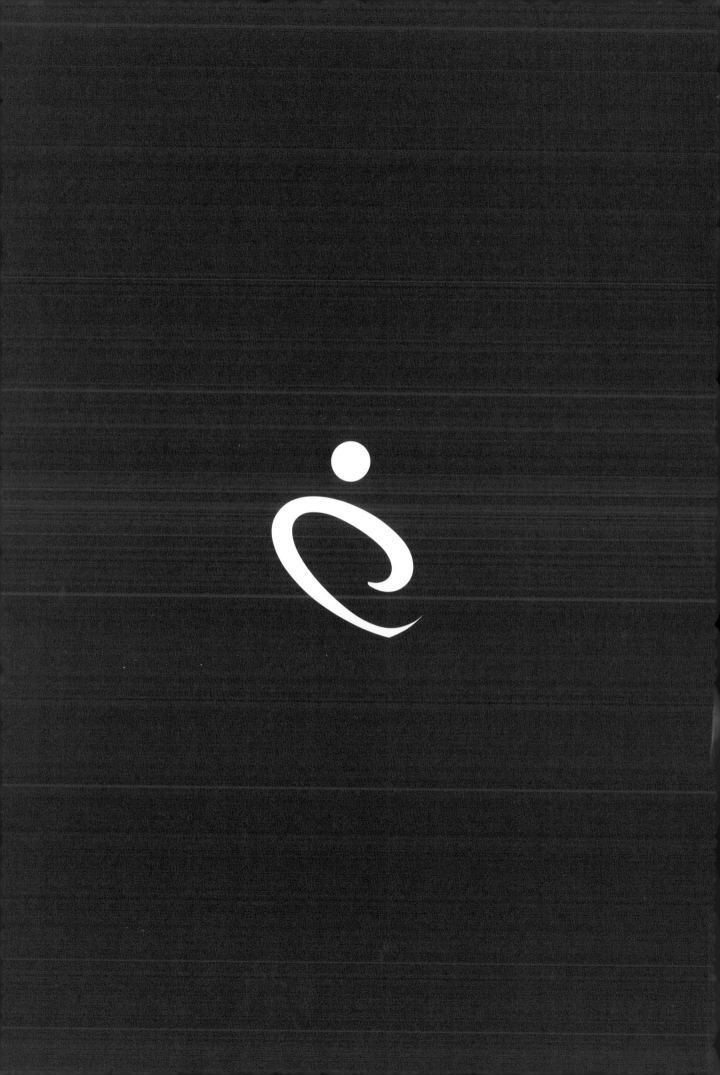